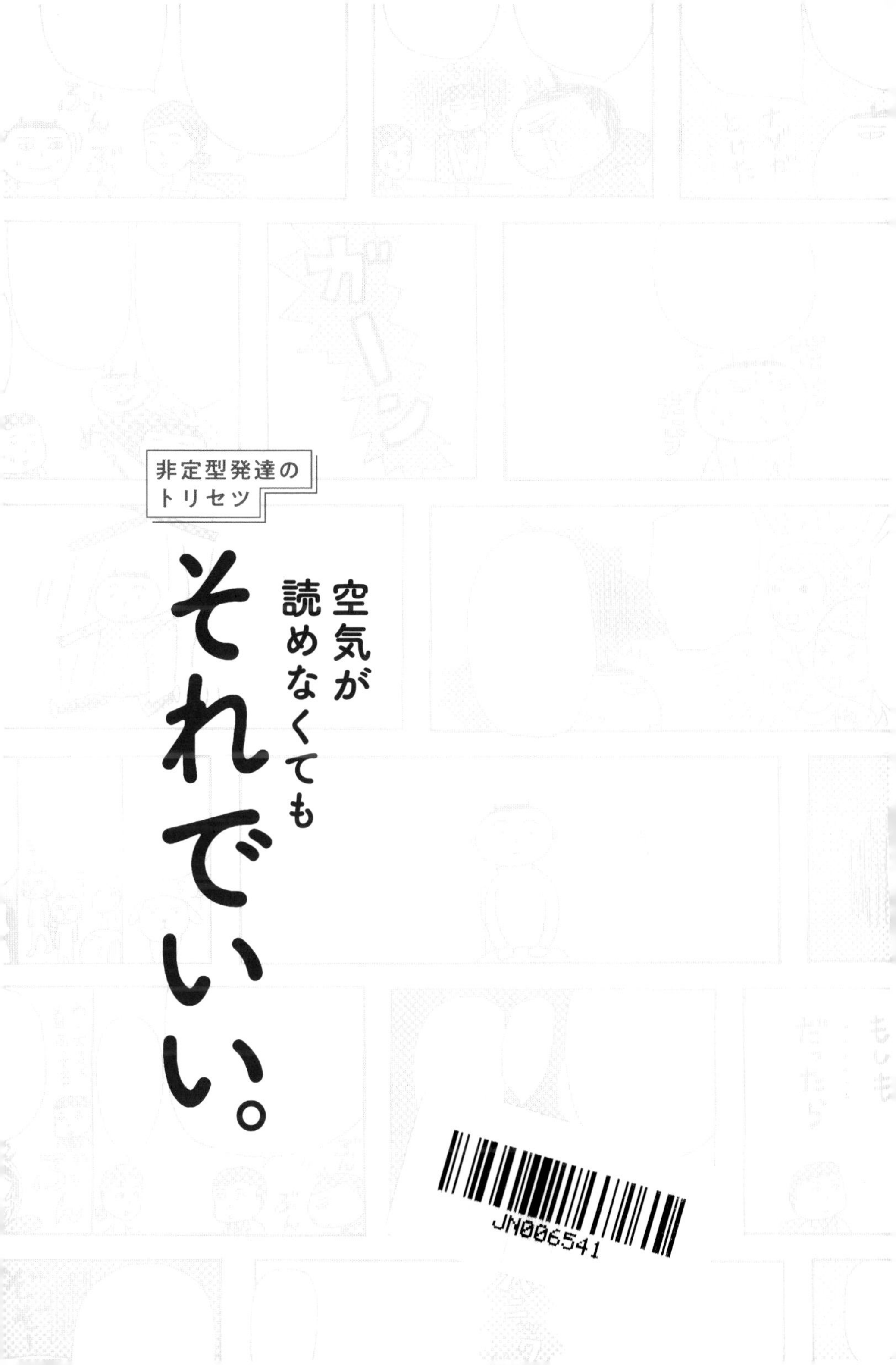

非定型発達のトリセツ

空気が読めなくてもそれでいい。

日頃
こんなことを
言われます

「どうしてフツーのことができないの？」

「もっとフツーにしてなさい！」

「フツーじゃないとダメでしょ」

「とにかく 空気の読めない人ね」

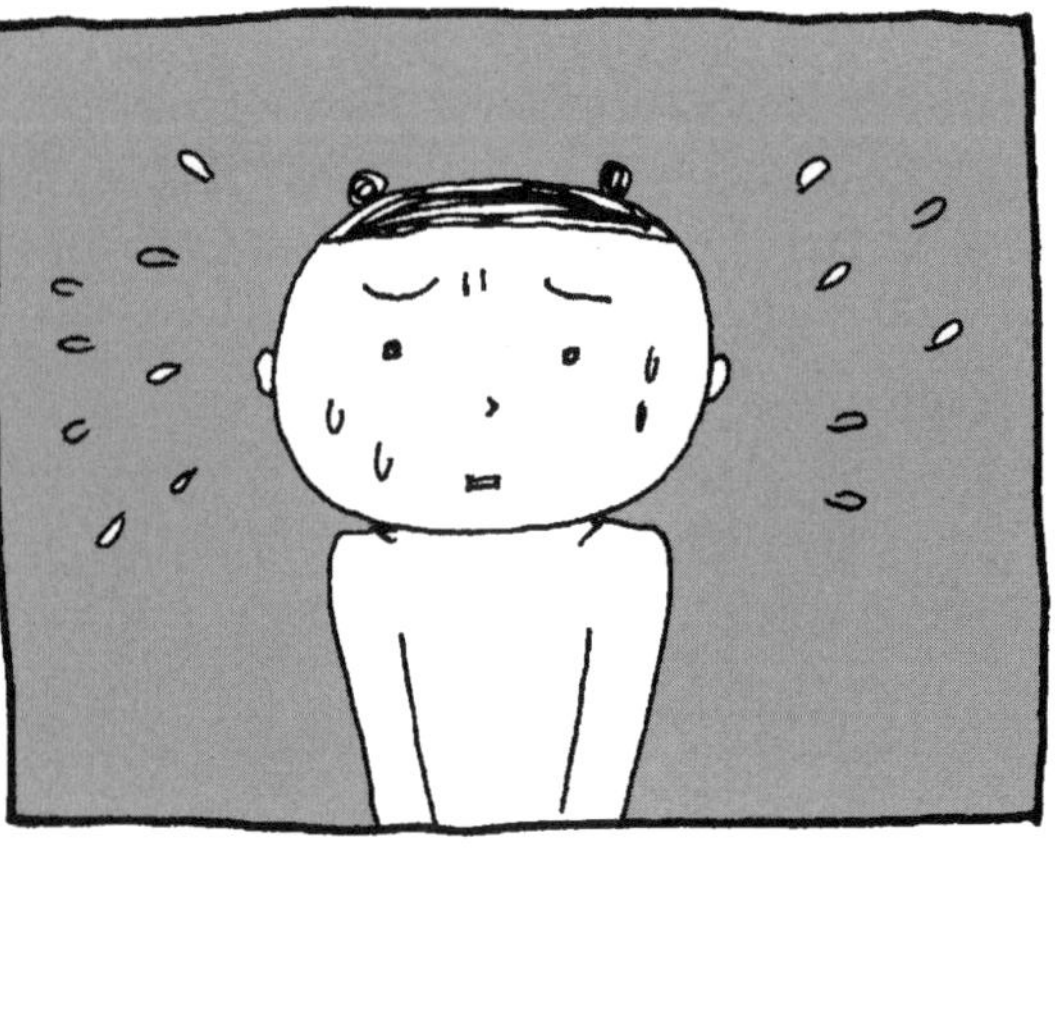

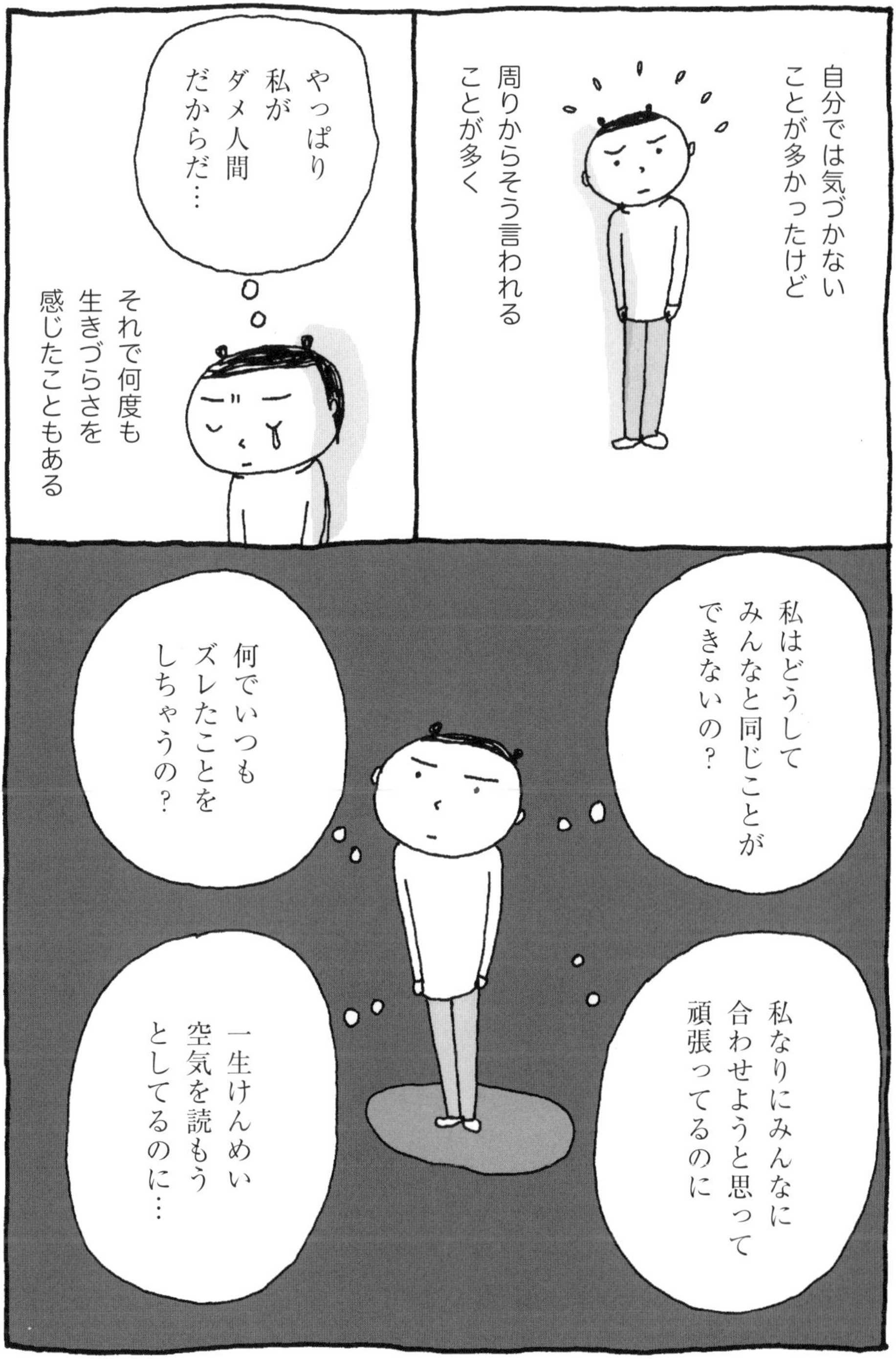
自分では気づかないことが多かったけど
周りからそう言われることが多く
やっぱり私がダメ人間だからだ…
それで何度も生きづらさを感じたこともある
私はどうしてみんなと同じことができないの？
何でいつもズレたことをしちゃうの？
私なりにみんなに合わせようと思って頑張ってるのに
一生けんめい空気を読もうとしてるのに…

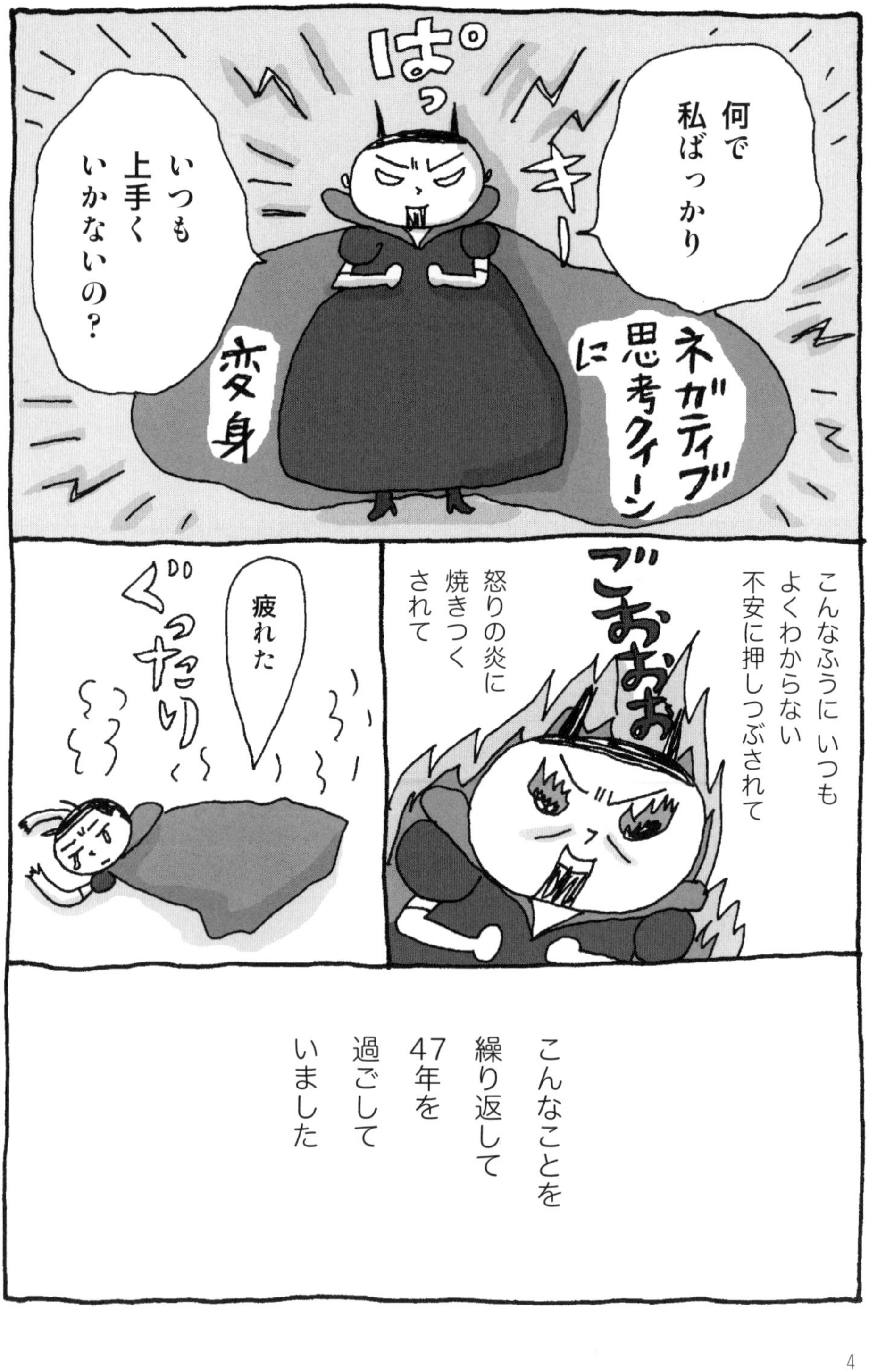
ぱっ
キー
何で私ばっかり
いつも上手くいかないの？
ネガティブ思考クイーンに
変身
こんなふうに いつも よくわからない 不安に押しつぶされて
怒りの炎に焼きつくされて
ごおおお
疲れた
ぐったり
こんなことを繰り返して47年を過ごしていました

ところが
ある時

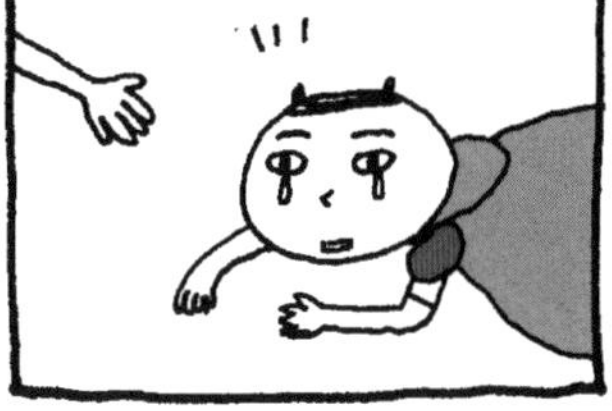

私の世界が
変わる日が
来ました

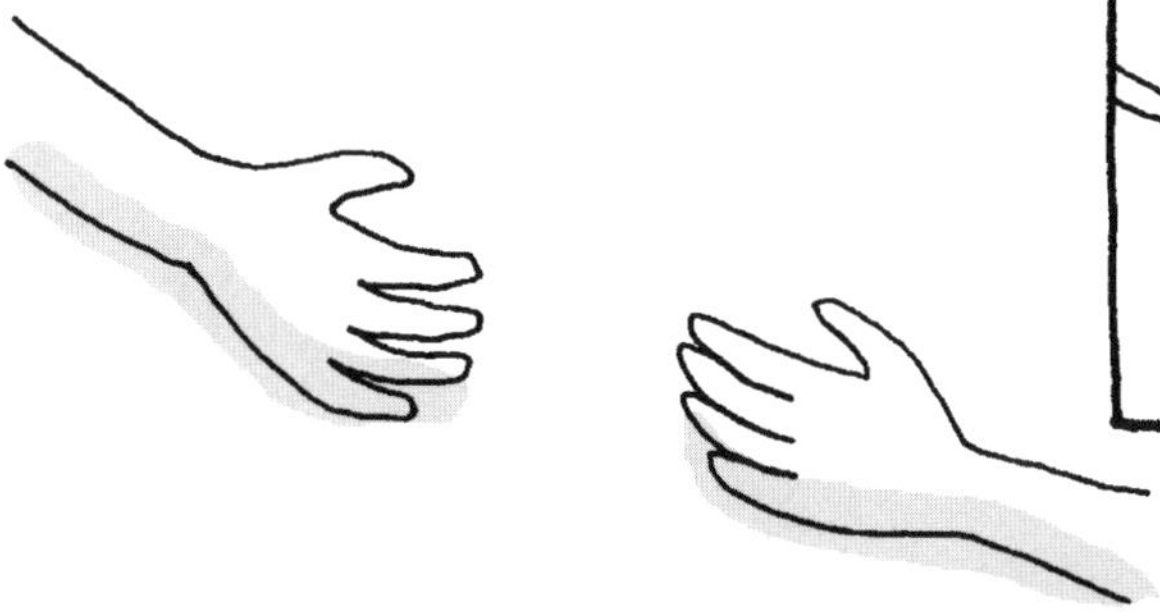

それは
「ヒテイケイ」
との出会い
でも
ありました

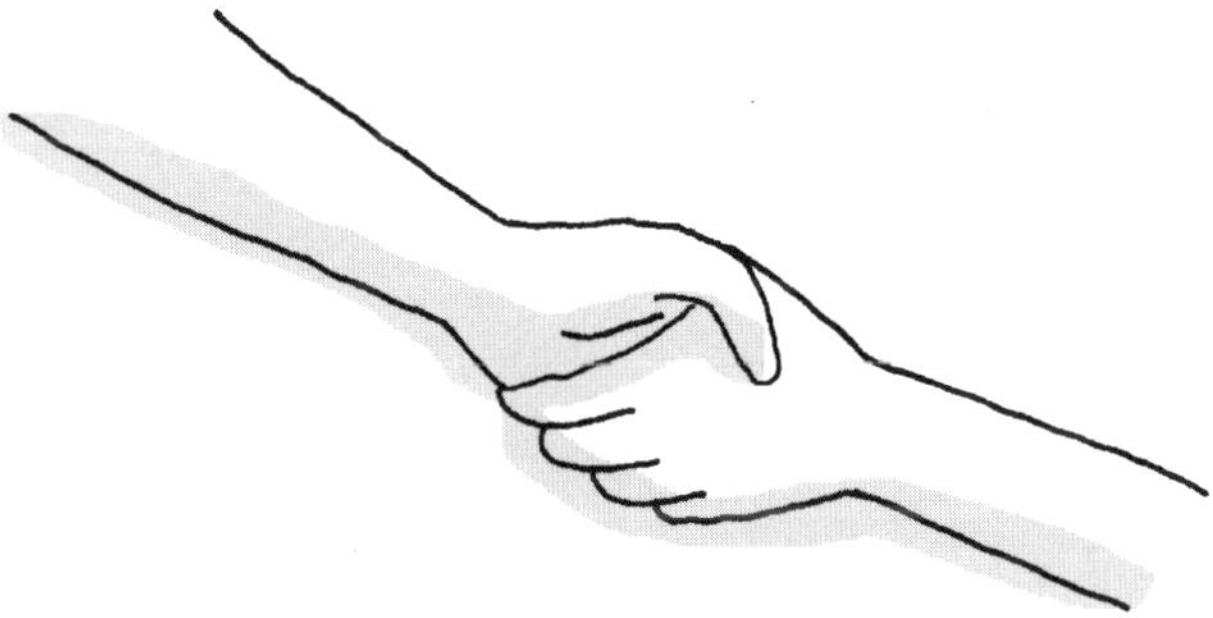

空気が読めなくてもそれでいい。

もくじ

デザイン　いわながさとこ
制作協力　福浦清美
後藤美香

第1章

水島先生、非定型って何ですか？

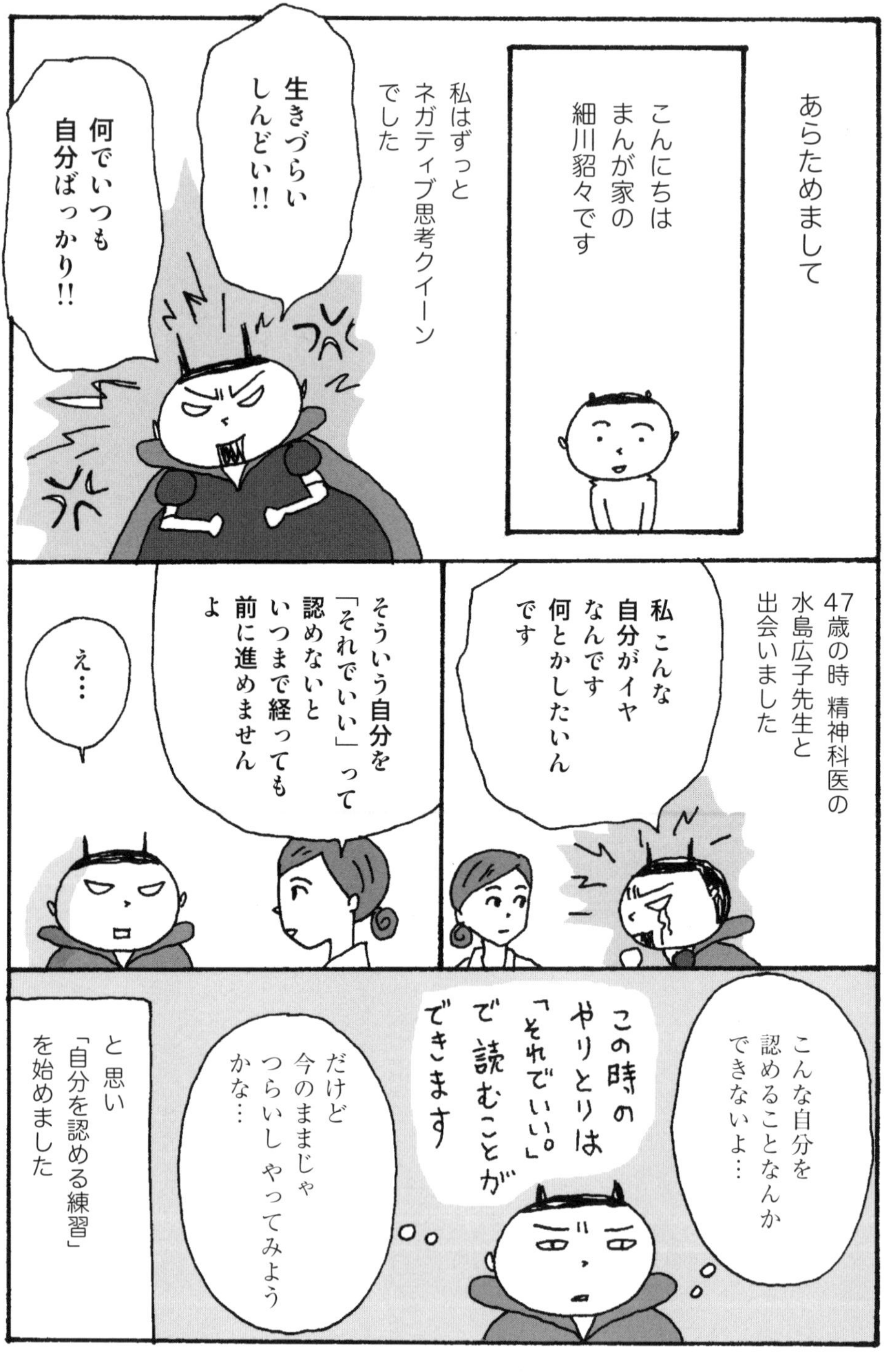

あらためまして
こんにちは
まんが家の
細川貂々です
私はずっと
ネガティブ思考クイーン
でした
生きづらい
しんどい!!
何でいつも
自分ばっかり!!
47歳の時 精神科医の
水島広子先生と
出会いました
私こんな
自分がイヤ
なんです
何とかしたいん
です
そういう自分を
「それでいい」って
認めないと
いつまで経っても
前に進めません
よ
え…
こんな自分を
認めることなんか
できないよ…
この時の
やりとりは
「それでいい。」
で読むことが
できます
だけど
今のままじゃ
つらいしやってみよう
かな…
と思い
「自分を認める練習」
を始めました

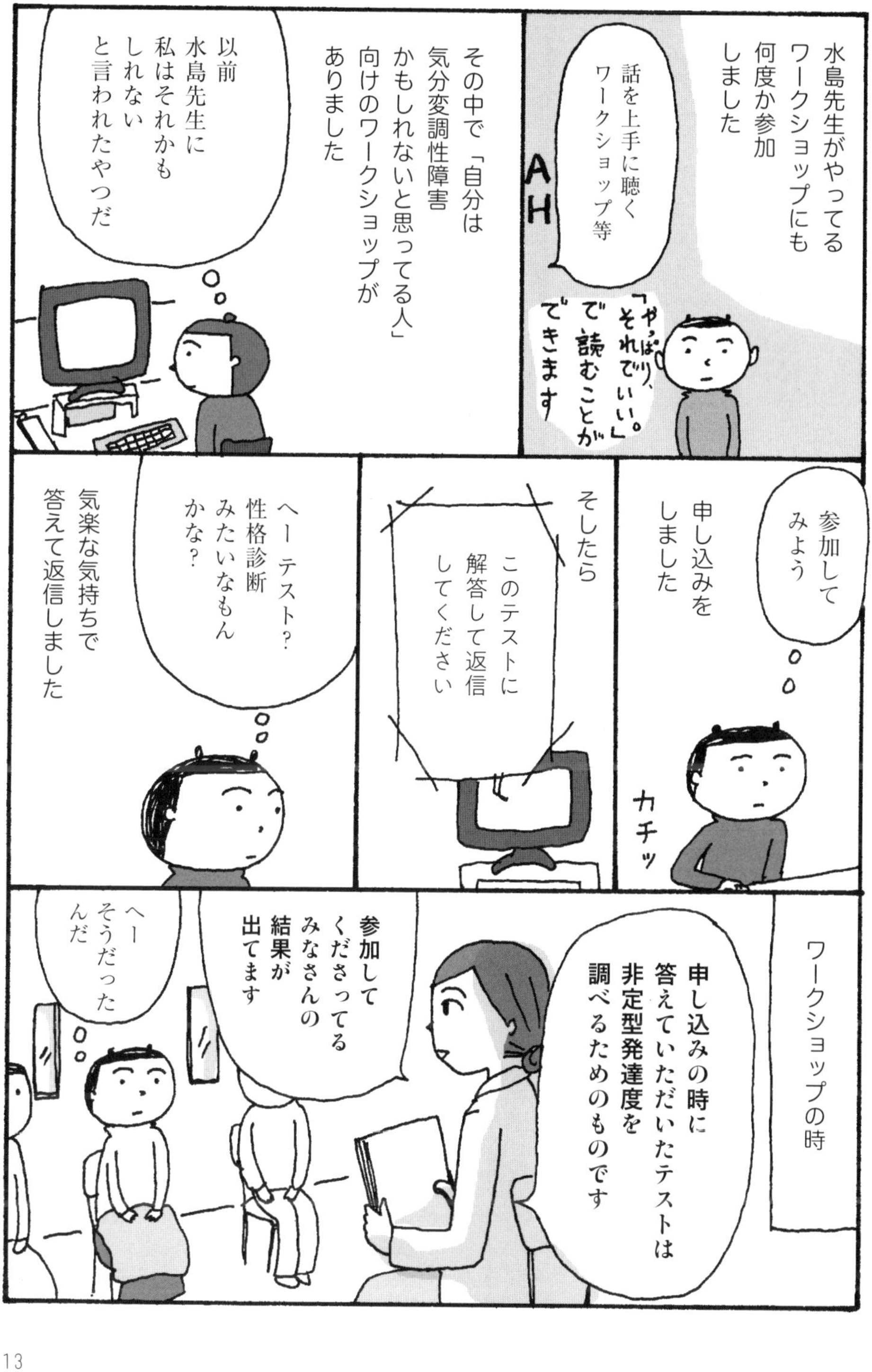

水島先生がやってるワークショップにも何度か参加しました
話を上手に聴くワークショップ等
AH
「やっぱり、それでいい。」で読むことができます
その中で「自分は気分変調性障害かもしれないと思ってる人」向けのワークショップがありました
以前水島先生に私はそれかもしれないと言われたやつだ
参加してみよう
申し込みをしました
カチッ
そしたら
このテストに解答して返信してください
へーテスト？性格診断みたいなもんかな？
気楽な気持ちで答えて返信しました
ワークショップの時
申し込みの時に答えていただいたテストは非定型発達度を調べるためのものです
参加してくださってるみなさんの結果が出てます
へーそうだったんだ

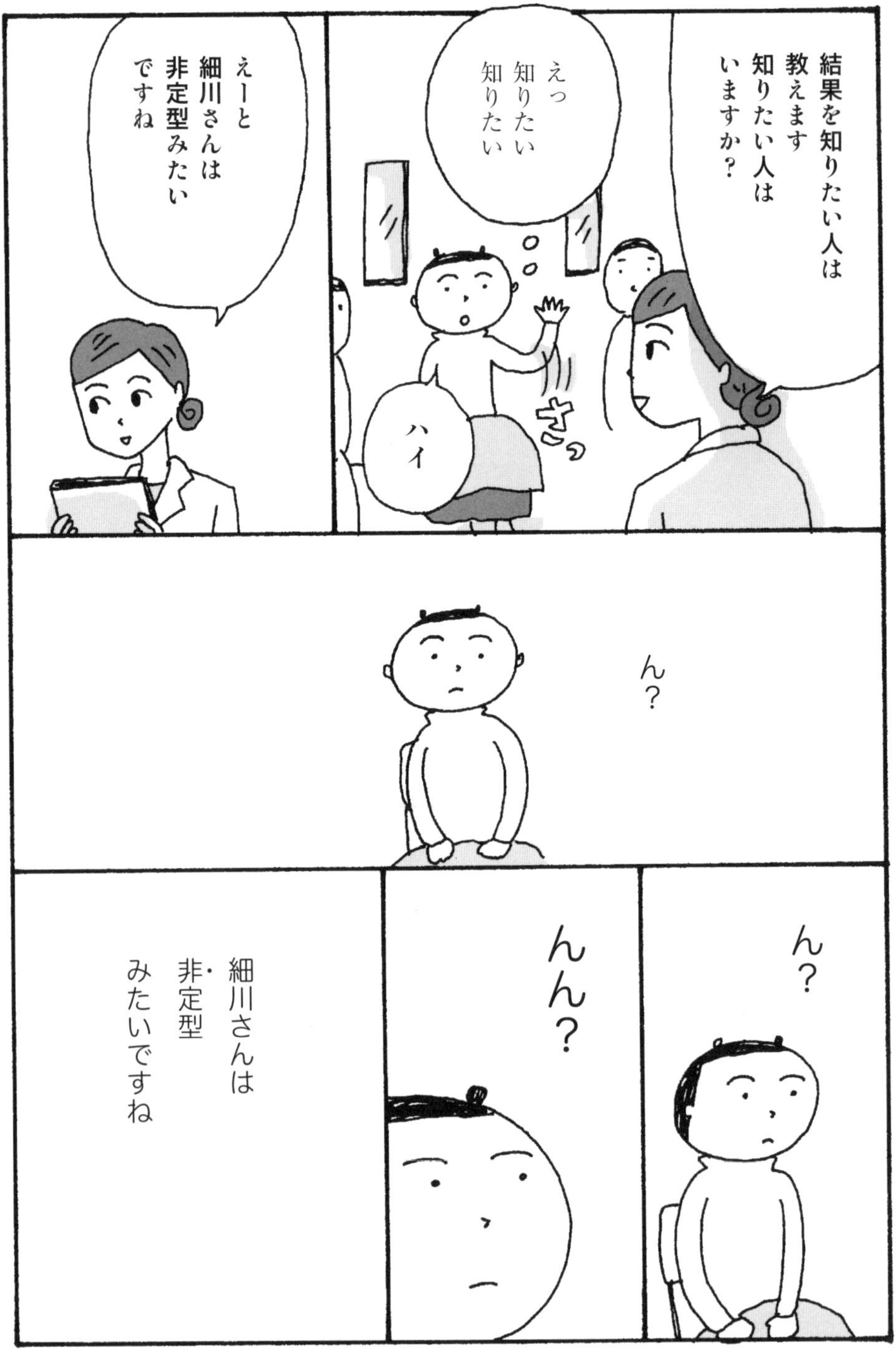
結果を知りたい人は
教えます
知りたい人は
いますか？
えっ
知りたい
知りたい
ハイ
さっ
えーと
細川さんは
非定型みたい
ですね
ん？
ん？
んん？
細川さんは
非定型
みたいですね

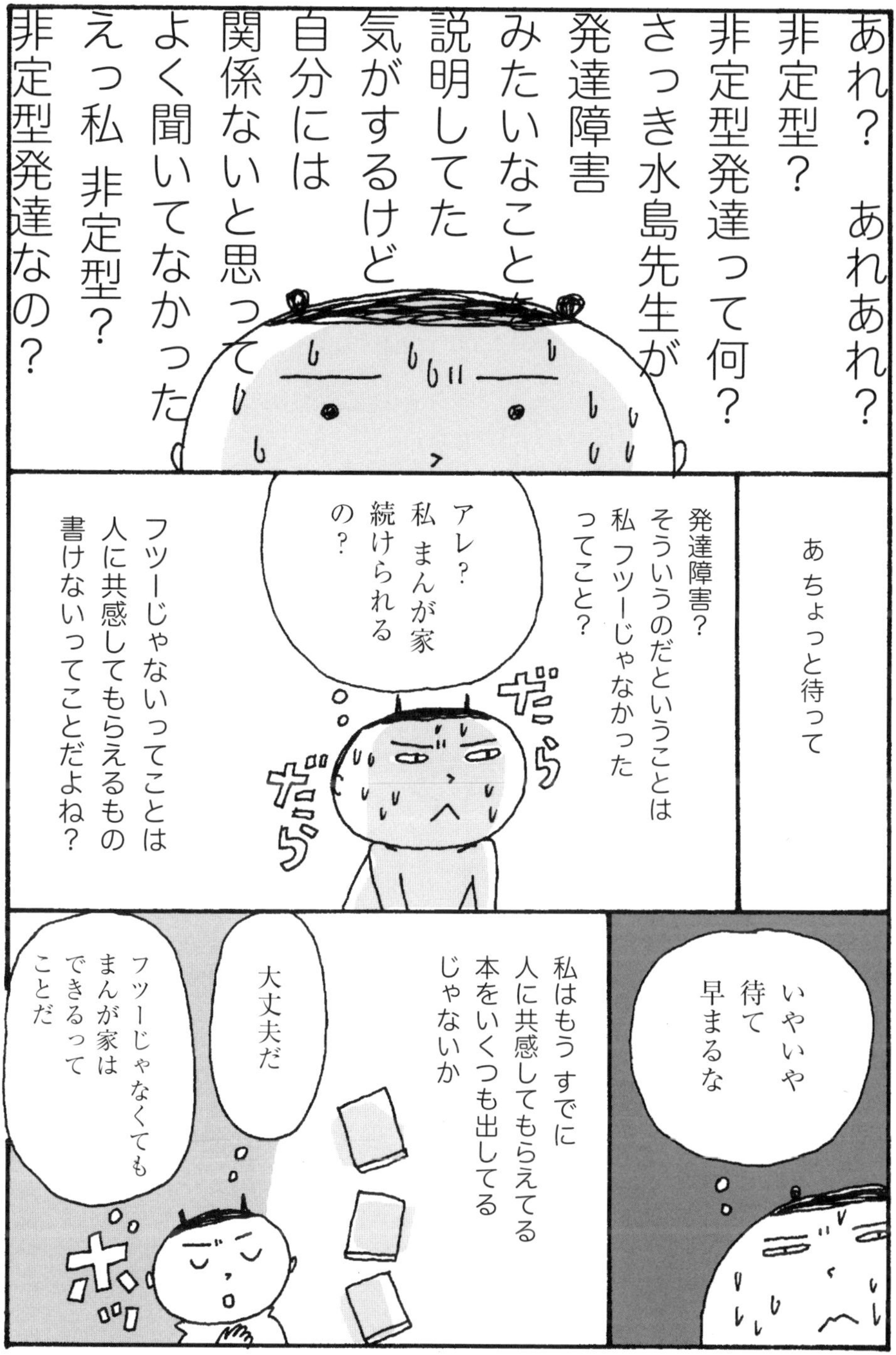
あれ？　あれあれ？
非定型？
非定型発達って何？
さっき水島先生が
発達障害
みたいなことを
説明してた
気がするけど
自分には
関係ないと思って
よく聞いてなかった
えっ私　非定型？
非定型発達なの？
あちょっと待って
発達障害？
そういうのだということは
私フツーじゃなかった
ってこと？
アレ？
私まんが家
続けられる
の？
だら
だら
フツーじゃないってことは
人に共感してもらえるもの
書けないってことだよね？
いやいや
待て
早まるな
私はもうすでに
人に共感してもらえてる
本をいくつも出してる
じゃないか
大丈夫だ
フツーじゃなくても
まんが家は
できるって
ことだ
ホッ

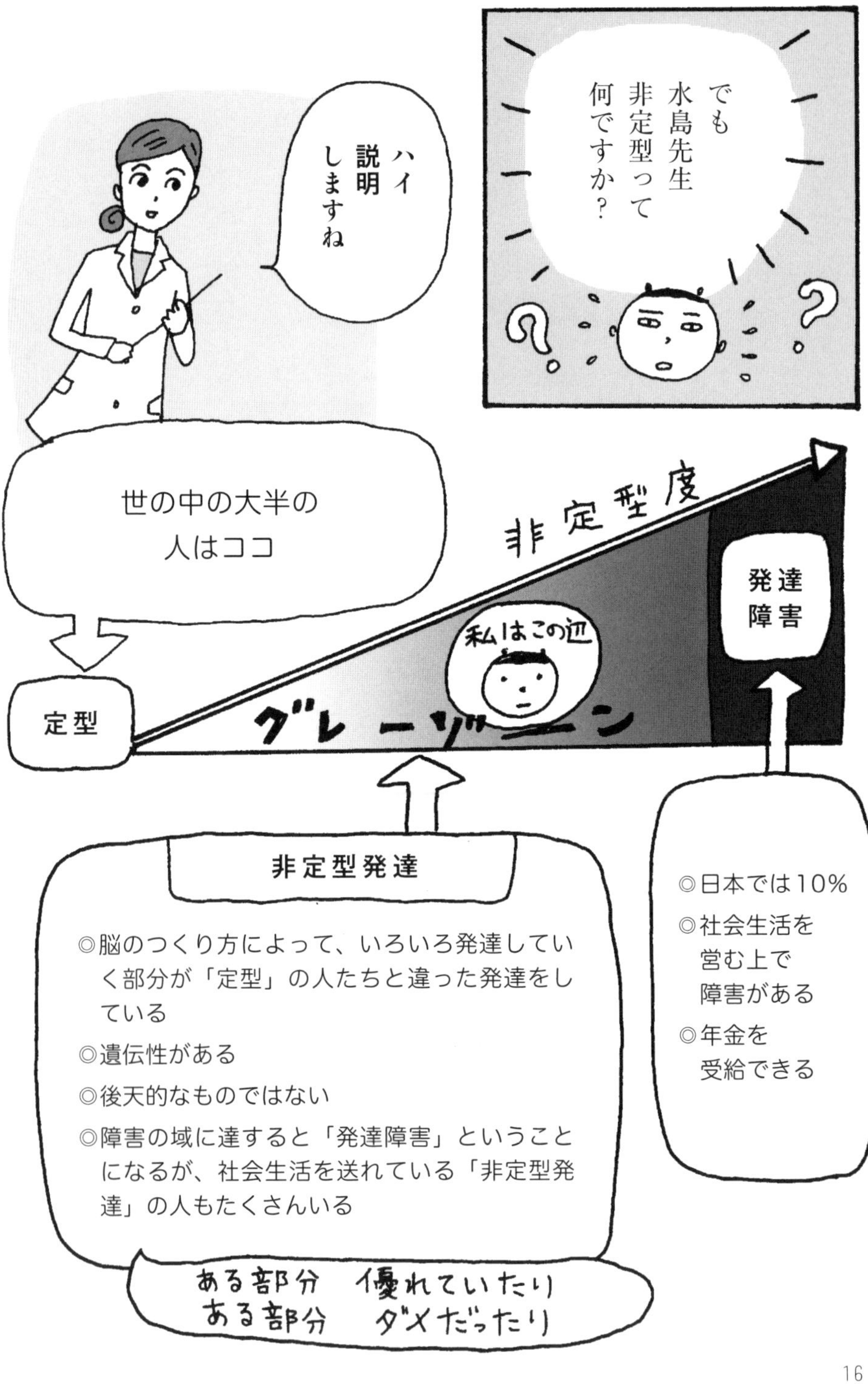
でも水島先生非定型って何ですか？
ハイ説明しますね
世の中の大半の人はココ
定型
非定型度
発達障害
私はこの辺
グレーゾーン
非定型発達
◎脳のつくり方によって、いろいろ発達していく部分が「定型」の人たちと違った発達をしている
◎遺伝性がある
◎後天的なものではない
◎障害の域に達すると「発達障害」ということになるが、社会生活を送れている「非定型発達」の人もたくさんいる
ある部分　優れていたり
ある部分　ダメだったり
◎日本では10%
◎社会生活を営む上で障害がある
◎年金を受給できる

この世は定型の世界

定型の方が
人数が多いから
世の中は「定型用」
にできています

非定型の人が
定型の世界で
ムリヤリ定型の人の
ように振る舞おうと
するから しんどく
なるんです

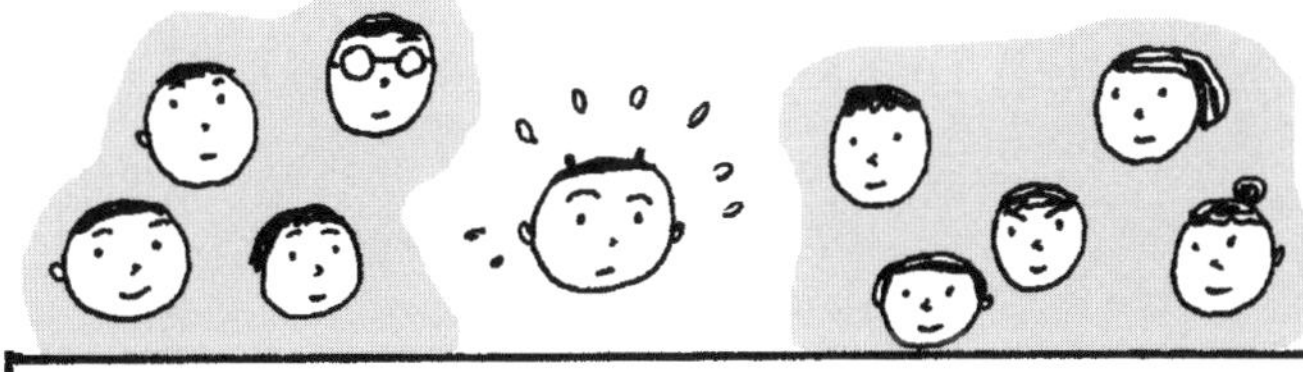

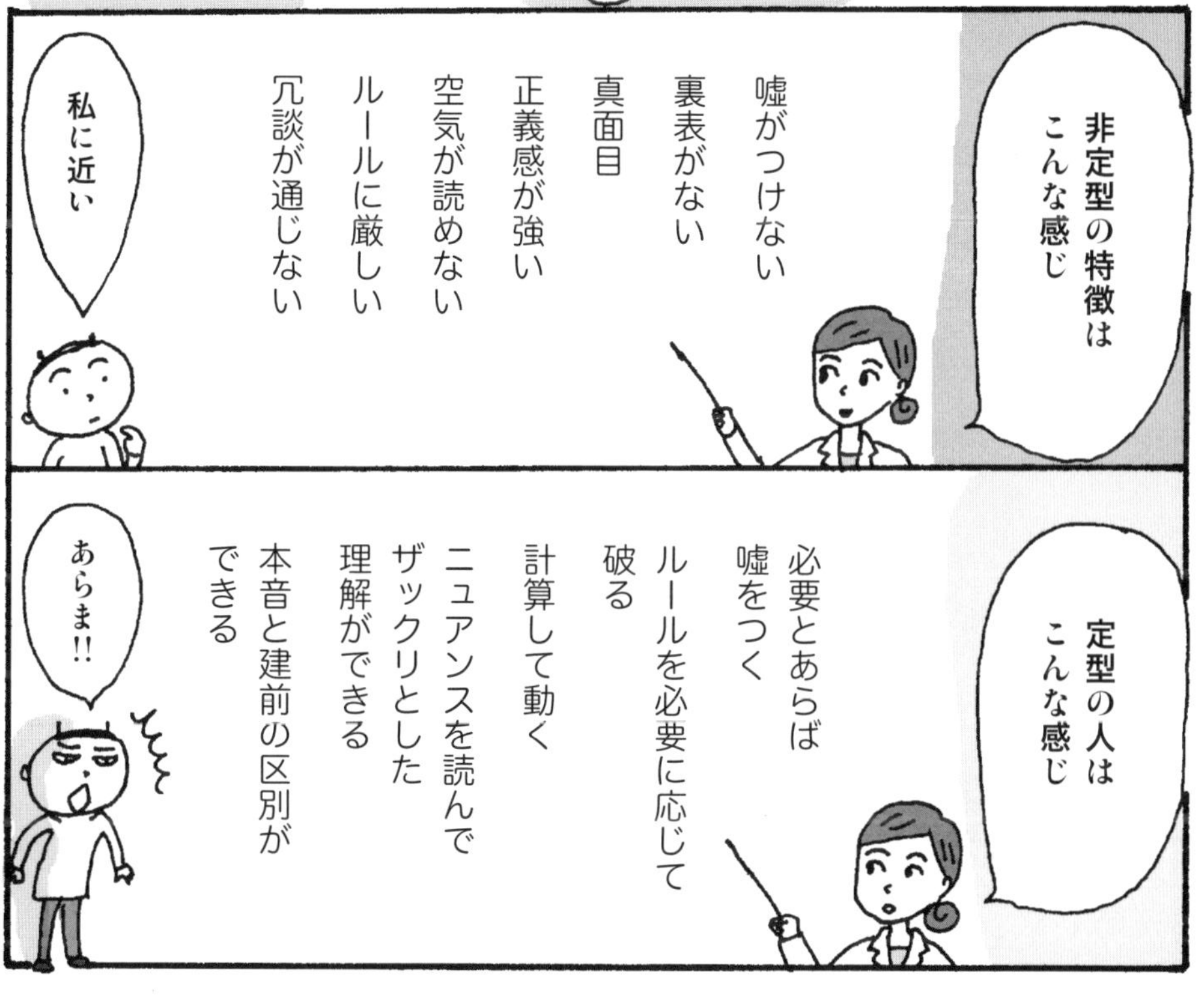
非定型の特徴は こんな感じ
嘘がつけない
裏表がない
真面目
正義感が強い
空気が読めない
ルールに厳しい
冗談が通じない
私に近い
定型の人は こんな感じ
必要とあらば 嘘をつく
ルールを必要に応じて 破る
計算して動く
ニュアンスを読んで ザックリとした 理解ができる
本音と建前の区別が できる
あらま!!

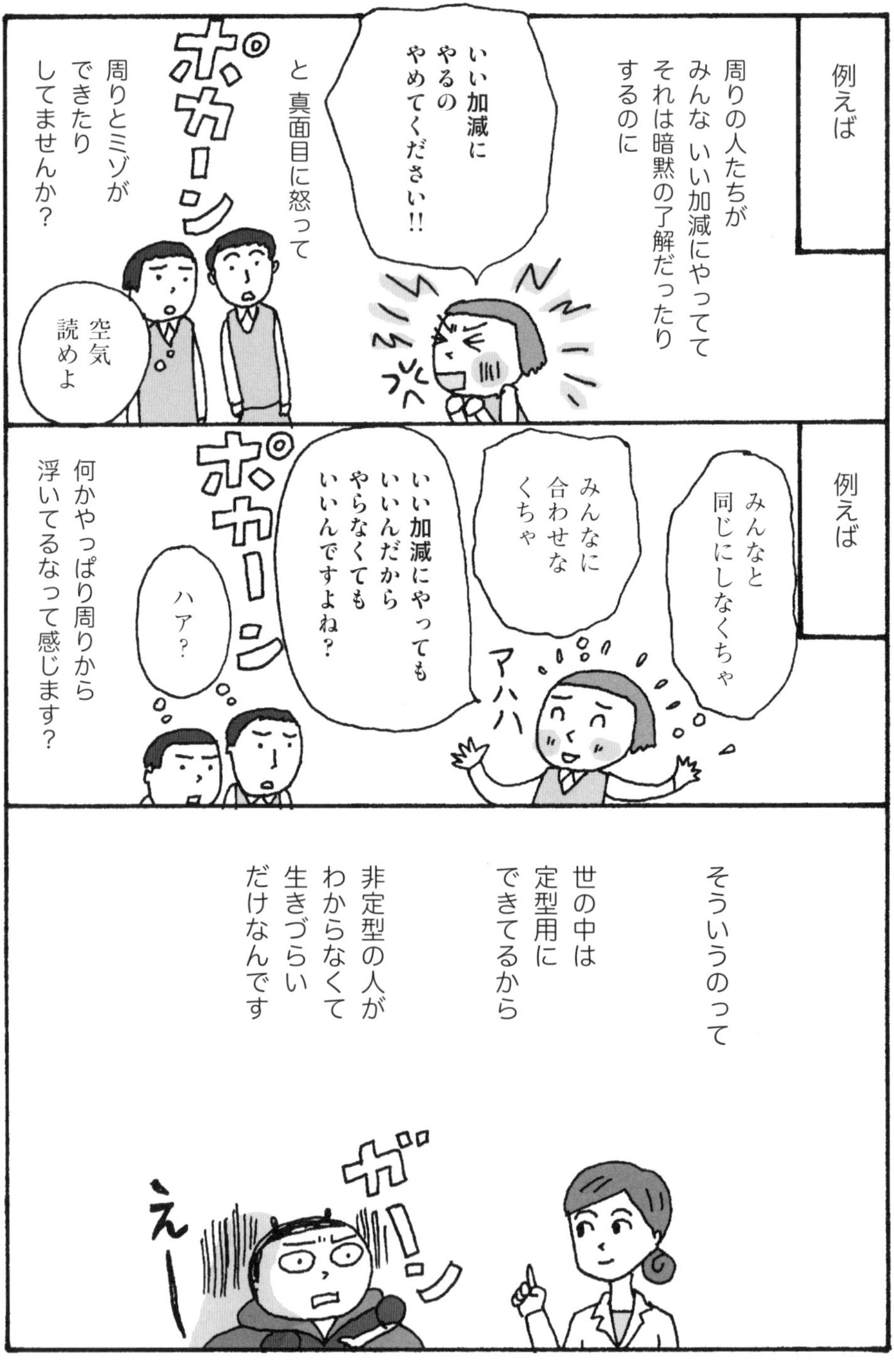
例えば
周りの人たちが
みんな いい加減にやってて
それは暗黙の了解だったり
するのに
いい加減に
やるの
やめてください!!
と 真面目に怒って
ポカーン
空気
読めよ
周りとミゾが
できたり
してませんか？
例えば
みんなと
同じにしなくちゃ
みんなに
合わせな
くちゃ
アハハ
いい加減にやっても
いいんだから
やらなくても
いいんですよね？
ポカーン
ハア？
何かやっぱり周りから
浮いてるなって感じます？
そういうのって
世の中は
定型用に
できてるから
非定型の人が
わからなくて
生きづらい
だけなんです
ガーン
えー

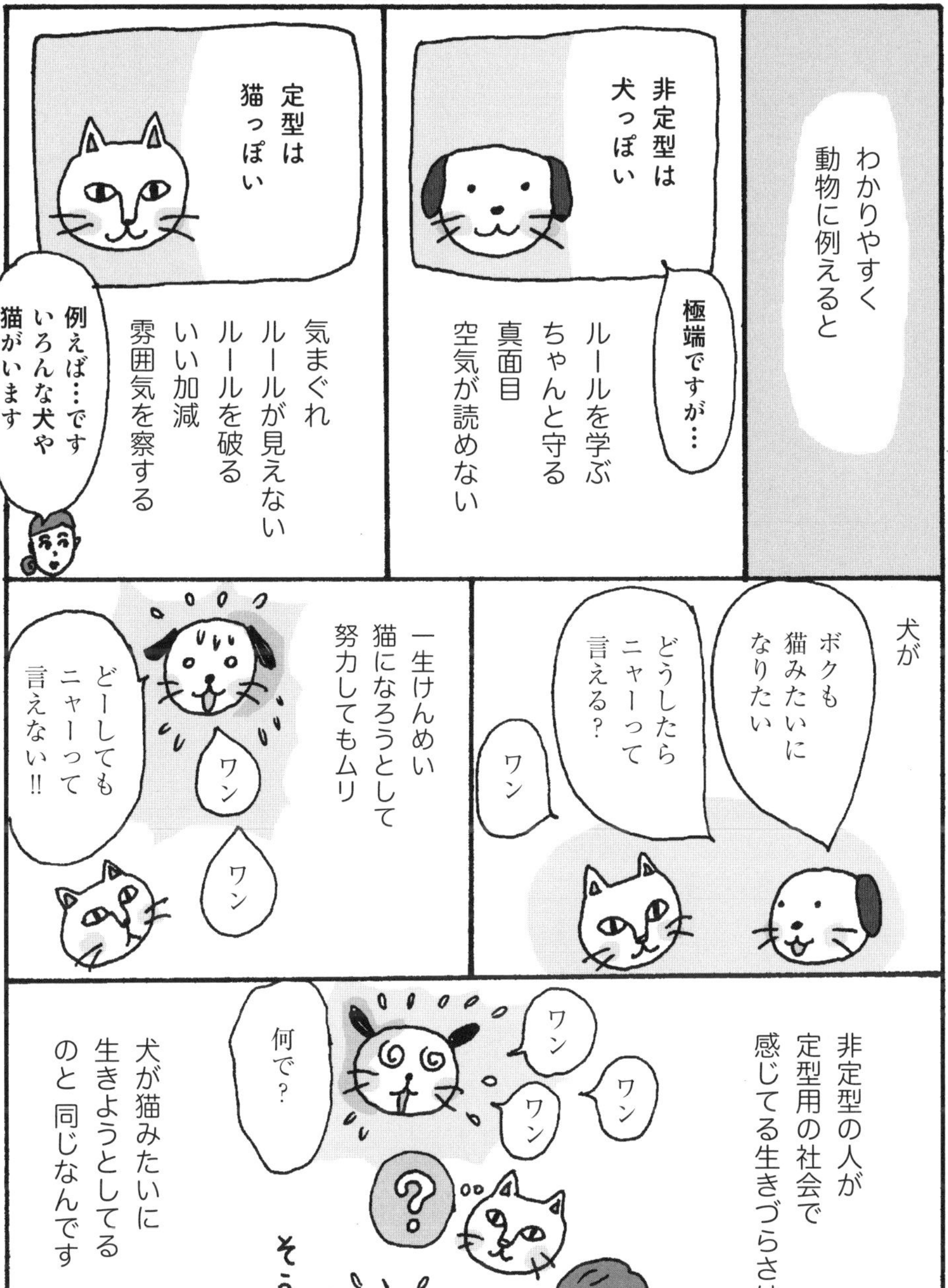
わかりやすく
動物に例えると
非定型は
犬っぽい
ルールを学ぶ
ちゃんと守る
真面目
空気が読めない
極端ですが…
定型は
猫っぽい
気まぐれ
ルールが見えない
ルールを破る
いい加減
雰囲気を察する
例えば…です
いろんな犬や
猫がいます
犬が
ボクも
猫みたいに
なりたい
どうしたら
ニャーって
言える？
ワン
一生けんめい
猫になろうとして
努力してもムリ
ワン
ワン
どーしても
ニャーって
言えない!!
非定型の人が
定型用の社会で
感じてる生きづらさは
ワン
ワン
ワン
何で？
？
そうだったのか…
犬が猫みたいに
生きようとしてる
のと 同じなんです

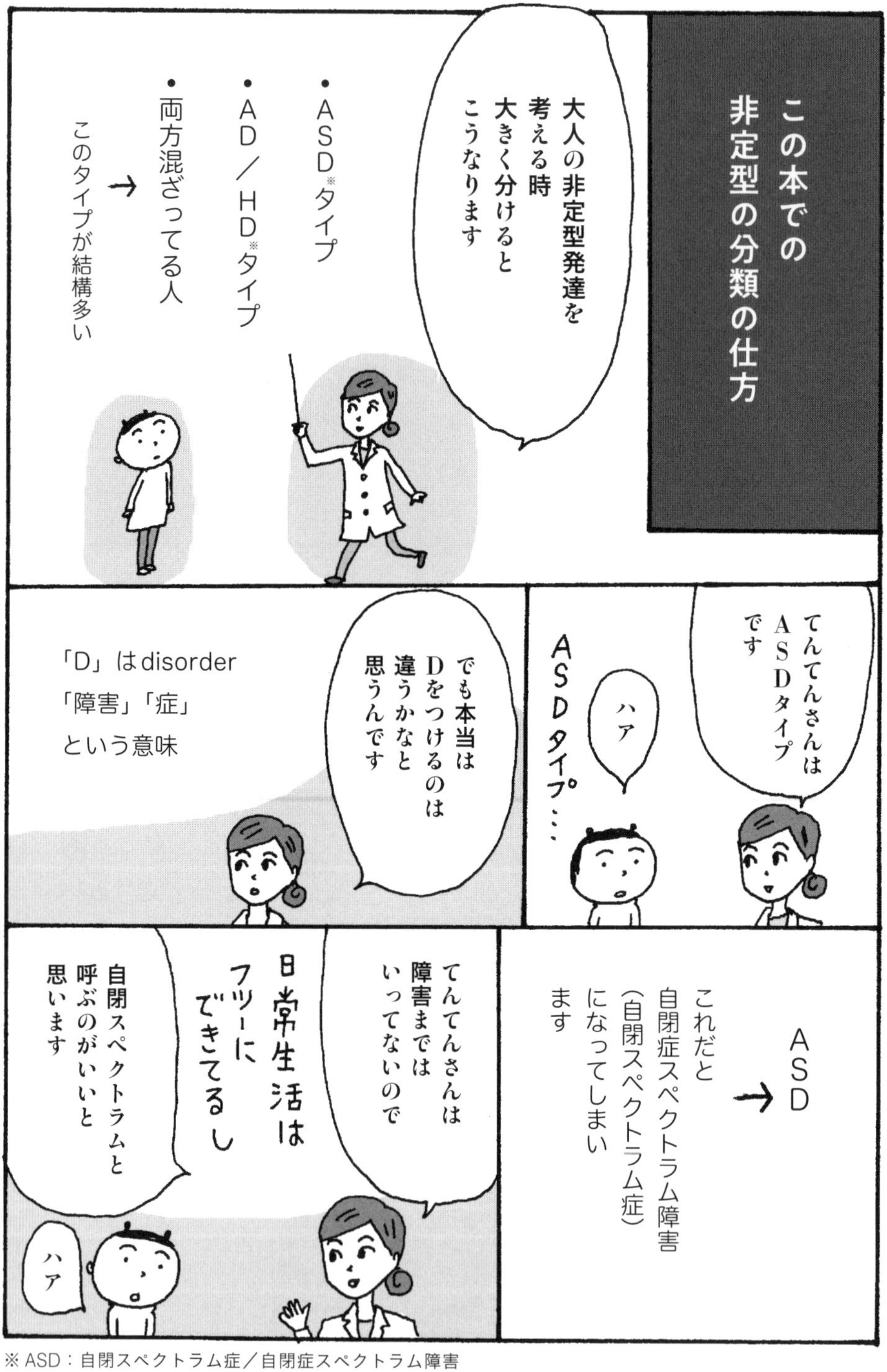
この本での非定型の分類の仕方
大人の非定型発達を考える時大きく分けるとこうなります
・ASD※タイプ
・AD／HD※タイプ
・両方混ざってる人
→このタイプが結構多い
てんてんさんはASDタイプです
ハア
ASDタイプ…
でも本当はDをつけるのは違うかなと思うんです
「D」はdisorder
「障害」「症」
という意味
これだと自閉症スペクトラム障害(自閉スペクトラム症)になってしまいます
→ASD
てんてんさんは障害まではいってないので
日常生活はフツーにできてるし
自閉スペクトラムと呼ぶのがいいと思います
ハア

※ASD：自閉スペクトラム症／自閉症スペクトラム障害
※AD／HD：注意欠如・多動症／注意欠如・多動性障害

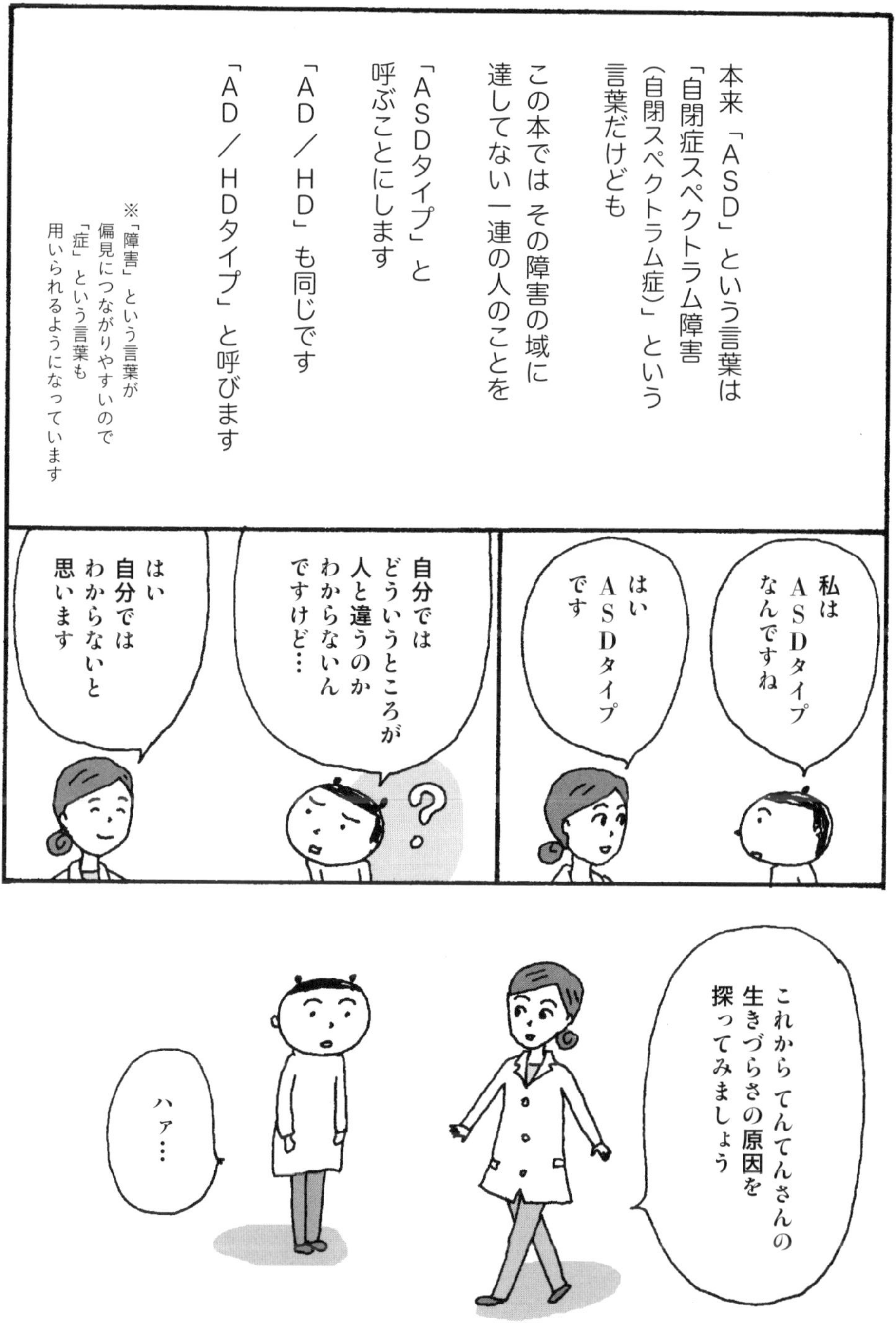
本来「ASD」という言葉は
「自閉症スペクトラム障害
（自閉症スペクトラム症）」という
言葉だけども
この本では その障害の域に
達してない一連の人のことを
「ASDタイプ」と
呼ぶことにします
「AD／HD」も同じです
「AD／HDタイプ」と呼びます
※「障害」という言葉が
偏見につながりやすいので
「症」という言葉も
用いられるようになっています
私はASDタイプなんですね
はいASDタイプです
自分ではどういうところが人と違うのかわからないんですけど…
はい自分ではわからないと思います
これからてんてんさんの生きづらさの原因を探ってみましょう
ハァ…

column 1

「非定型発達」について

皆さま、こんにちは。精神科医の水島広子です。

私は、対人関係療法（効果が科学的に確認されている、エビデンス・ベイストな「根拠に基づく」精神療法）の日本における第一人者として、主に、うつ病などの気分障害、拒食症や過食症といった摂食障害、ＰＴＳＤなどトラウマ関連障害を専門にしています。治療においては、重要な対人関係に焦点を当て、その関係性を改善していくことによって、症状も改善していきます。

本書でお話ししていく非定型発達は、そういう意味では私にとっては本来の専門領域ではありません。非定型発達は、脳の発達の仕方の偏りがあっていろいろな生きづらさにつながる特徴を持っている、という方たちです。つまり先天的な変異と言うことができます。

もちろん、「治る病気」ではありませんし、「治る病気」をターゲットにした対人関係療法の対象にはならない方たちです。

では、脳の発達を専門としているわけではない私が、なぜ本書を書かなければならないところまで至ったのか、と言うと、そこには明確な理由があります。それは、対人関係療法を行っても、薬物療法を行っても、「治りにくい」方たちの中に、非定型発達の方が多いという気づきから始まりました。

非定型発達という言葉は聞いたことがない。でも、「発達障害」なら聞いたことがある、という方も多いのではないでしょうか。非定型発達とは「定型発達ではない」という大きなくくりであって、その中で社会生活を送るのも難しいという方を「発達障害」と呼ぶ、というふうに理解していただければ、わかりやすくなると思います（16ページ図）。非定型であることによる社会適応の難しさから、いろいろな病気が発症して長引いている、というケースがあまりにも多いのです。

　これは、よく考えてみればおかしな話ではありません。「対人関係療法」という呼び声から、「対人関係が苦手」と思っている人は興味を持つでしょう。しかし、その人が持っている「苦手」感が、実は非定型的な特徴からくる場合が多いということです。それは、例えば対人ストレスを強くし、うつ病などの「二次障害」にもなるでしょう。対人関係療法は決して非定型発達の治療法ではありません。しかし、対人関係療法を専門にし、どちらかと言うと「治りにくい」患者さんを診ていると、非定型とかかわりを持たずにはいられないのが現状です。

　非定型発達？　聞いたことがない、という方が多くても、それは当然のことです。ですから、本書を執筆することにしました。自分のことがよくわからなければ、自分でもどうしたらよいかわからないし、周りの人にどういう援助を求めたらよいかわからないからです。あるいは、「この人、何？」と思う相手に出会ったとき、その人が非定型発達であることがわかれば、悪気はないのだ、というシンプルな結論に達することができ、自分が受ける傷を減らすことができるでしょう。

例えば細川貂々さんは立派な「非定型発達」ですが、漫画家として自立しているし、家族関係や友人関係も良好なので、「発達障害」ではありません。

本書は、そんなグレーゾーンの方にも、また、発達障害と診断されている方にも、お役に立つように、と思って書き進めていきます。ただし、名前がきちんとついているのが「発達障害」なので、障害の域に達していない方にも、発達障害の名前を援用して「〇〇タイプ」と呼んでいきます（非定型発達、という言葉は当事者の間ではよく用いられます。「障がい」ではなく「個性」ととらえやすい、価値中立的な言葉だと思いますので、私も用いています）。

非定型発達には、主に二つのタイプがあります。

代表格の一つが、自閉スペクトラム症（ＡＳＤ）タイプ。ＡＳＤは今まで広汎性発達障害と呼ばれてきたもので、アスペルガー症候群なども含まれます。貂々さんは、まさにこれにあたります。ＡＳＤタイプとはどういうものなのか、後でよくご説明していきますが、簡単に言うと、

・臨機応変な対人関係が苦手
・こだわりが強い（自分の関心、やり方、ペースの維持）、ルールに厳格

などにその主な特徴が現れます。

より具体的には、本書を通して見ていきましょう。

非定型発達のもう一つの代表格が、

注意欠如・多動症（ＡＤＨＤ）タイプです。多動については大人になるにつれ収まってくることが多いと言えますが、「注意欠如」の方は続きます。他のことをしようと思っていたのに、ふと何かに気をひかれると、そちらに全力を尽くしてしまい、本来やるべきだったことを忘れてしまうのです。やりかけの家事が家じゅうに残る感じです。ＡＤＨＤの人のための片づけ本まで出版されているくらいですね。

　細川貂々さんがＡＳＤタイプということもあり、本書ではＡＳＤタイプ（自閉スペクトラム）の方を中心にお話ししていきます。しかし、この後にお話しする「注意の部屋」の問題などは、どちらにも共通するものなので、ＡＤＨＤタイプの方にもお役に立つのではと思います。

　また、ＡＳＤタイプとＡＤＨＤタイプの両者を併存した人もいます。そんな方にとっても、本書はお役に立つと思います。

　ＡＤＨＤタイプには処方薬もあります。しかし、ＡＳＤタイプでは、「二次障害（１１４ページ）」が発生しなければ処方薬もありません。ＡＳＤは、ある意味「一種の生き方」とも言えるくらい定型発達者とは異なるものです。

　同時に、一つのことにしか注意を向けられない、マルチタスクが苦手など、双方に共通した特徴もあります。

　ＡＳＤタイプ、ＡＤＨＤタイプ、それぞれをよく知っていくことによって関わりやすくなっていきます。

大人のＡＤＨＤタイプの人たちは、例えて言うならば、パニック時には頭の中の「注意の部屋」に一つしか注意を入れられない、と考えるとわかりやすいです。

　一般に、定型発達の人の「注意の部屋」には複数のことが入っています。例えばその日のお昼に子連れで知り合いに会うというとき、その人に失礼のないよう気を遣わなければ、と思う一方で、「でもそれでは子どもとの約束（その後に夕方早く閉まる店に買い物に行くなど）に応えられないかもしれない」「そうしたら子どもを傷つけてしまう」などという思いも同時にあるのです。ですから、時間や礼儀に気をつけながら、結果としてバランスのとれた行動をとることができます。

　想像していただきたいのですが、「注意の部屋」に一つの課題しか入っていないと、その影響力がとてつもなく大きくなるのです。バランスをとることができませんから、予想外のことが起こると容易にパニックにつながります。

「注意」の部分については、私はＡＳＤの人でもかなり似た特徴があるように思います。

　非定型発達は先天的なものです。しかし、虐待された子どもにＡＤＨＤ様の症状が見られる、ということもあります（本当のＡＤＨＤではなく）。ですから、専門家に相談する価値は十分にあると思います。

（水島）

第2章

非定型あるある

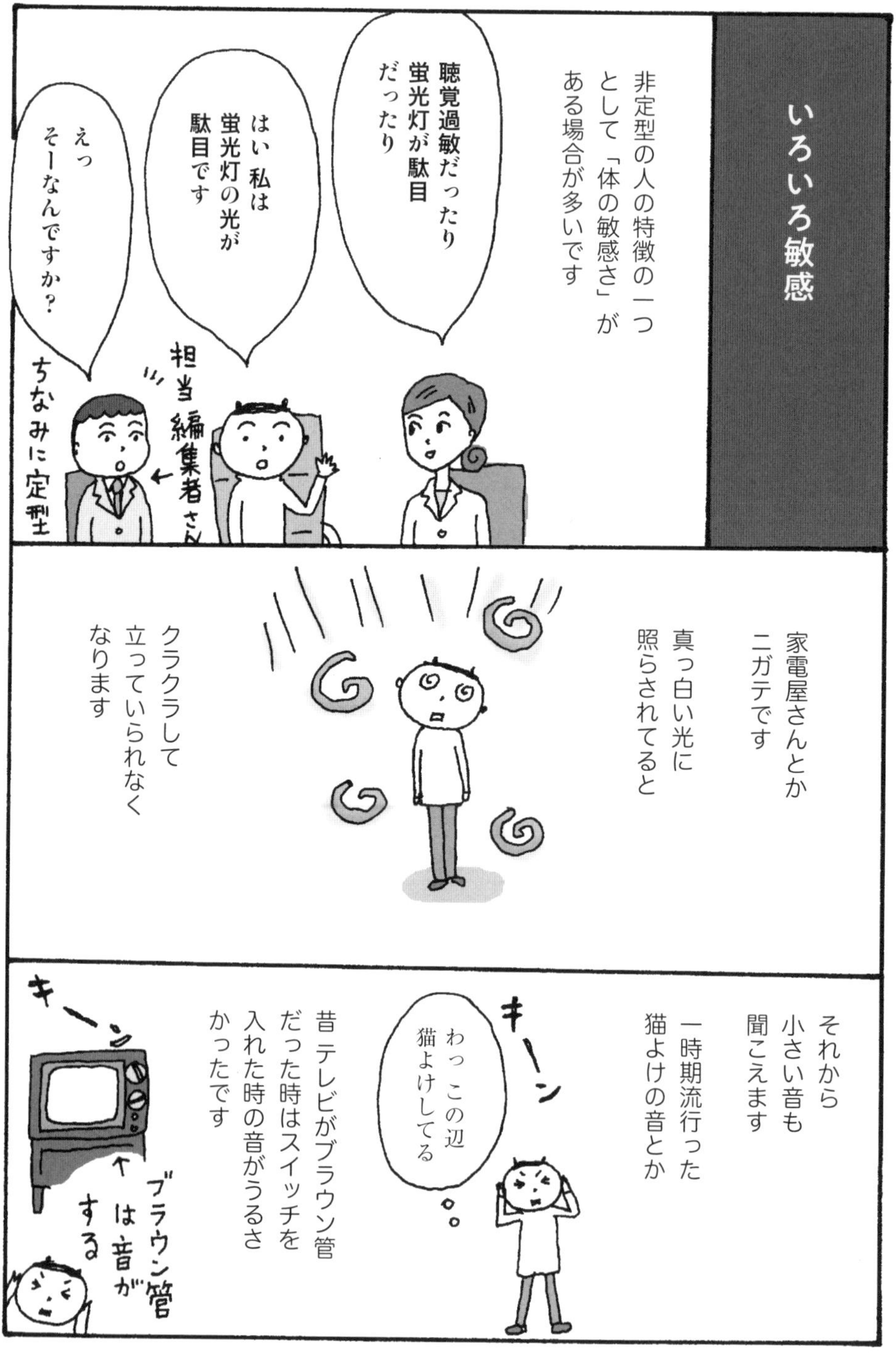
いろいろ敏感
非定型の人の特徴の一つとして「体の敏感さ」がある場合が多いです
聴覚過敏だったり蛍光灯が駄目だったり
はい 私は蛍光灯の光が駄目です
えっ そーなんですか？
担当編集者さん
ちなみに定型
家電屋さんとかニガテです
真っ白い光に照らされてると
クラクラして立っていられなくなります
それから小さい音も聞こえます
一時期流行った猫よけの音とか
キーン
わっ この辺猫よけしてる
昔テレビがブラウン管だった時はスイッチを入れた時の音がうるさかったです
キーン
ブラウン管は音がする

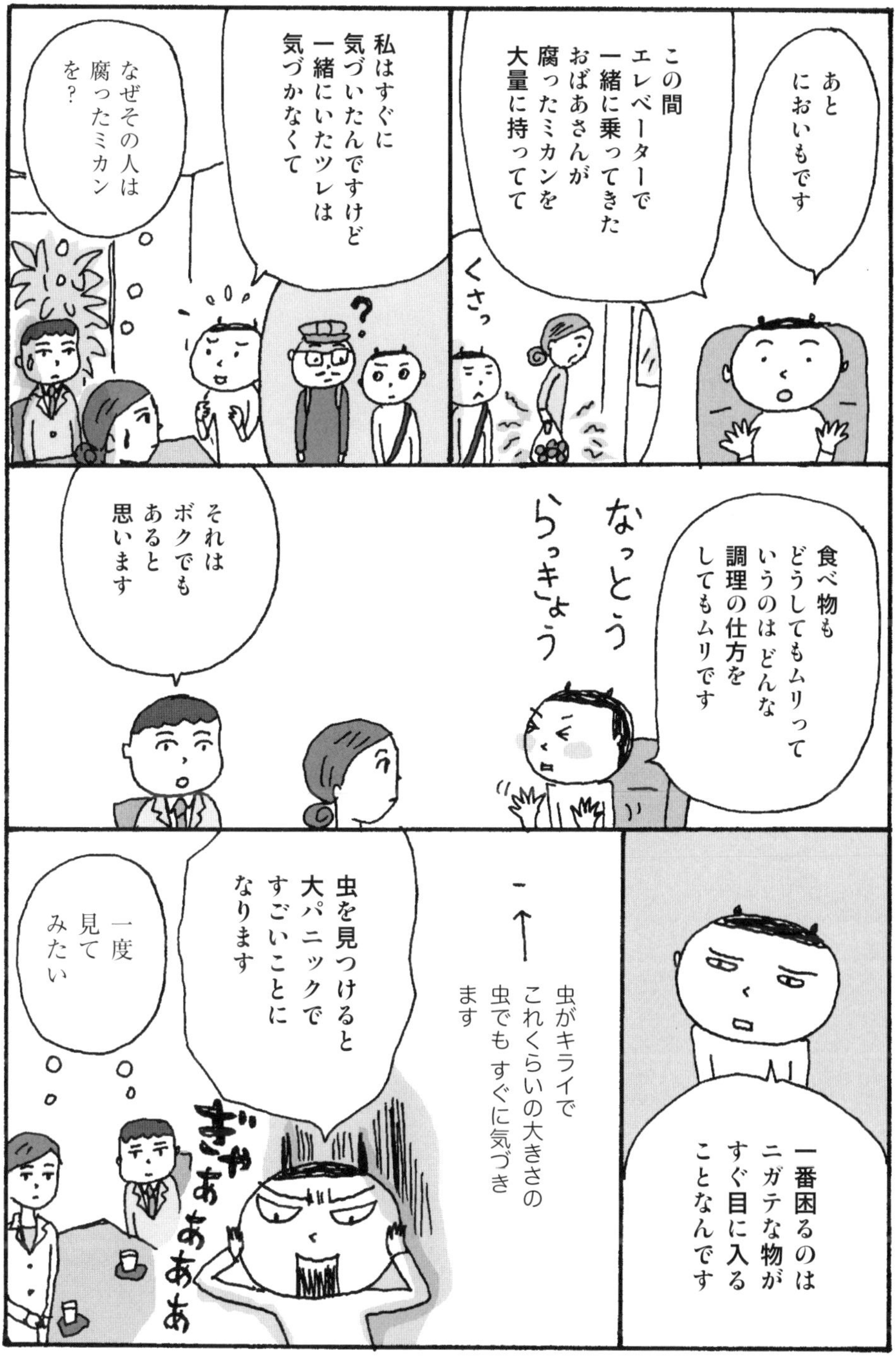
あと においもです
この間 エレベーターで 一緒に乗ってきた おばあさんが 腐ったミカンを 大量に持ってて
くさっ
私はすぐに 気づいたんですけど 一緒にいたツレは 気づかなくて
?
なぜその人は 腐ったミカンを？
食べ物も どうしてもムリって いうのは どんな 調理の仕方を してもムリです
なっとう らっきょう
それは ボクでも あると 思います
一番困るのは ニガテな物が すぐ目に入る ことなんです
虫がキライで これくらいの大きさの 虫でも すぐに気づき ます
虫を見つけると 大パニックで すごいことに なります
ぎゃああああ
一度 見て みたい

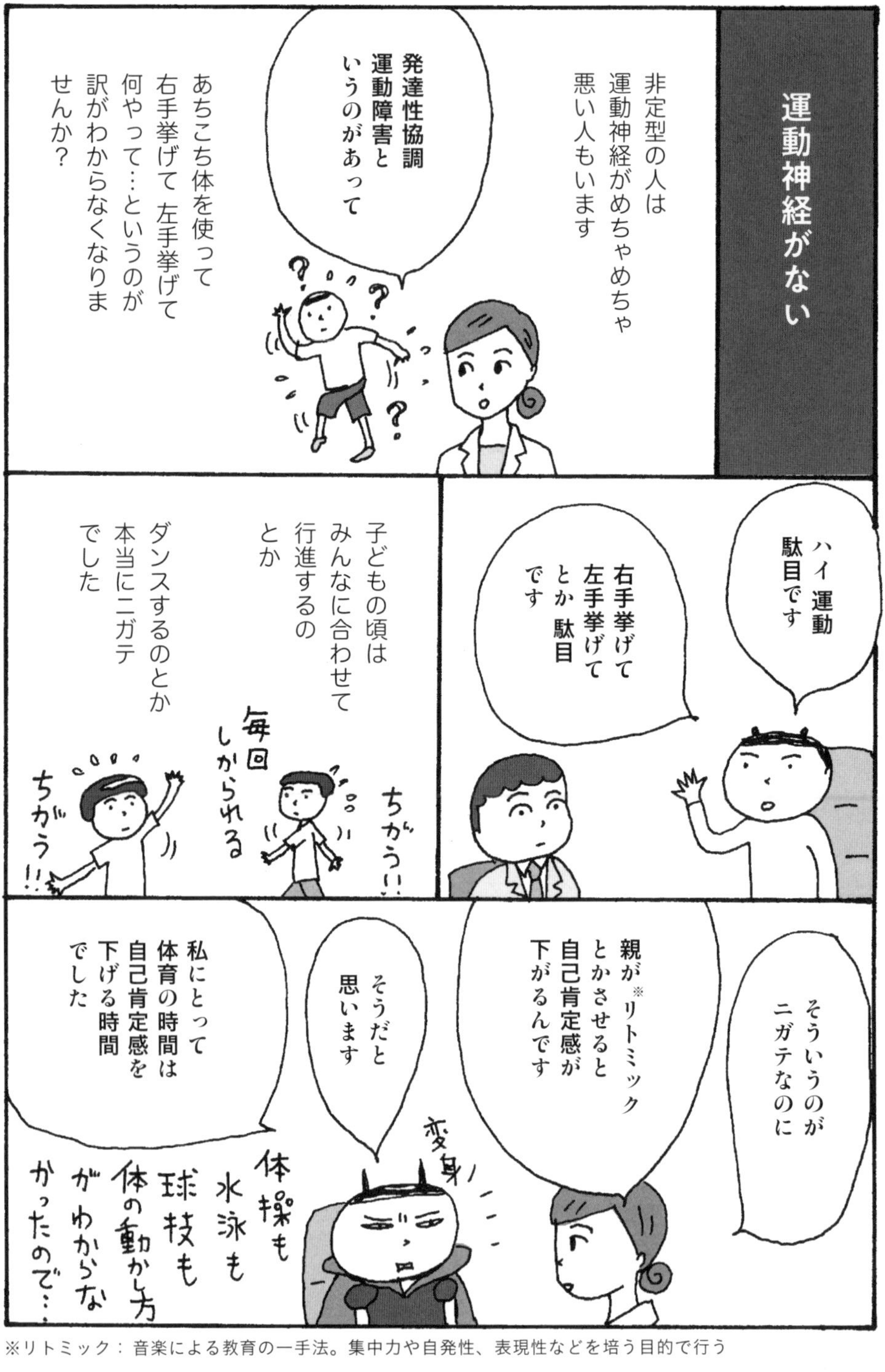
運動神経がない
非定型の人は運動神経がめちゃめちゃ悪い人もいます
発達性協調運動障害というのがあって
あちこち体を使って右手挙げて 左手挙げて何やって…というのが訳がわからなくなりませんか？
ハイ 運動駄目です
右手挙げて左手挙げてとか 駄目です
子どもの頃はみんなに合わせて行進するのとか
ちがう!!
毎回しかられる
ちがう!!
ダンスするのとか本当にニガテでした
そういうのがニガテなのに
親が※リトミックとかさせると自己肯定感が下がるんです
そうだと思います
変身
私にとって体育の時間は自己肯定感を下げる時間でした
体操も水泳も球技も体の動かし方がわからなかったので…

※リトミック：音楽による教育の一手法。集中力や自発性、表現性などを培う目的で行う

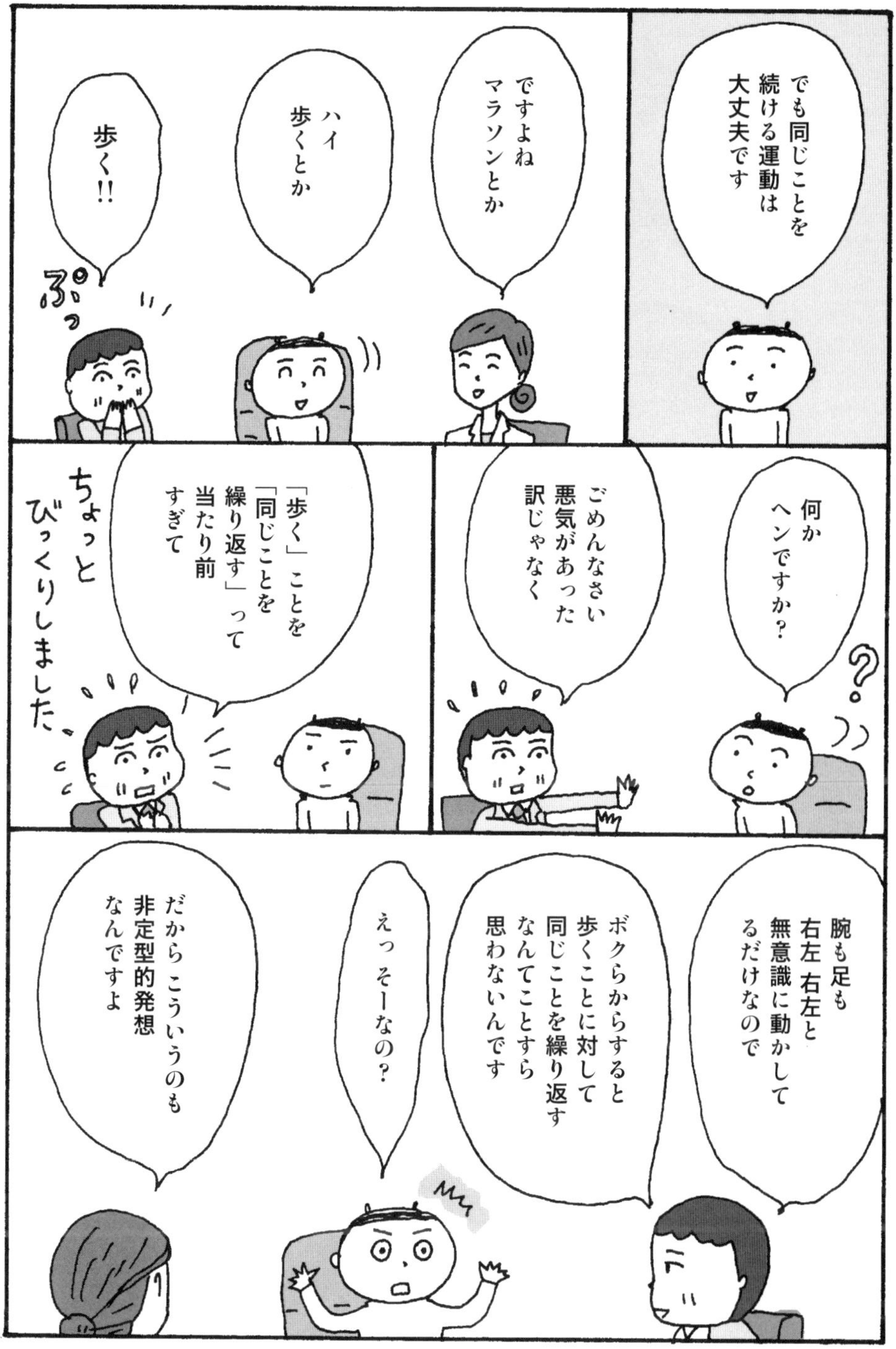
でも同じことを続ける運動は大丈夫です
ですよね マラソンとか
ハイ 歩くとか
歩く!!
ぷっ
何か ヘンですか？
ごめんなさい 悪気があった訳じゃなく
「歩く」ことを「同じことを繰り返す」って当たり前すぎて
ちょっとびっくりしました
腕も足も 右左 右左と 無意識に動かしてるだけなので
ボクらからすると 歩くことに対して 同じことを繰り返す なんてことすら 思わないんです
えっ そーなの？
だからこういうのも 非定型的発想 なんですよ

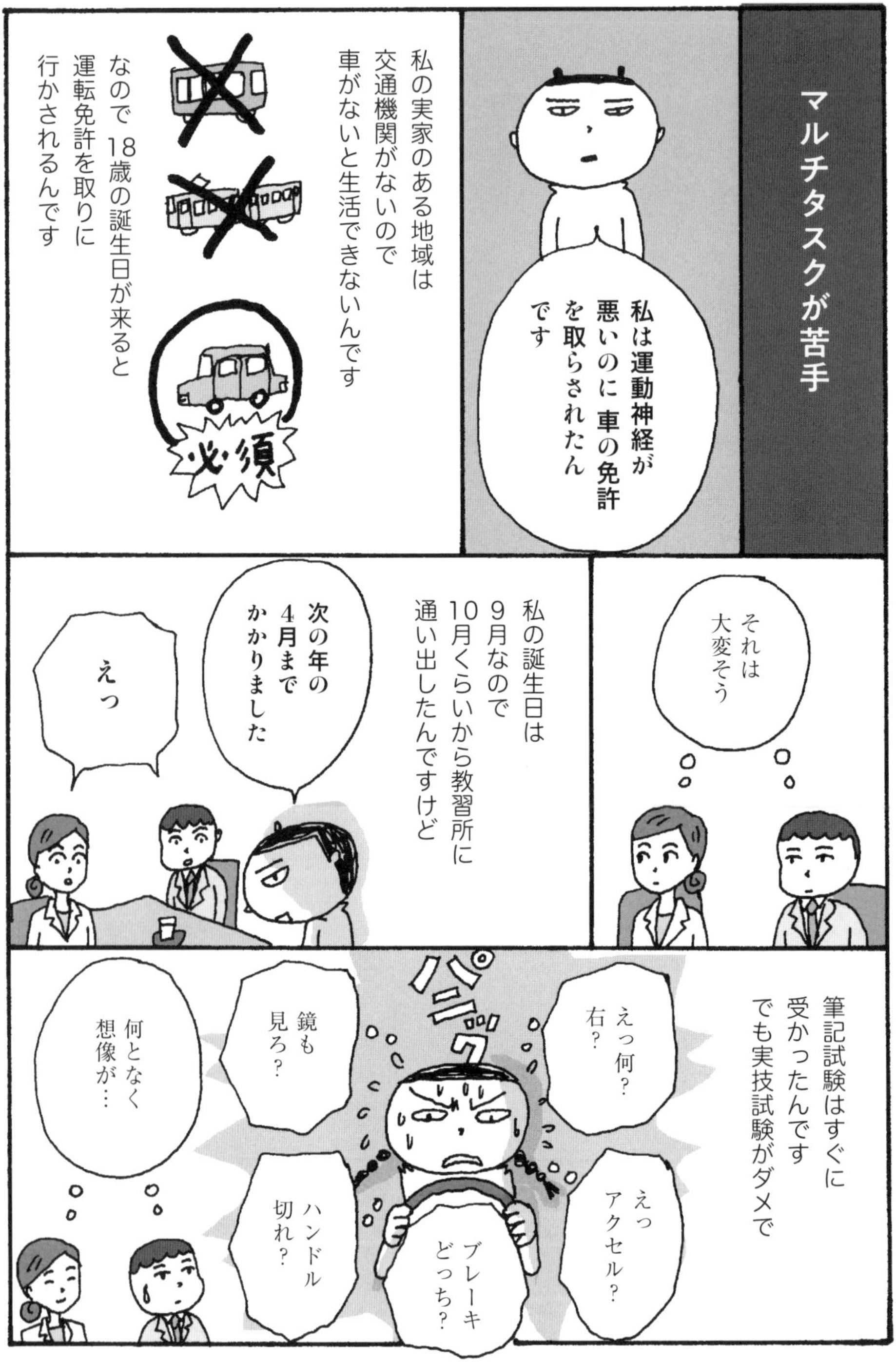
マルチタスクが苦手
私は運動神経が悪いのに車の免許を取らされたんです
私の実家のある地域は交通機関がないので車がないと生活できないんです
必須
なので 18歳の誕生日が来ると運転免許を取りに行かされるんです
それは大変そう
私の誕生日は9月なので10月くらいから教習所に通い出したんですけど
次の年の4月までかかりました
えっ
筆記試験はすぐに受かったんです でも実技試験がダメで
パニク
えっ何？右？
えっアクセル？
ブレーキどっち？
ハンドル切れ？
鏡も見ろ？
何となく想像が…

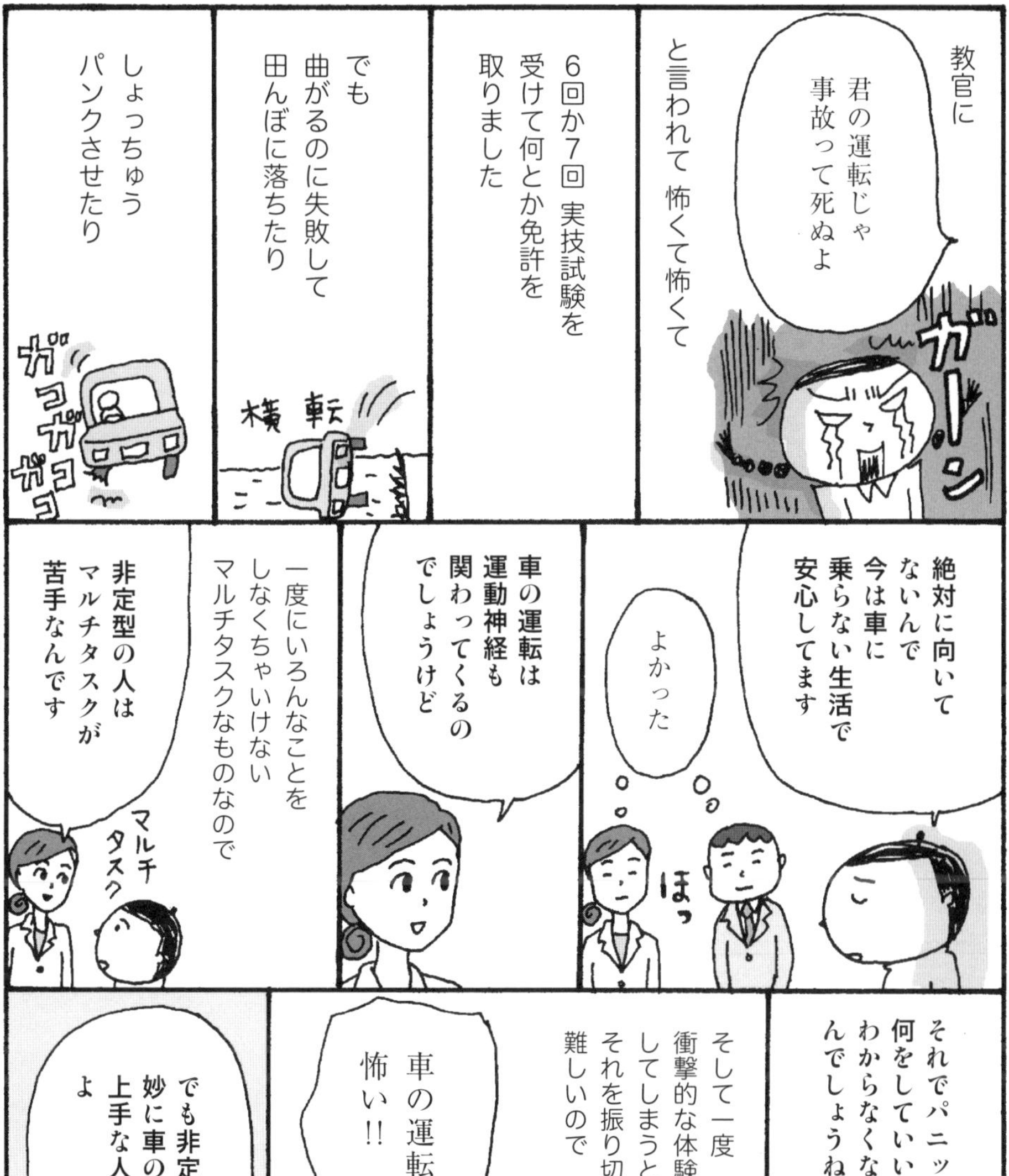
教官に
君の運転じゃ事故って死ぬよ
ガーン
と言われて 怖くて怖くて
6回か7回 実技試験を受けて何とか免許を取りました
でも曲がるのに失敗して田んぼに落ちたり
横転
しょっちゅうパンクさせたり
ガコガコガコ
絶対に向いてないんで今は車に乗らない生活で安心してます
よかった
ほっ
車の運転は運動神経も関わってくるのでしょうけど
一度にいろんなことをしなくちゃいけないマルチタスクなものなので
非定型の人はマルチタスクが苦手なんです
マルチタスク
それでパニックになり何をしていいかわからなくなるんでしょうね
ハァ
そして一度衝撃的な体験をしてしまうとそれを振り切るのが難しいので
車の運転怖い!!
になるともうダメなんでしょうね
でも非定型で妙に車の運転が上手な人もいますよ

マルチタスクが苦手2

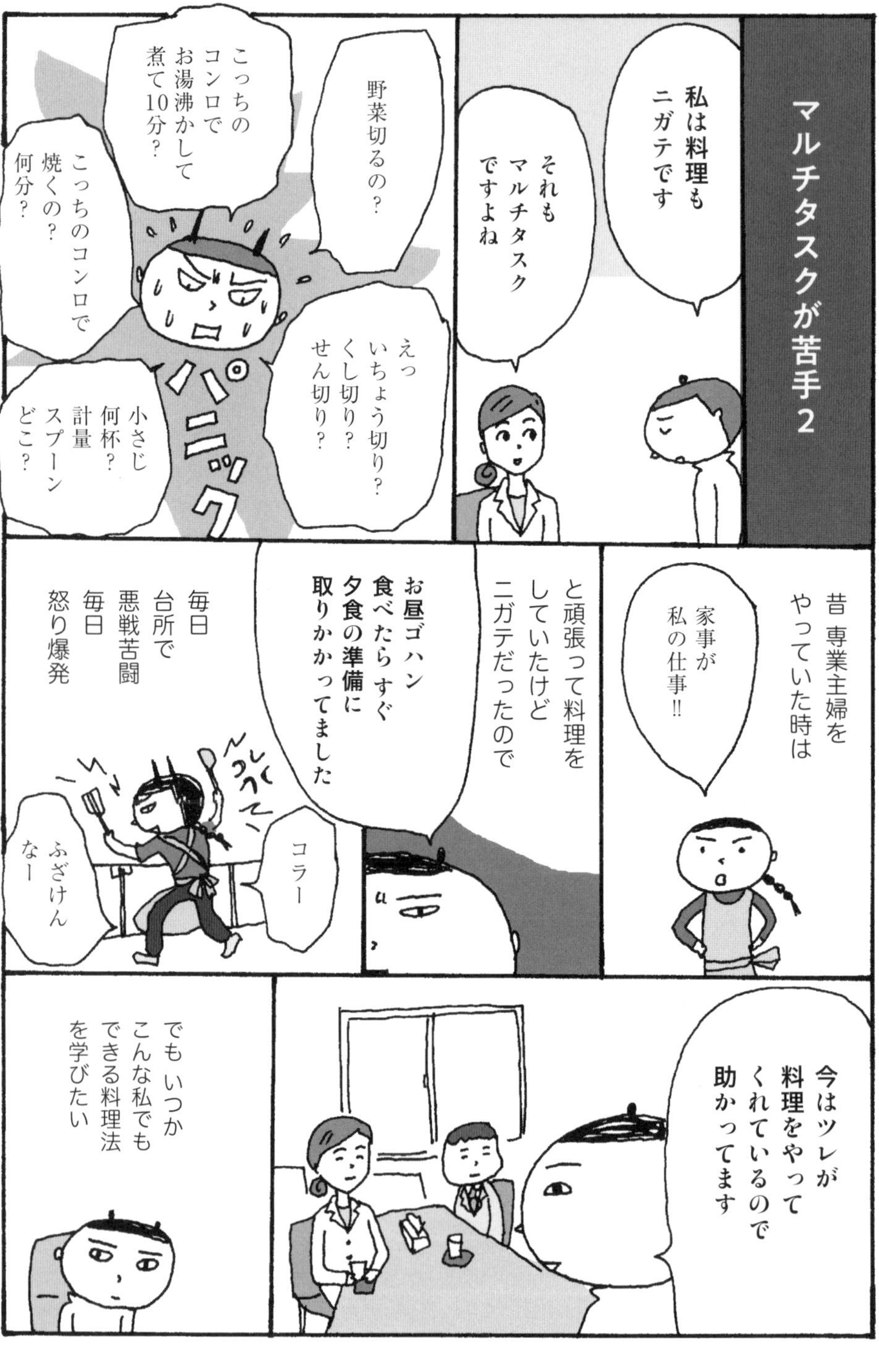
私は料理も ニガテです
それも マルチタスク ですよね
野菜切るの？
こっちのコンロで お湯沸かして 煮て10分？
えっ いちょう切り？ くし切り？ せん切り？
こっちのコンロで 焼くの？ 何分？
小さじ 何杯？ 計量 スプーン どこ？
パニック
昔 専業主婦を やっていた時は
家事が 私の仕事!!
と頑張って料理を していたけど ニガテだったので
お昼ゴハン 食べたらすぐ 夕食の準備に 取りかかってました
毎日 台所で 悪戦苦闘 毎日 怒り爆発
コラー
ふざけんなー
今はツレが 料理をやって くれているので 助かってます
でも いつか こんな私でも できる料理法 を学びたい

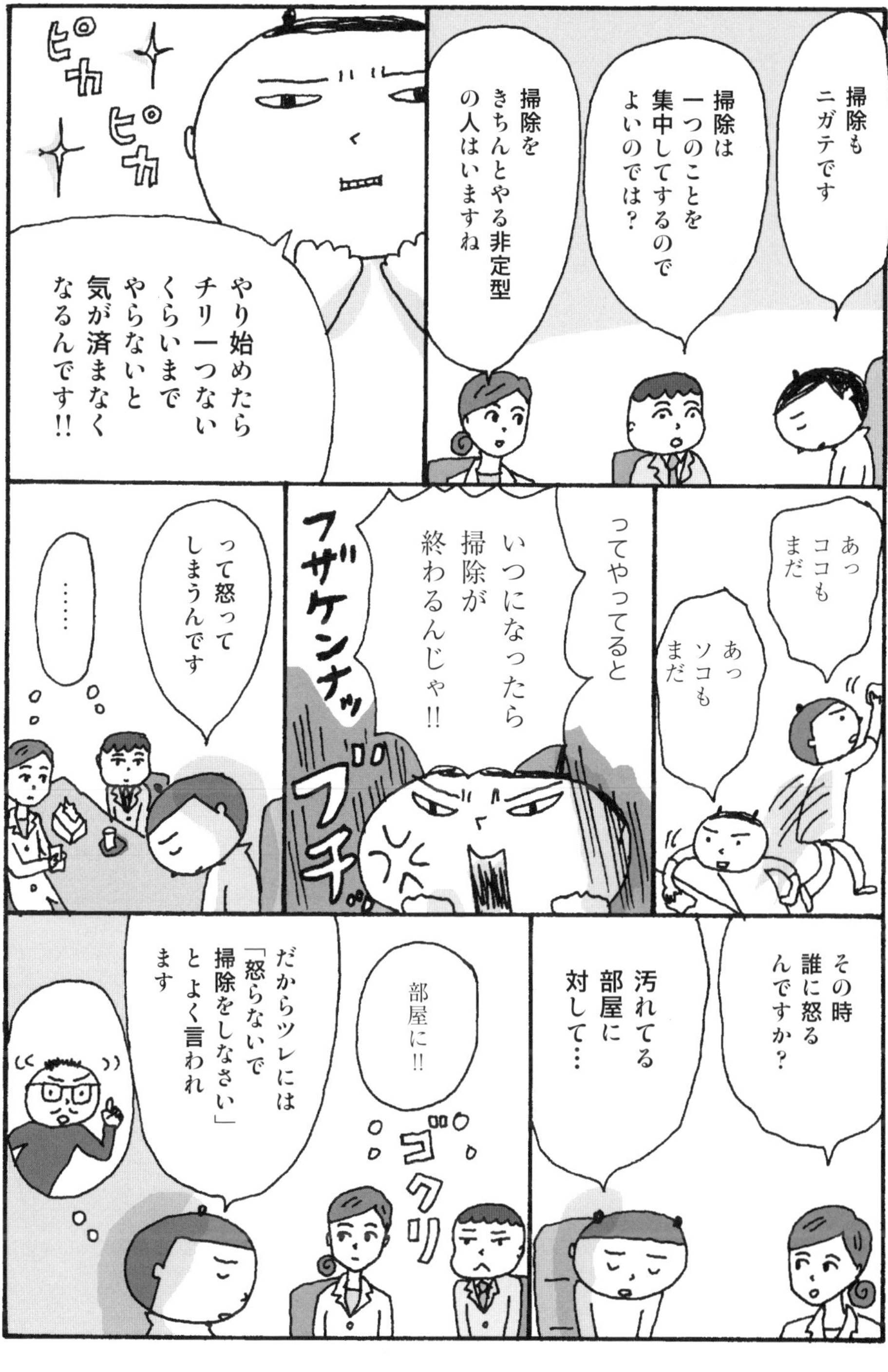
掃除もニガテです
掃除は一つのことを集中してするのでよいのでは？
掃除をきちんとやる非定型の人はいますね
ピカピカ
やり始めたらチリ一つないくらいまでやらないと気が済まなくなるんです!!
あっココもまだ
あっソコもまだ
ってやってると
いつになったら掃除が終わるんじゃ!!
フザケンナッ
ブチッ
って怒ってしまうんです
……
その時誰に怒るんですか？
汚れてる部屋に対して…
部屋に!!
ゴクリ
だからツレには「怒らないで掃除をしなさい」とよく言われます

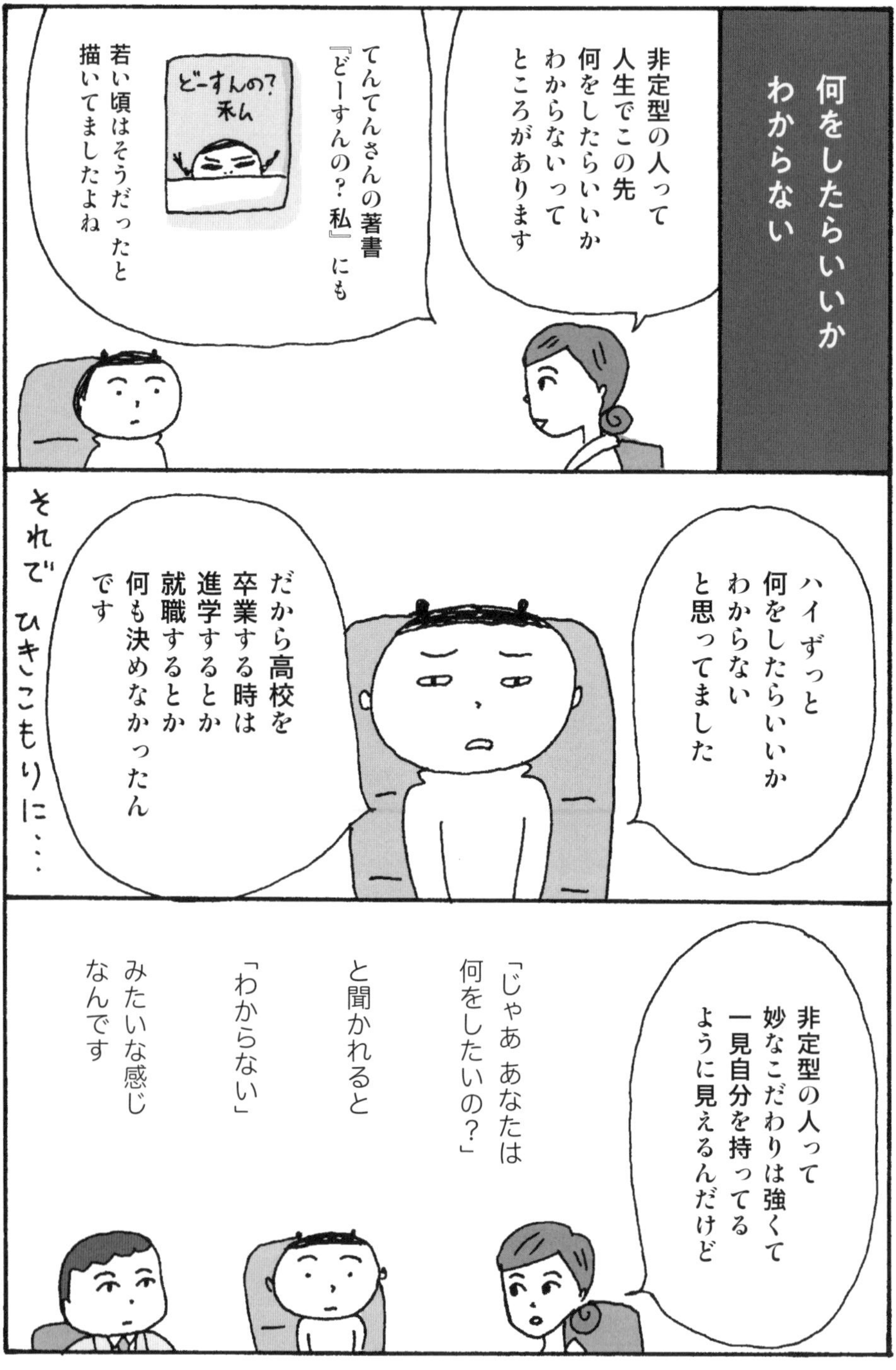
何をしたらいいかわからない
非定型の人って人生でこの先何をしたらいいかわからないってところがあります
てんてんさんの著書『どーすんの？私』にも若い頃はそうだったと描いてましたよね
どーすんの？ 私
ハイずっと何をしたらいいかわからないと思ってました
だから高校を卒業する時は進学するとか就職するとか何も決めなかったんです
それで ひきこもりに・・・
非定型の人って妙なこだわりは強くて一見自分を持ってるように見えるんだけど
「じゃあ あなたは何をしたいの？」と聞かれると「わからない」みたいな感じなんです

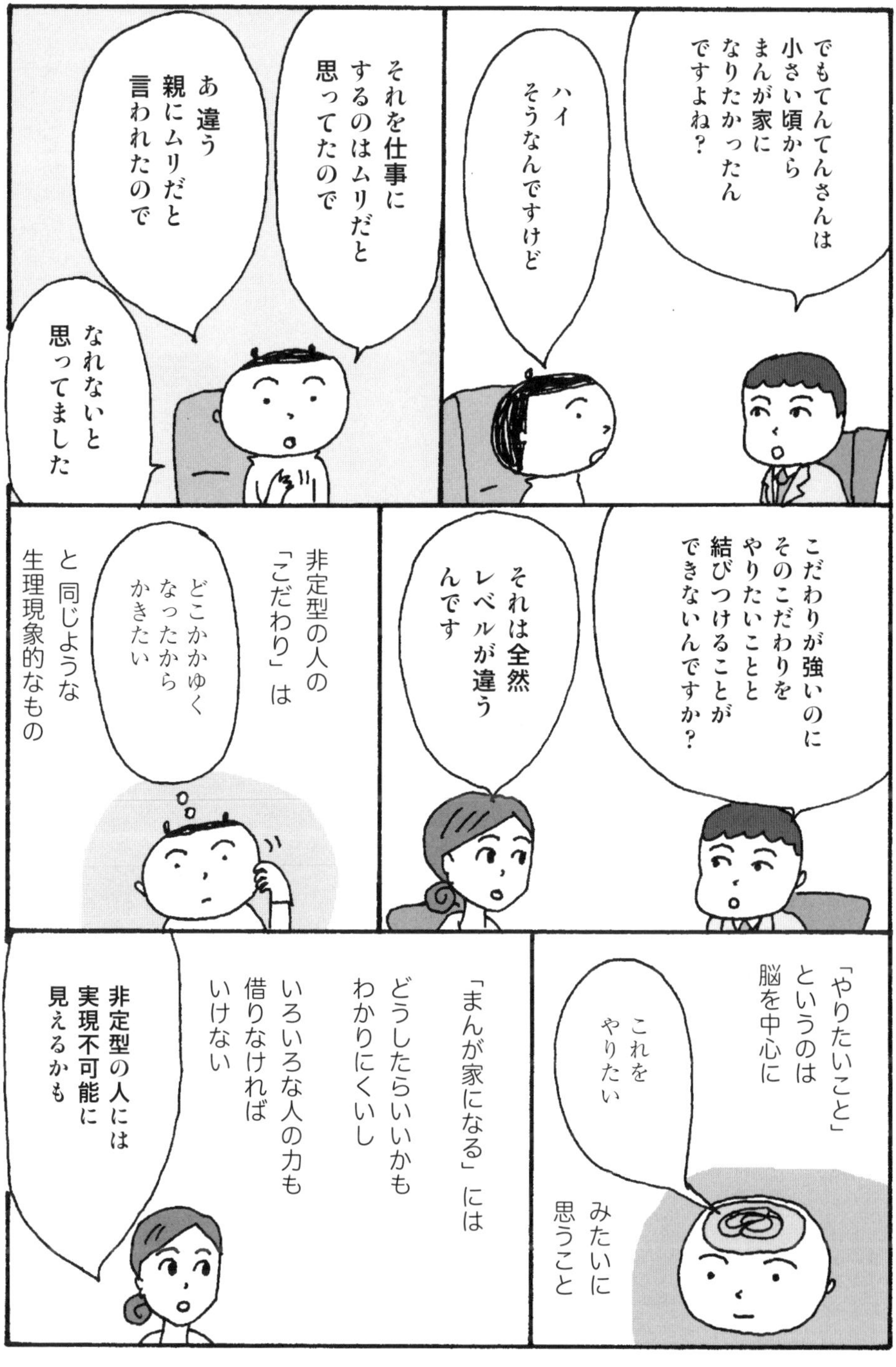

でもてんてんさんは小さい頃からまんが家になりたかったんですよね？
ハイ そうなんですけど
それを仕事にするのはムリだと思ってたので
あ 違う 親にムリだと言われたので
なれないと思ってました
こだわりが強いのにそのこだわりをやりたいことと結びつけることができないんですか？
それは全然レベルが違うんです
非定型の人の「こだわり」は
どこかかゆくなったからかきたい
と同じような生理現象的なもの
「やりたいこと」というのは脳を中心に
これをやりたい
みたいに思うこと
「まんが家になる」には
どうしたらいいかもわかりにくいし
いろいろな人の力も借りなければいけない
非定型の人には実現不可能に見えるかも

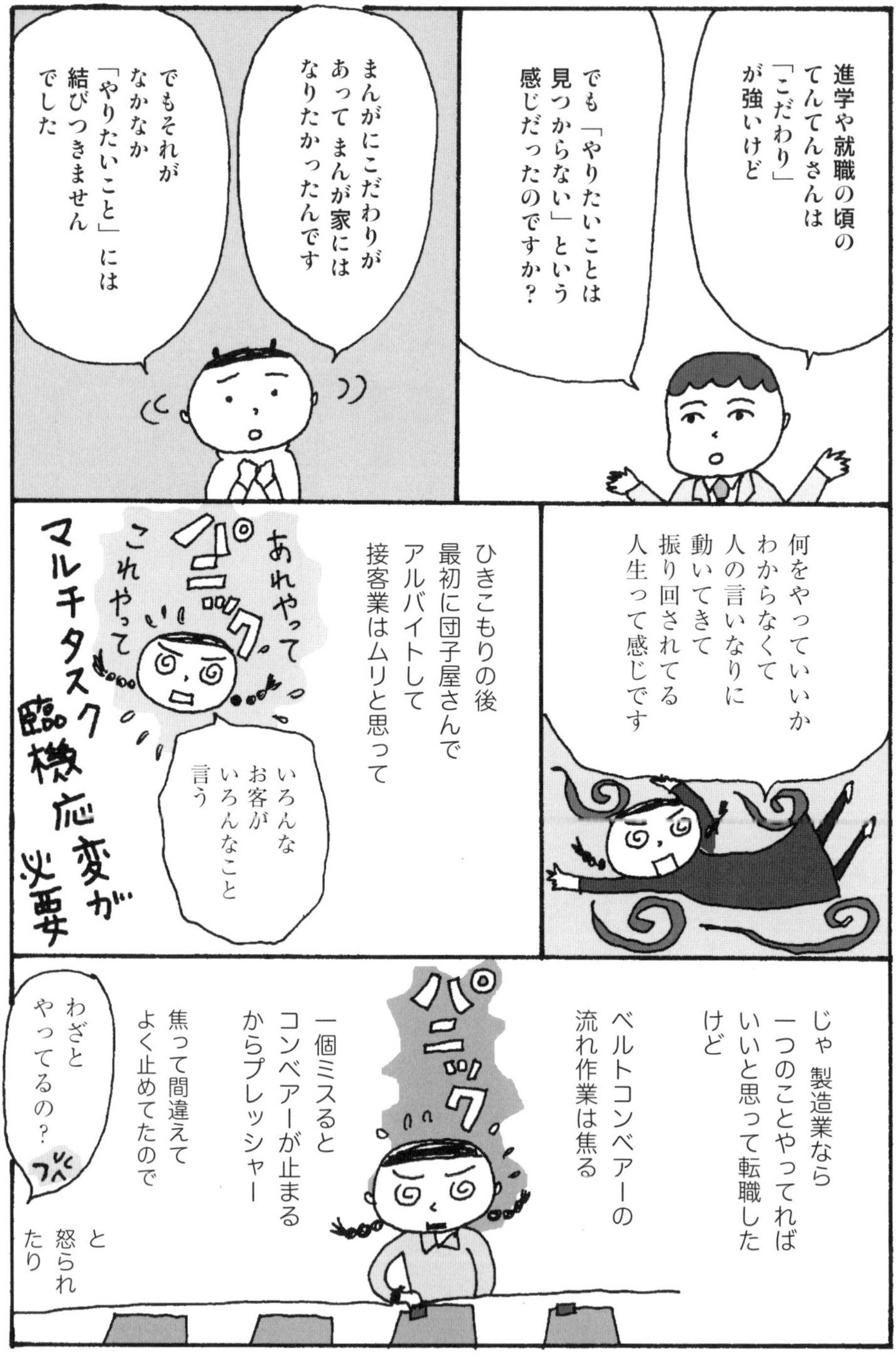
進学や就職の頃のてんてんさんは「こだわり」が強いけど
でも「やりたいこと」は見つからないという感じだったのですか？
まんがにこだわりがあってまんが家にはなりたかったんです
でもそれがなかなか「やりたいこと」には結びつきませんでした
何をやっていいかわからなくて人の言いなりに動いてきて振り回されてる人生って感じです
ひきこもりの後最初に団子屋さんでアルバイトして接客業はムリと思って
あれやって
これやって
パニック
いろんなお客がいろんなこと言う
マルチタスク臨機応変が必要
じゃ 製造業なら一つのことやってればいいと思って転職したけど
ベルトコンベアーの流れ作業は焦る
パニック
一個ミスるとコンベアーが止まるからプレッシャー
焦って間違えてよく止めてたので
わざとやってるの？
と怒られたり

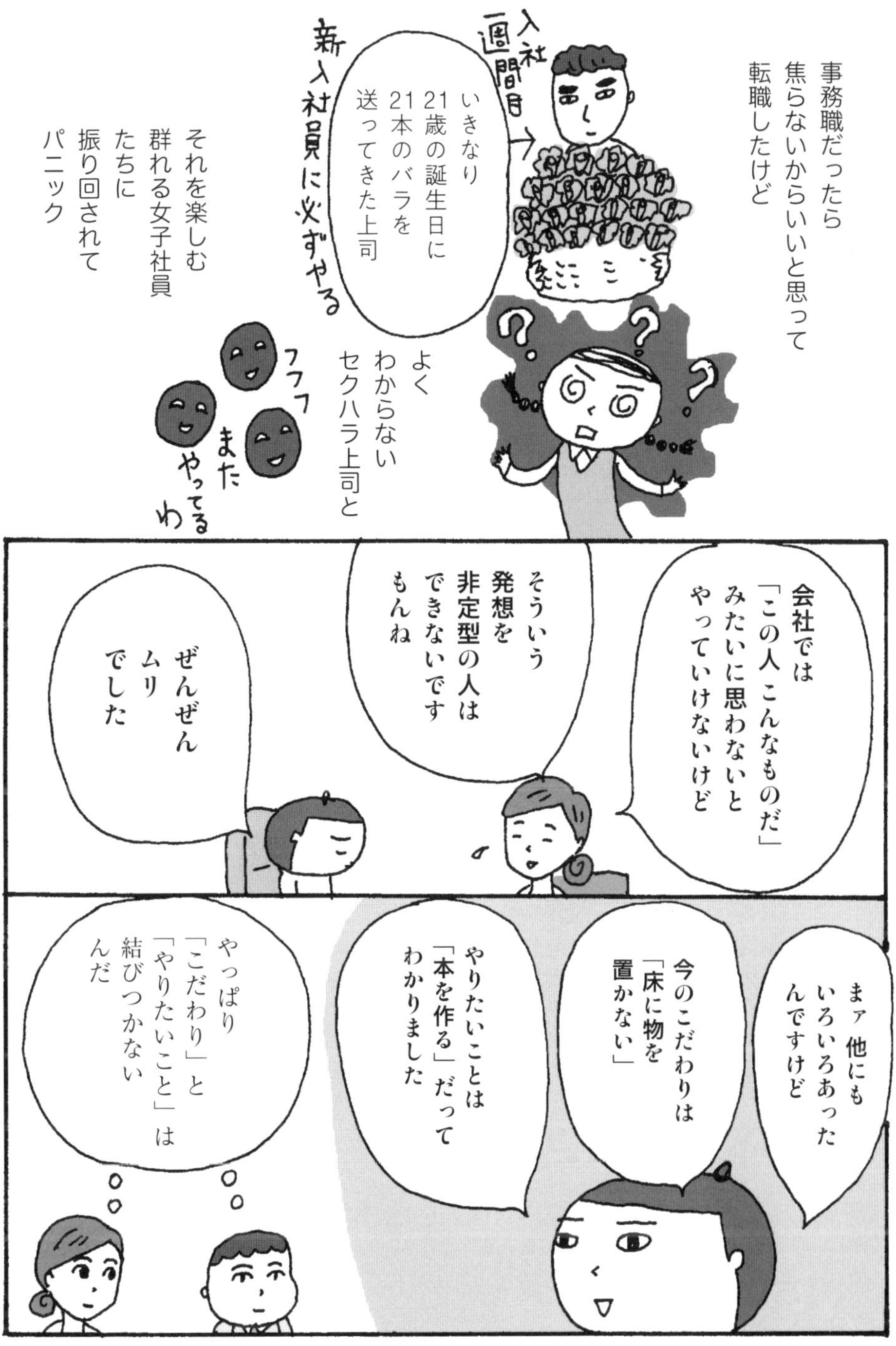
事務職だったら焦らないからいいと思って転職したけど
入社一週間目
新入社員に必ずやる
いきなり21歳の誕生日に21本のバラを送ってきた上司
よくわからないセクハラ上司と
それを楽しむ群れる女子社員たちに振り回されてパニック
フフフ
またやってるわ
会社では「この人こんなものだ」みたいに思わないとやっていけないけど
そういう発想を非定型の人はできないですもんね
ぜんぜんムリでした
まァ他にもいろいろあったんですけど
今のこだわりは「床に物を置かない」
やりたいことは「本を作る」だってわかりました
やっぱり「こだわり」と「やりたいこと」は結びつかないんだ

column 2

「心の理論」と「横のつながり」

非定型発達の人は、総じて、マルチタスクが苦手です。ＡＳＤタイプにしろ、ＡＤＨＤタイプにしろ、「注意の部屋」に一つしか入らないので、他のタスクが入る余裕がないのです。どうしても、あるところだけに目が向いてしまい、他の面にもバランスよく目を向ける、ということが難しいです。

また、ＡＳＤタイプの方は、「もしも＝IF」の話はとても苦手です。過去のネガティブな体験のことは細部にわたるまで詳しく記憶しているのに、未来のことをイメージして想像することがほとんどできないのです。

基本的には真面目で几帳面ですから、「もし〇〇したらどうする？」という質問にもつい答えてしまいます。しかしそれは「とりあえずその場で言ったこと」であり、確たるイメージに基づいているわけでもないので、「言うたびに違う」などと、嘘つきのような扱いをされているのをよく見ます。ＡＳＤの特徴としては、本来は嘘をつけない（嘘をつくことに著しい不快を感じる）わけですから、「この人嘘つきなんですよ〜」とパートナーに言われているのを見ると、大きな誤解だなと思ってしまいます。

ＡＳＤについて患者さんに説明するときには、次のふたつの特徴をメインに説明しています。ひとつは「心の理論の欠如」です。初めて聞いたという方も多いでしょうが、「心の理論」とは、この状況では相手はこんなふうに思っているはずだ、とか、こんなふうに言ったら相手はこう思うだろう、というような、常識的な「読み」です。

ＡＳＤの人には「心の理論」がもともとインストールされておらず、一度体験して「パターン認識」することで改善していくしかなく、応用は効かないのです。

またふたつめの特徴、「横のつながりの欠如」とはどういうことかと言うと、一つのテーマを突き詰めることについては（つまり、縦方向に考えを進めていくことについては）とても秀でているのですが、例えば「でもそんなことを言うと、お嬢さんの生き方を否定することになりますよね」と、異なる視点からのコメントをすると固まってしまう、という特徴です。固まった結果、「揚げ足をとらないで」などととりあえず反撃したり反抗的になったりする、という人も少なくありません。

つまり、私たちが日常生活でいろいろと話し合うとき、「なるほど、そういう考え方もあるよね」と自然に受け止めているような類の会話が、ＡＳＤの人にとっては突然の「奇襲」に感じられ、「自分の領域を侵害された」という被害者意識が生じてしまうということなのです。何気ない一言が、かなりの変化球に感じられてしまうのです。

ＡＳＤの人は基本的には真面目で

親切です。ただ、「心の理論」がないので、特に対人関係という面では、その人生はまさに「藪の中」のようなものです。次に何が飛び出してくるかわからない、という感じなのです。時々、標識が見えます。それは自分が過去に実際に体験したことから学んだことです。例えば「人の悪口を言うのはよくない」とか、「自分が興味のある話をどんどんし続けると嫌がられる」といったことです。ただ、「心の理論」がないので、一つのことは理解しても、それを他のテーマに応用して対応することができません。

「人を傷つけるようなことを言ってはいけない」という総論は理解しても、「ずいぶん太ったんじゃない？」「本当はおばさんなのに若く見えるね」などという言葉が人を傷つけるという感覚がないので、そのまま口に出してしまいます。本人はあくまでも「だって事実だから」ということなのです。

ＡＳＤの人は、とにかく「臨機応変が必要な人間関係」の中ではうまく過ごすことができません。すぐに感情的になる上司のもとで働くなど、恐怖の体験になるでしょう。

仕事のことを話し合う際に、私が患者さんにお勧めするのは、「一日のノルマが決まっていて、それを淡々とこなせばよい仕事」「情緒不安定な上司がいないこと」「接客のように、臨機応変が必要なことを要求されない仕事」です。

　また、発達障害の中には、「発達性協調運動症」（発達性協調運動障害）というものがあります。これは、協調運動技能の獲得や遂行が、その人の生活年齢や技能の学習及び機会に応じて期待されるものよりも明らかに劣っている、というものです。その困難さは、不器用（ものを落とす、または物にぶつかる）、運動技能（ものをつかむ、はさみや刃物を使う、自転車に乗る、スポーツに参加する）の遂行における遅さと不正確さによって明らかになるという形で表れることがあります。

　尊敬している先輩でも、知的には他人よりもすぐれているのに、カフスボタンがうまくつけられない、という人がいます。ですから、「不器用」は、非定型発達を疑う一つでしょう。

　運動神経がとてもよい、ＡＳＤの人もいます。

　また、漫画でお話ししたように、感覚が敏感、ということもよく見られます（全員ではありませんが）。ですから、普通だったら気にしない程度の刺激に敏感だということがわかったら、「そんなのなんでもない」と言うのではなく、例えば本書を読んでもらうなど、可能性を考えてあげてください。聴覚については、ノイズ吸収型のヘッドフォンも案外よいグッズのようです。

（水島）

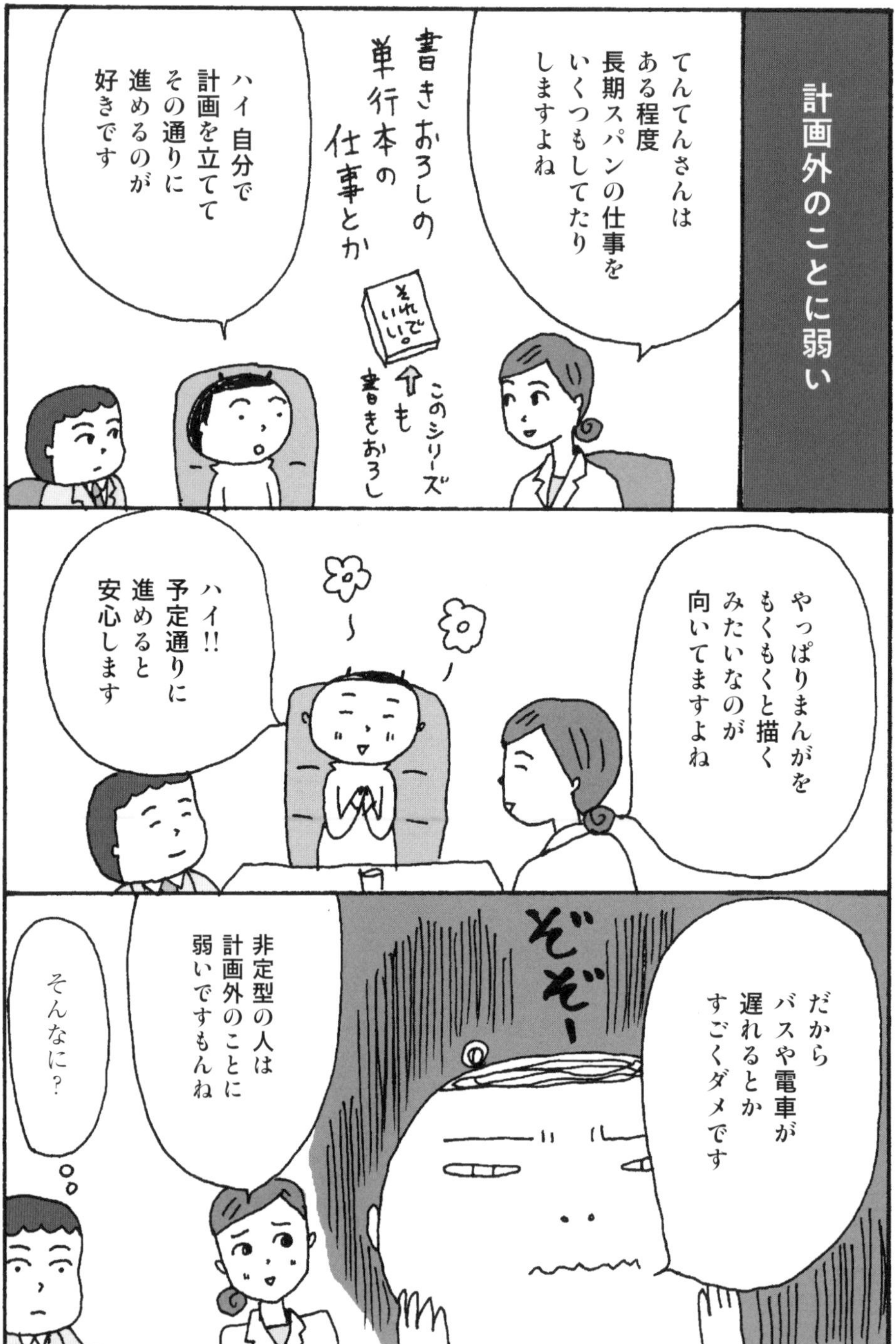
計画外のことに弱い
てんてんさんはある程度長期スパンの仕事をいくつもしてたりしますよね
書きおろしの単行本の仕事とか
それでいい。
このシリーズも書きおろし
ハイ自分で計画を立ててその通りに進めるのが好きです
やっぱりまんがをもくもくと描くみたいなのが向いてますよね
ハイ!!予定通りに進めると安心します
ぞぞー
だからバスや電車が遅れるとかすごくダメです
非定型の人は計画外のことに弱いですもんね
そんなに？

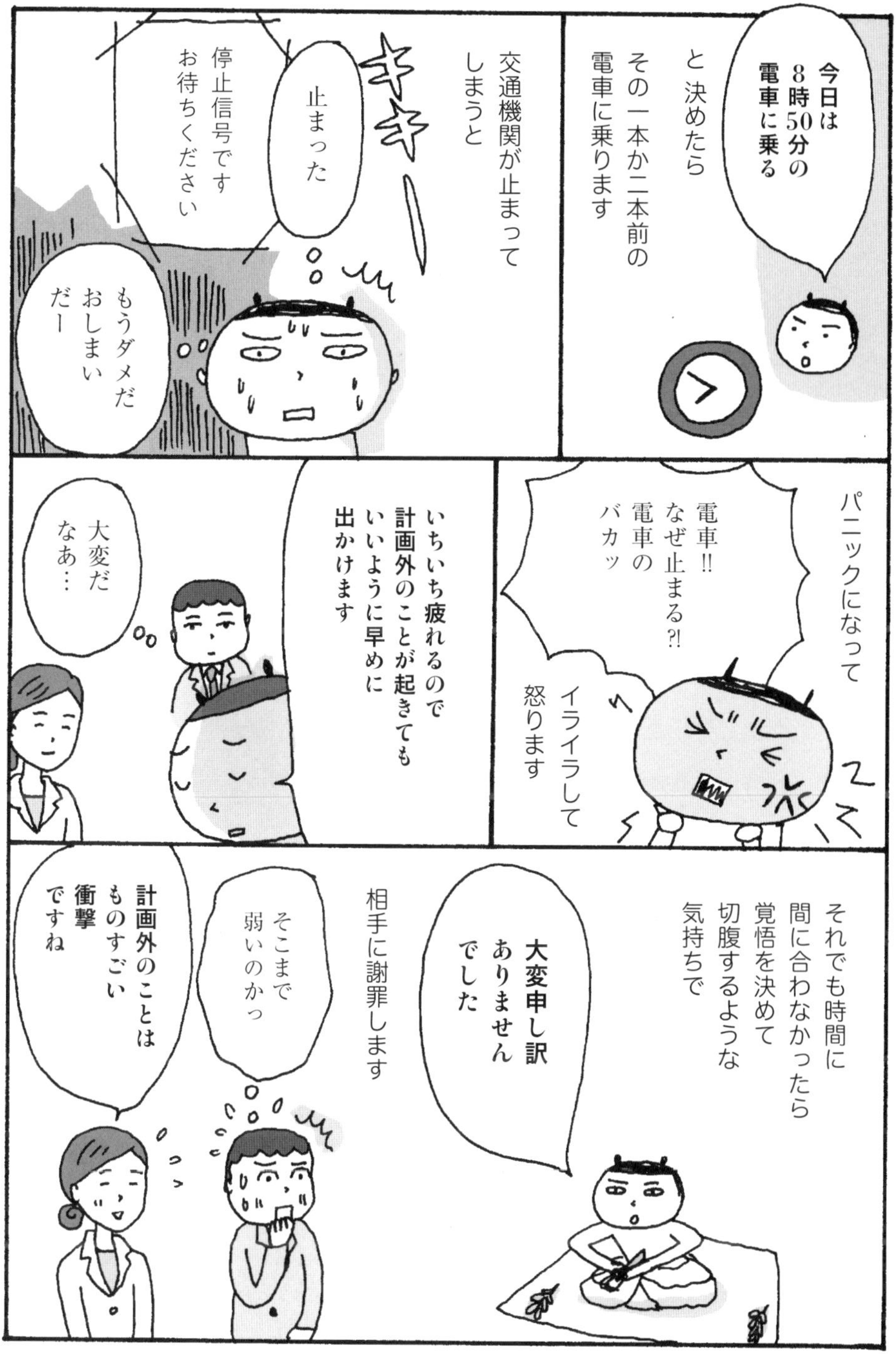
今日は8時50分の電車に乗る
と決めたら
その一本か二本前の電車に乗ります
交通機関が止まってしまうと
キキー
止まった
停止信号です
お待ちください
もうダメだ
おしまいだー
パニックになって
電車!!
なぜ止まる?!
電車のバカッ
イライラして怒ります
いちいち疲れるので計画外のことが起きてもいいように早めに出かけます
大変だなあ…
それでも時間に間に合わなかったら覚悟を決めて切腹するような気持ちで
大変申し訳ありませんでした
相手に謝罪します
そこまで弱いのかっ
計画外のことはものすごい衝撃ですね

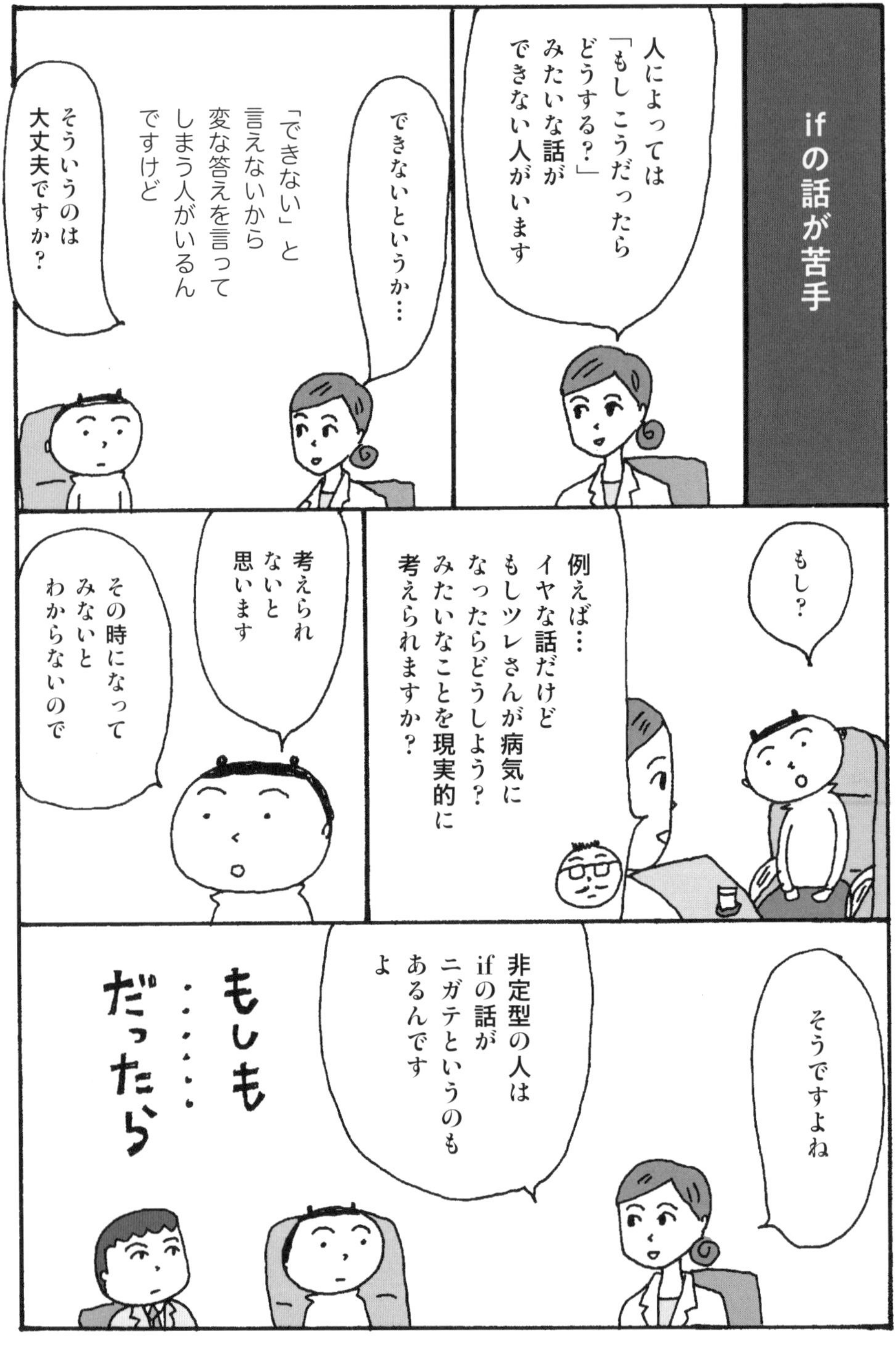

ifの話が苦手
人によっては「もし こうだったら どうする？」みたいな話が できない人がいます
できないというか…
「できない」と言えないから変な答えを言ってしまう人がいるんですけど
そういうのは大丈夫ですか？
もし？
例えば…イヤな話だけど もしツレさんが病気になったらどうしよう？みたいなことを現実的に考えられますか？
考えられないと思います
その時になってみないとわからないので
そうですよね
非定型の人は ifの話が ニガテというのも あるんですよ
もしも……だったら

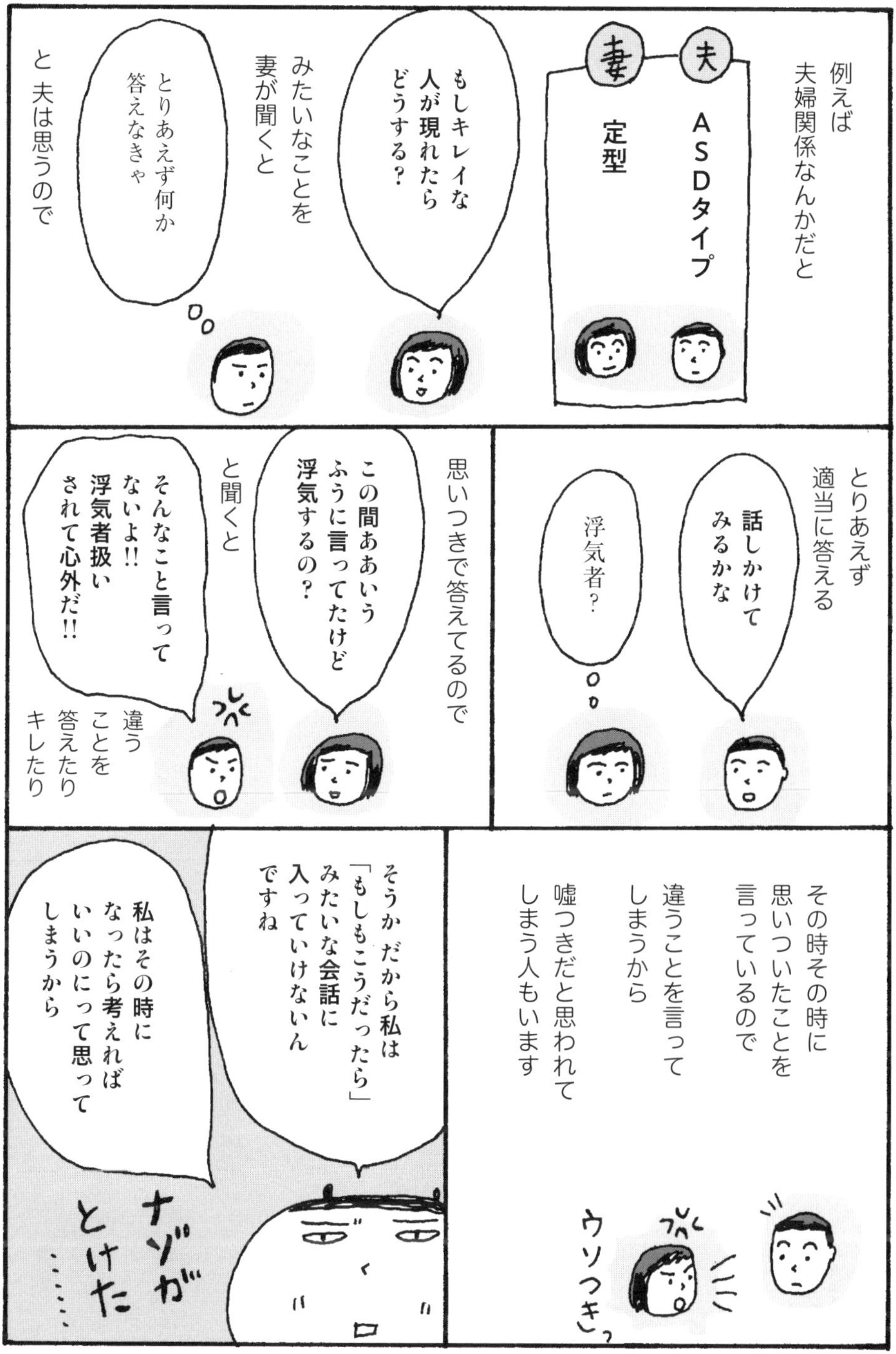

例えば夫婦関係なんかだと
夫
妻
ASDタイプ
定型
もしキレイな人が現れたらどうする？
みたいなことを妻が聞くと
とりあえず何か答えなきゃ
と夫は思うので
とりあえず適当に答える
話しかけてみるかな
浮気者？
思いつきで答えてるので
この間ああいうふうに言ってたけど浮気するの？
と聞くと
そんなこと言ってないよ!! 浮気者扱いされて心外だ!!
違うことを答えたりキレしたり
その時その時に思いついたことを言っているので
違うことを言ってしまうから
嘘つきだと思われてしまう人もいます
ウソつきっ
そうか だから私は「もしもこうだったら」みたいな会話に入っていけないんですね
私はその時になったら考えればいいのにって思ってしまうから
ナゾがとけた……

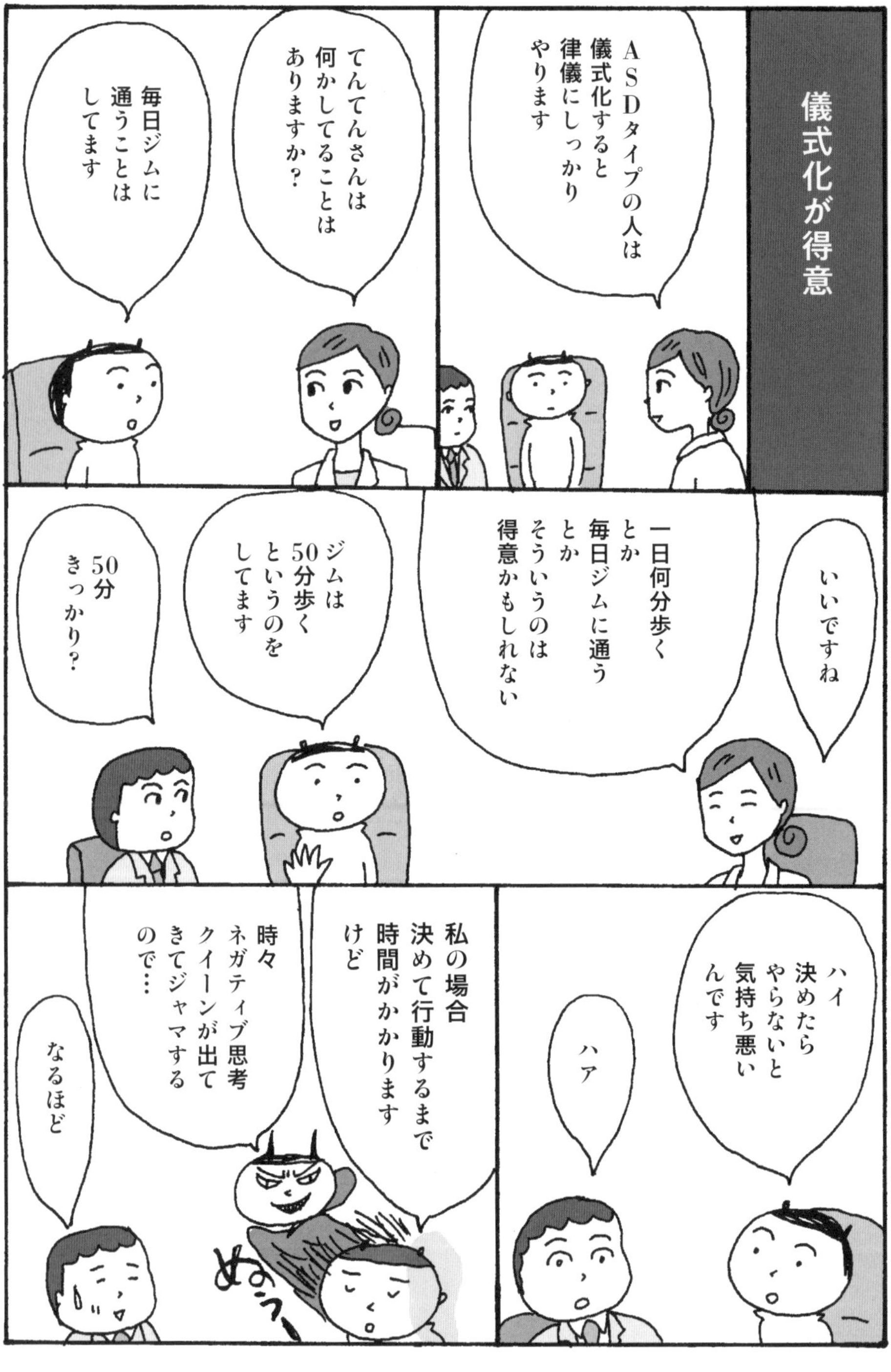
儀式化が得意
ASDタイプの人は儀式化すると律儀にしっかりやります
てんてんさんは何かしてることはありますか？
毎日ジムに通うことはしてます
いいですね
一日何分歩くとか毎日ジムに通うとかそういうのは得意かもしれない
ジムは50分歩くというのをしてます
50分きっかり？
ハイ 決めたらやらないと気持ち悪いんです
ハア
私の場合 決めて行動するまで時間がかかりますけど
時々ネガティブ思考クイーンが出てきてジャマするので…
めらっ
なるほど

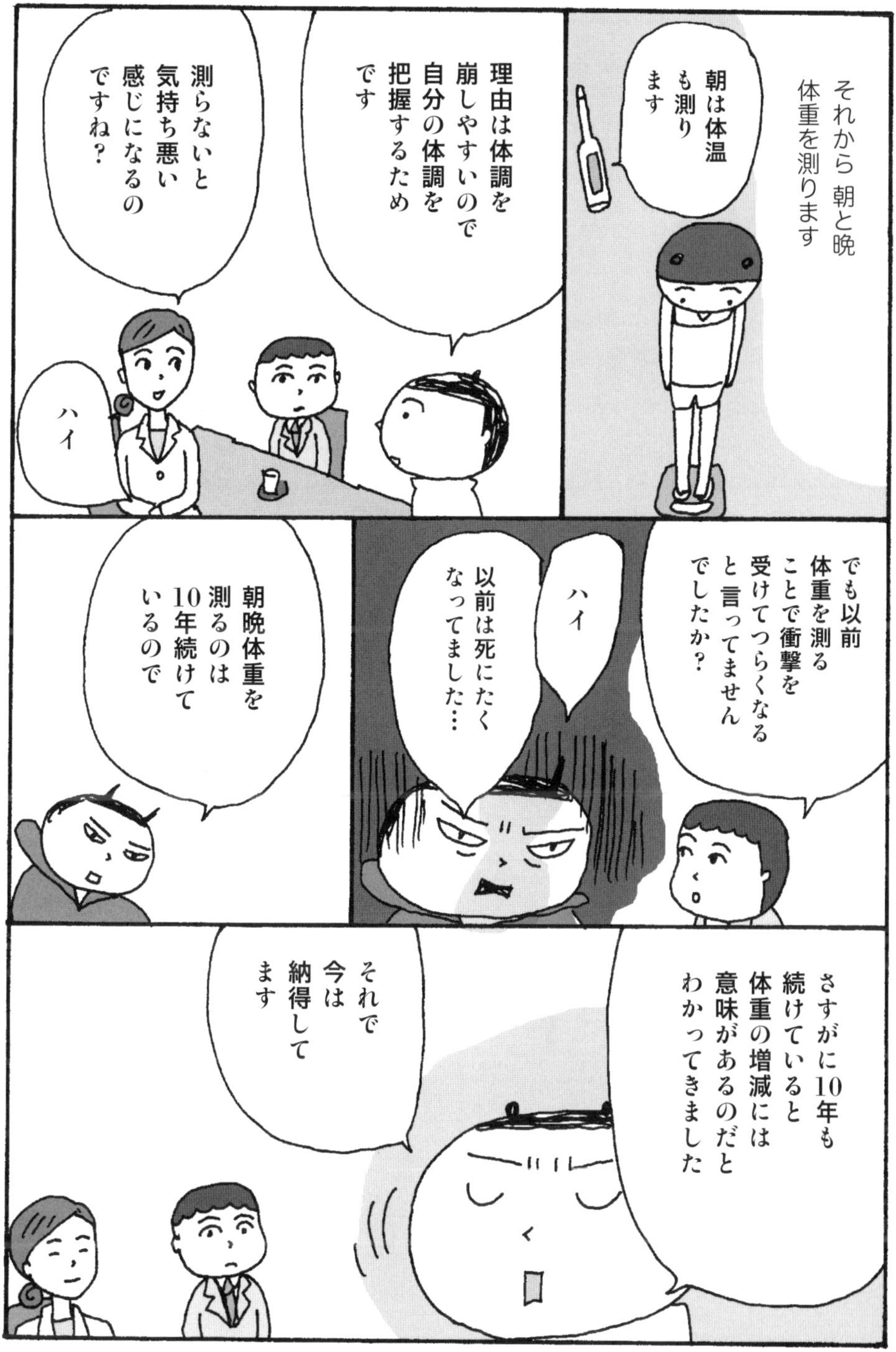
それから 朝と晩 体重を測ります
朝は体温も測ります
理由は体調を崩しやすいので自分の体調を把握するためです
測らないと気持ち悪い感じになるのですね？
ハイ
でも以前体重を測ることで衝撃を受けてつらくなると言ってませんでしたか？
ハイ
以前は死にたくなってました…
朝晩体重を測るのは10年続けているので
さすがに10年も続けていると体重の増減には意味があるのだとわかってきました
それで今は納得してます

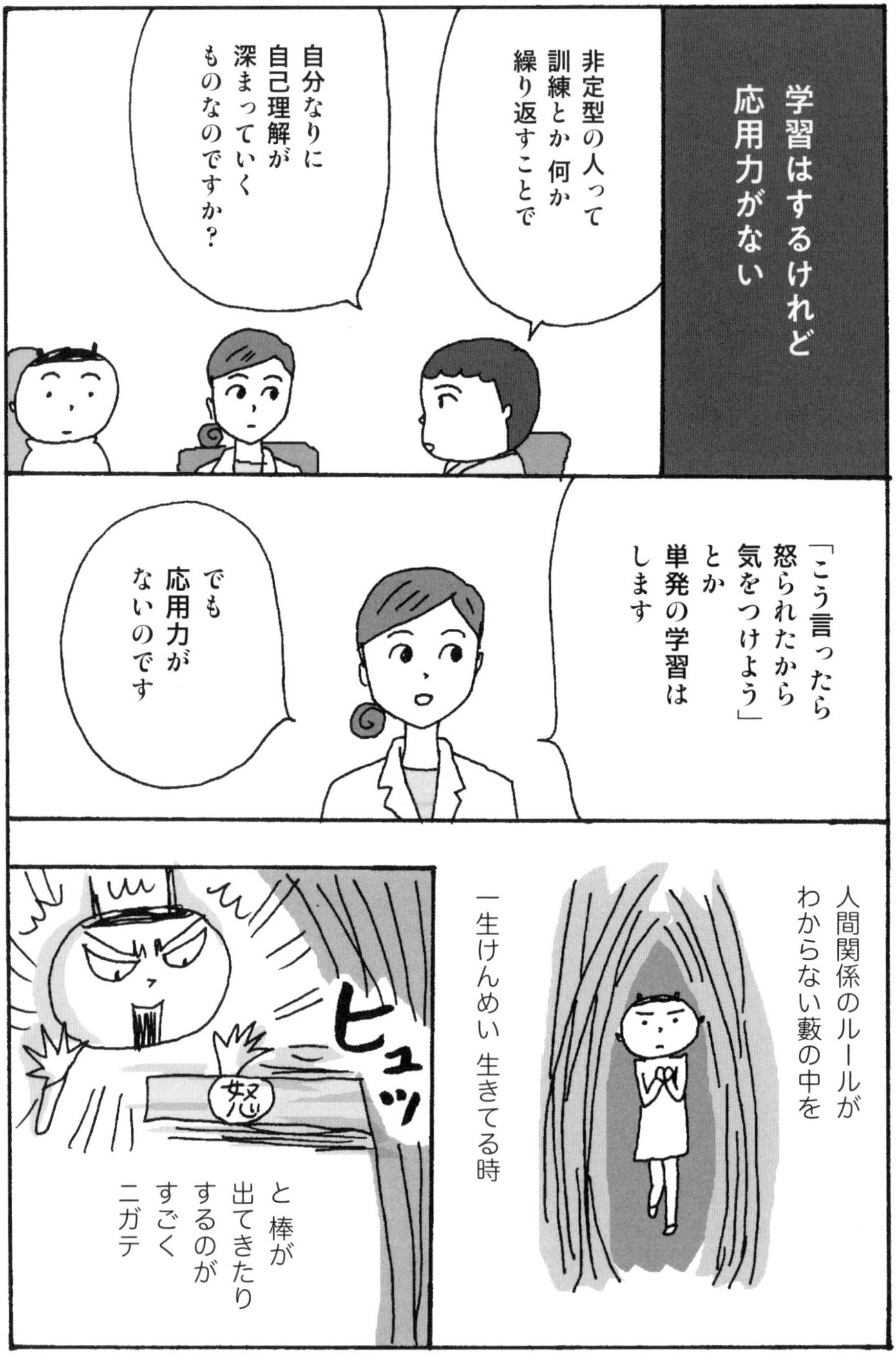
学習はするけれど
応用力がない
非定型の人って 訓練とか 何か 繰り返すことで
自分なりに 自己理解が 深まっていく ものなのですか？
「こう言ったら 怒られたから 気をつけよう」 とか 単発の学習は します
でも 応用力が ないのです
人間関係のルールが わからない藪の中を
一生けんめい 生きてる時
ヒュッ
怒
と 棒が 出てきたり するのが すごく ニガテ

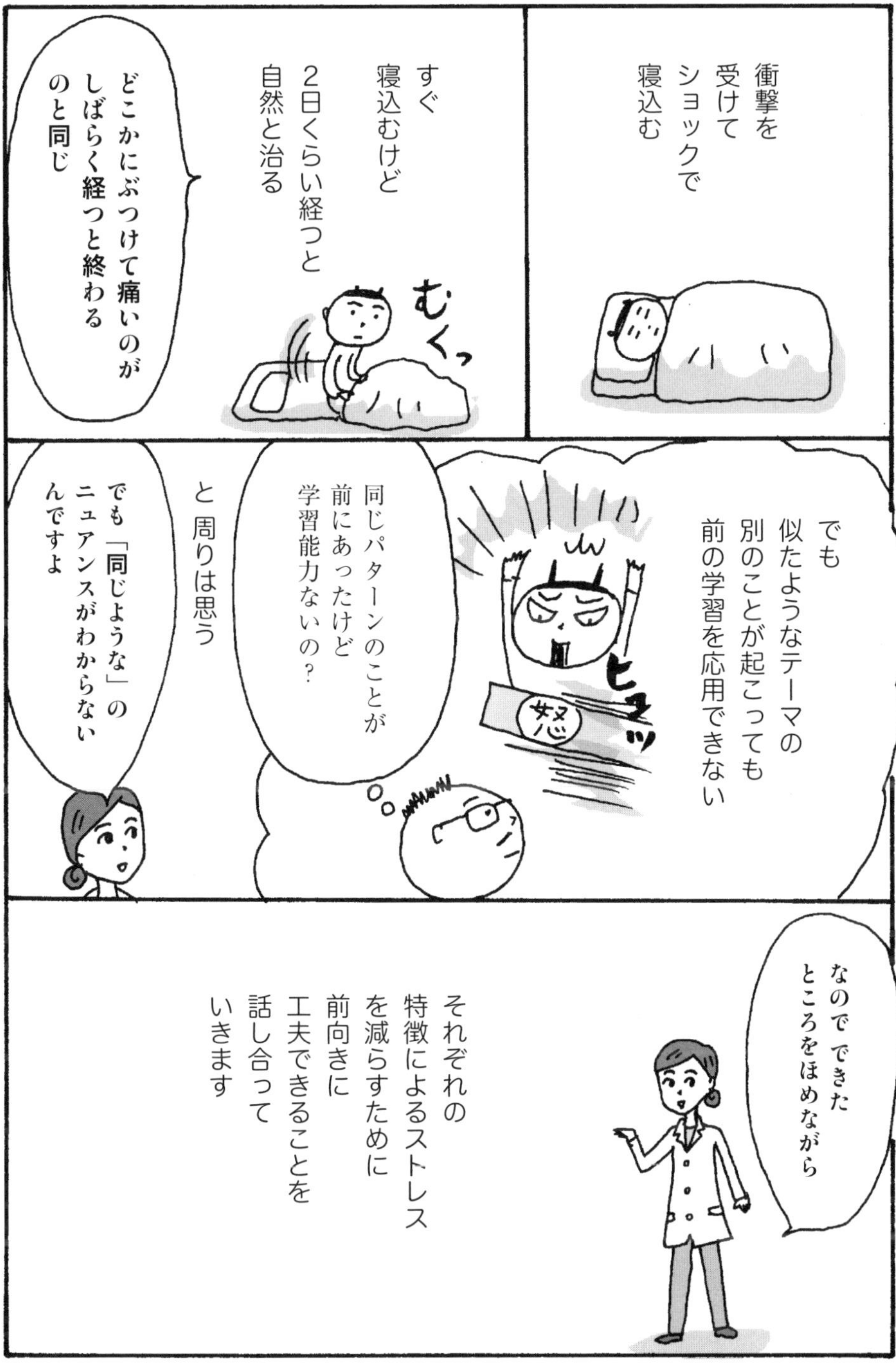

衝撃を受けてショックで寝込む
すぐ寝込むけど2日くらい経つと自然と治る
むくっ
どこかにぶつけて痛いのがしばらく経つと終わるのと同じ
でも似たようなテーマの別のことが起こっても前の学習を応用できない
ヒュッ
怒
同じパターンのことが前にあったけど学習能力ないの？
と周りは思う
でも「同じような」のニュアンスがわからないんですよ
なので できたところをほめながら
それぞれの特徴によるストレスを減らすために前向きに工夫できることを話し合っていきます

顔の見えないコミュニケーションが苦手

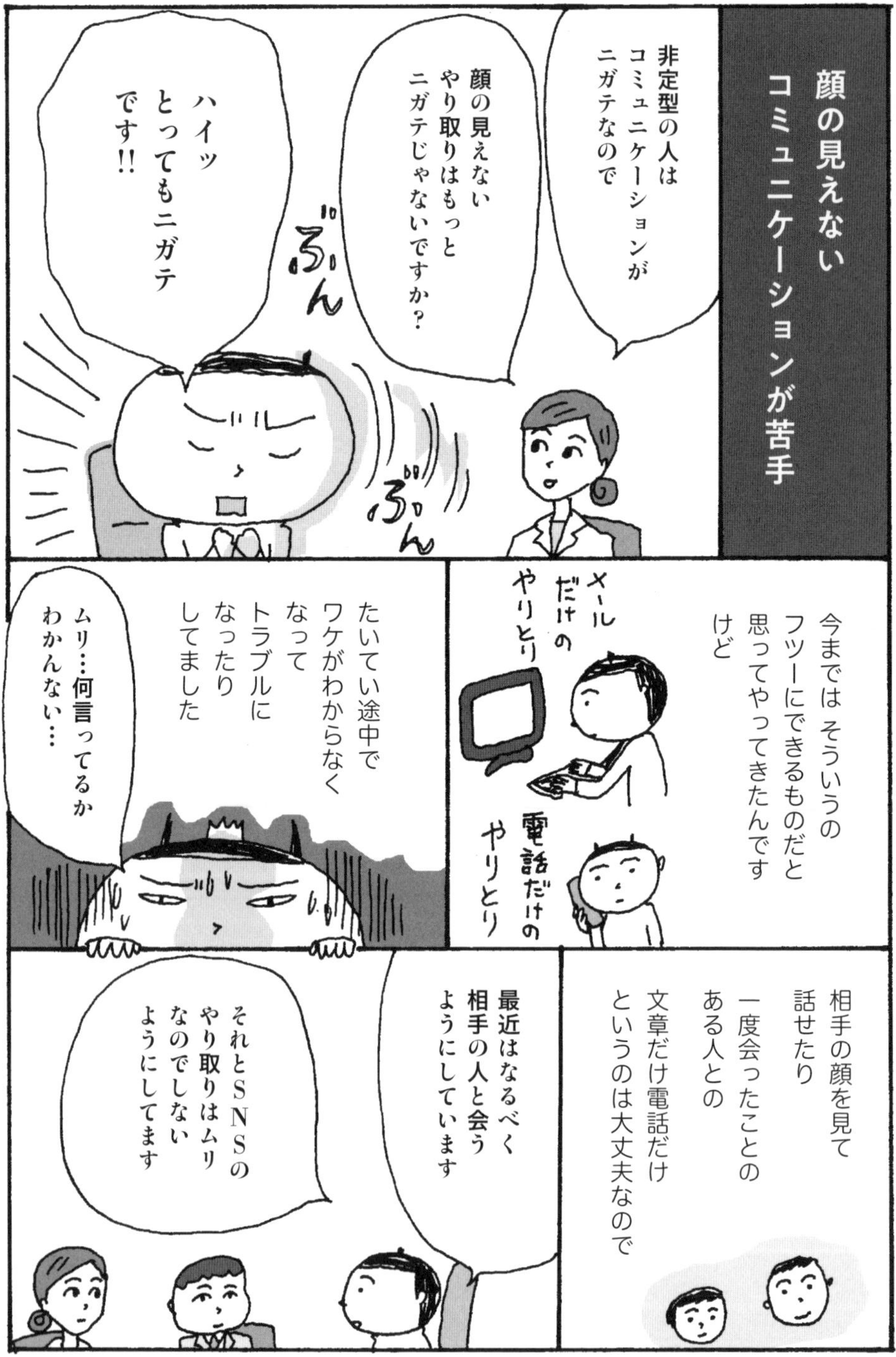
非定型の人はコミュニケーションがニガテなので
顔の見えないやり取りはもっとニガテじゃないですか？
ぶんぶん
ハイッとってもニガテです!!
今まではそういうのフツーにできるものだと思ってやってきたんですけど
メールだけのやりとり
電話だけのやりとり
たいてい途中でワケがわからなくなってトラブルになったりしてました
ムリ…何言ってるかわかんない…
相手の顔を見て話せたり一度会ったことのある人との文章だけ電話だけというのは大丈夫なので
最近はなるべく相手の人と会うようにしています
それとSNSのやり取りはムリなのでしないようにしてます

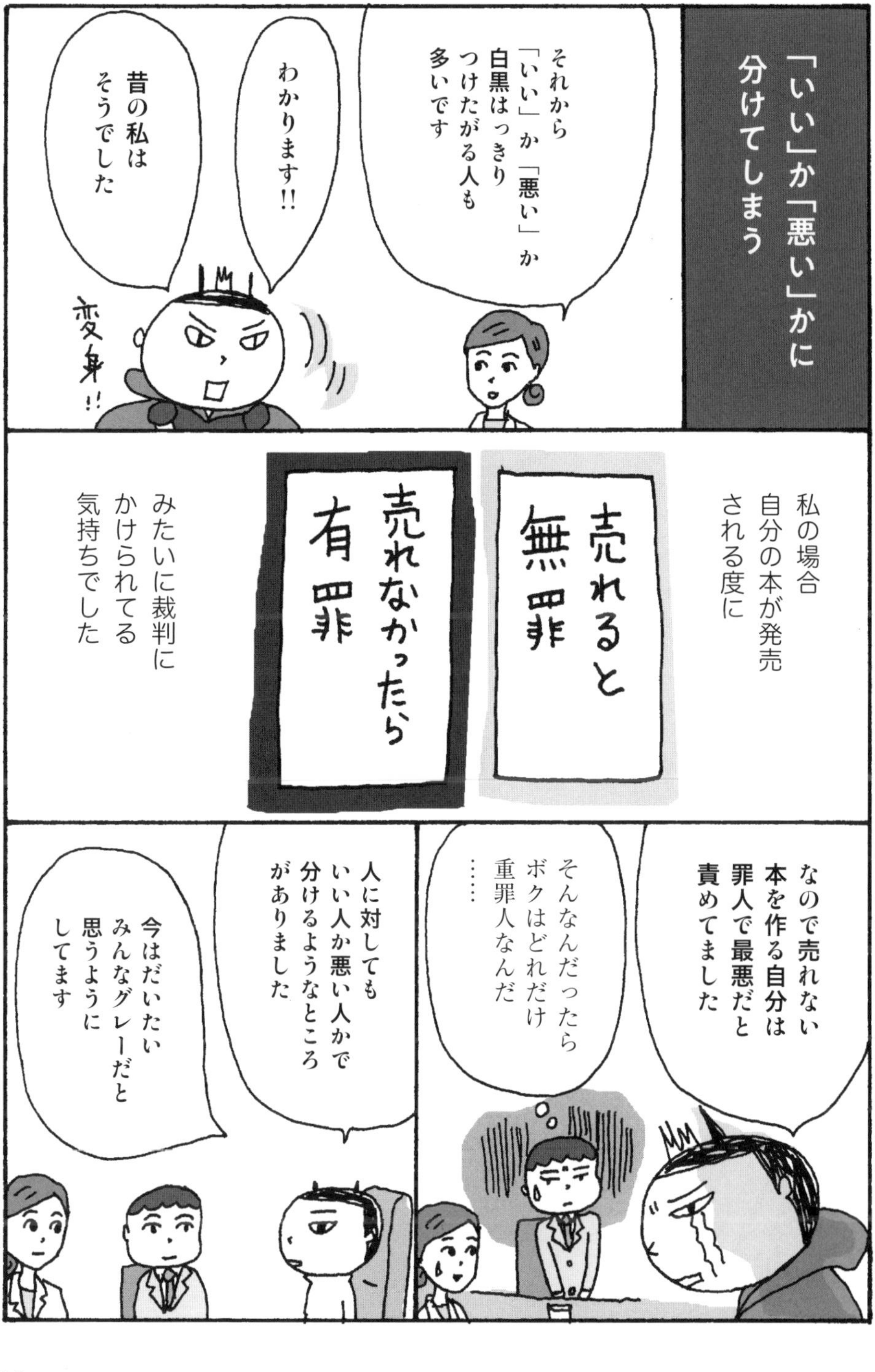
「いい」か「悪い」かに分けてしまう
それから「いい」か「悪い」か白黒はっきりつけたがる人も多いです
わかります!!
昔の私はそうでした
変身!!
私の場合自分の本が発売される度に
売れると無罪
売れなかったら有罪
みたいに裁判にかけられてる気持ちでした
なので売れない本を作る自分は罪人で最悪だと責めてました
そんなんだったらボクはどれだけ重罪人なんだ……
人に対してもいい人か悪い人かで分けるようなところがありました
今はだいたいみんなグレーだと思うようにしてます

その他の特徴

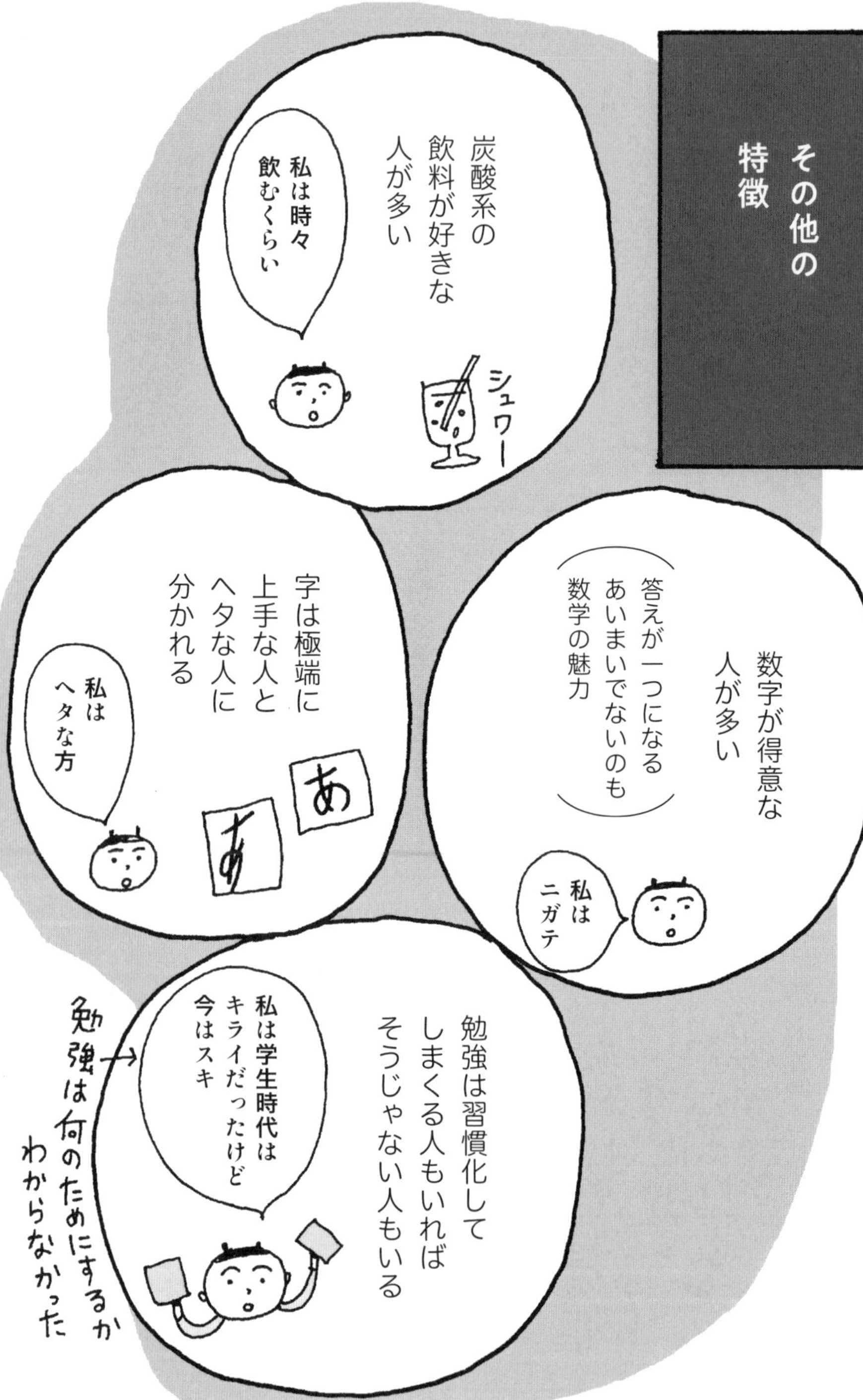
炭酸系の飲料が好きな人が多い
私は時々飲むくらい
シュワー
数字が得意な人が多い
（答えが一つになるあいまいでないのも数学の魅力）
私はニガテ
字は極端に上手な人とヘタな人に分かれる
私はヘタな方
あ
勉強は習慣化してしまくる人もいればそうじゃない人もいる
私は学生時代はキライだったけど今はスキ
勉強は何のためにするかわからなかった

非定型の人が合っているやりやすい仕事

◎ 基本的に一人でできること

◎ あらかじめ決まっている事務作業

◎ 1つが終わったら次、という具合にダブらない仕事

◎ ポスティングなど単独労働

◎ 心を通さずに理屈判断できるもの

◎ 繰り返しでルールを厳格に決めているもの

◎ 人の機嫌に左右されないもの

◎ 不規則な因子がない方がいい

非定型男性はモテる？

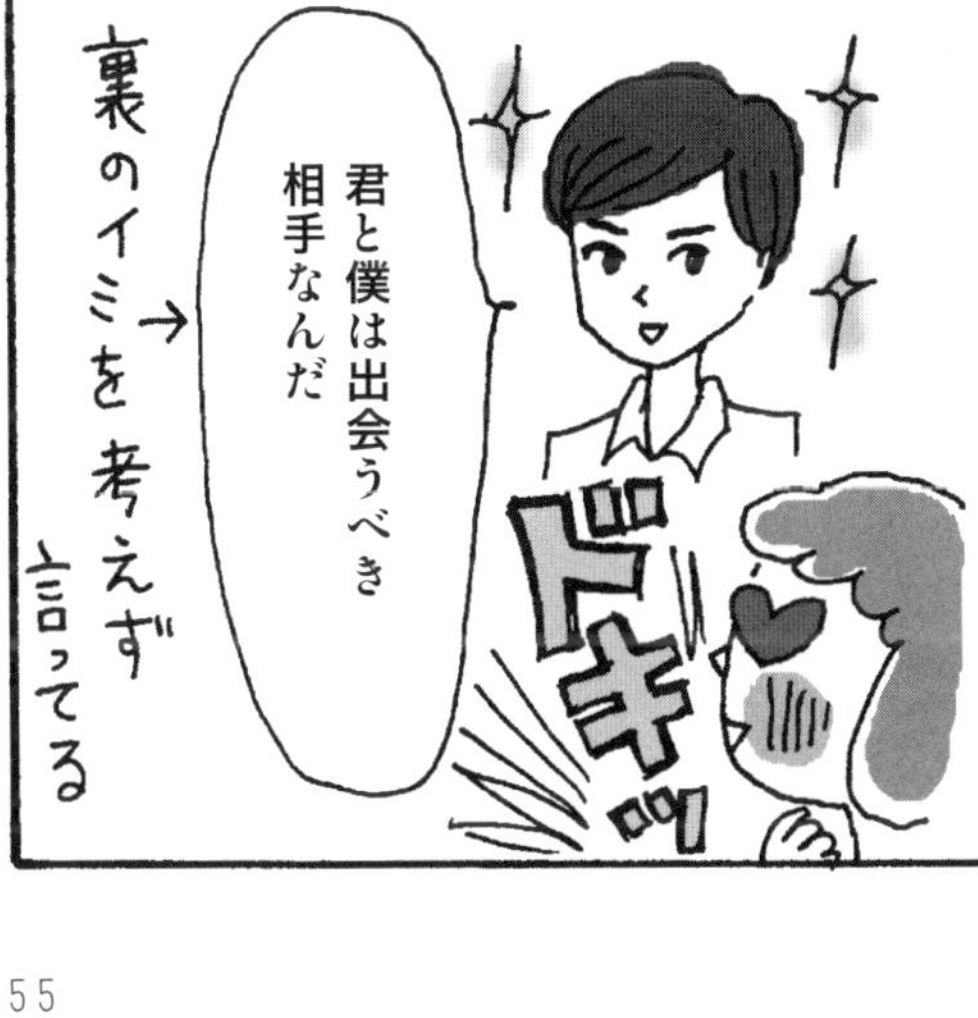

君と僕は出会うべき相手なんだ
ドキッ
裏のイミを考えず言ってる

非定型男性は
「運命的に何とかだ」
みたいなことをはっきり言うので
全然裏の意味はないのに
相手の人はすごく意味を感じて
好きになっちゃう
自分の世界を持ってる男らしい人
と感じて惹かれる

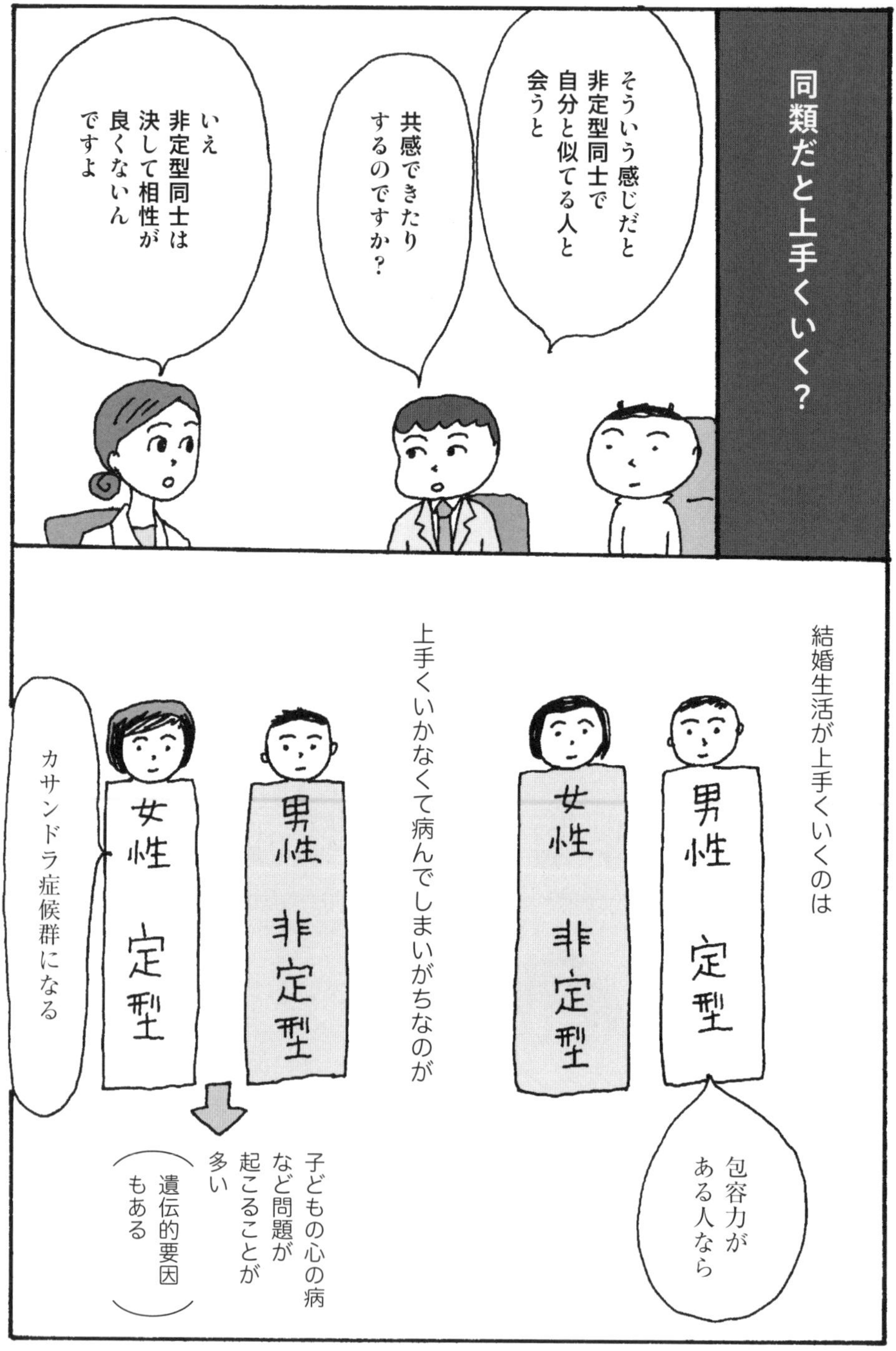

同類だと上手くいく？
そういう感じだと非定型同士で自分と似てる人と会うと
共感できたりするのですか？
いえ 非定型同士は決して相性が良くないいんですよ
結婚生活が上手くいくのは
男性 定型
女性 非定型
包容力がある人なら
上手くいかなくて病んでしまいがちなのが
男性 非定型
女性 定型
カサンドラ症候群になる
子どもの心の病など問題が起こることが多い
（遺伝的要因もある）

非定型同士の場合

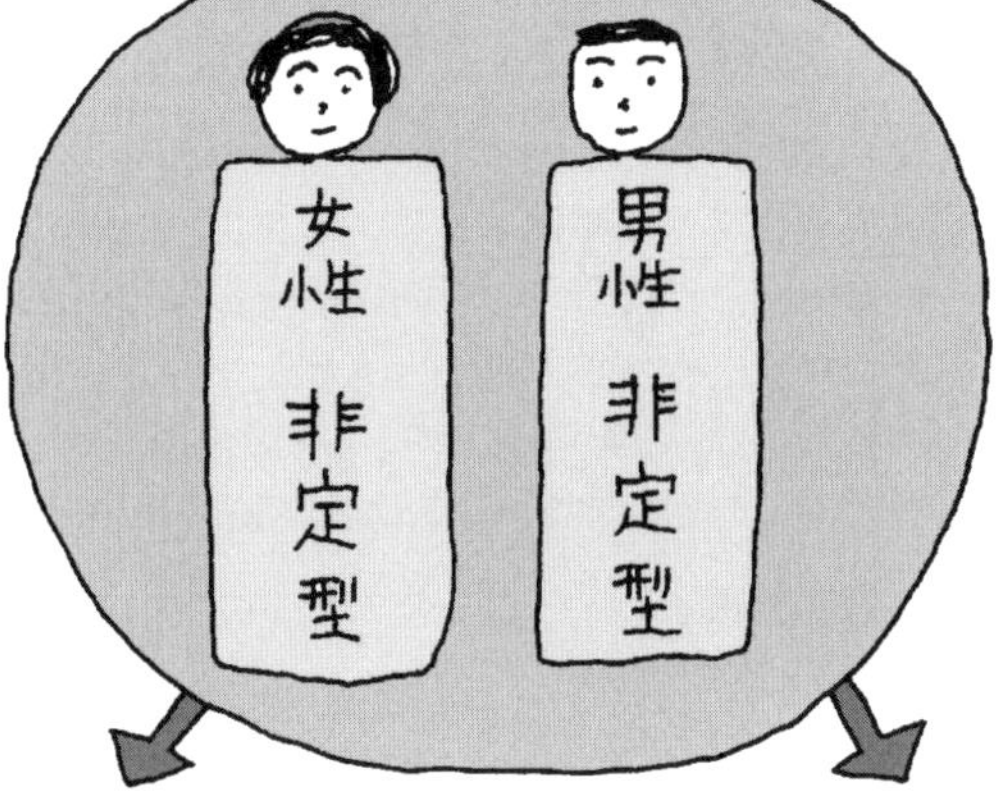

それぞれに
こだわりがあって
そのこだわりが
一致しない

自分のことを
気遣ってほしい
と思ってるけど
相手に能力がないので
愛されてないと
お互いに感じて
しまう

勢いが強い
外に攻撃的に出ることが多い

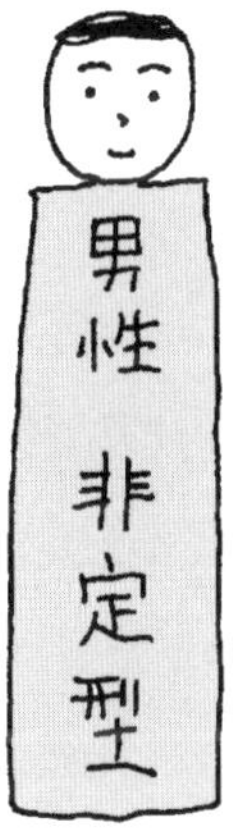

空気が読めない
本音・建前がわからなくても
仕事一筋ならＯＫ的なところがある

自虐的になることが多い
空気が読めない

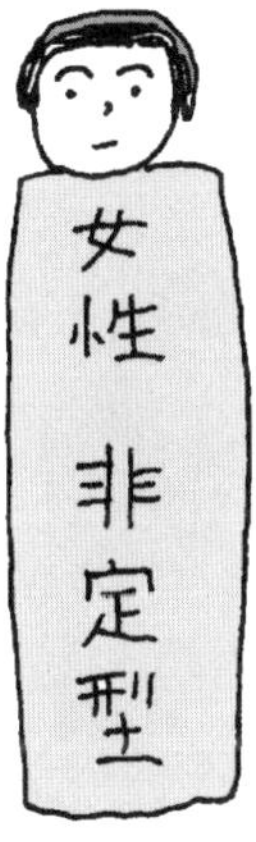

本音・建前がわからないので
「気の利かない女」のレッテルを
貼られて悩む
「私はダメ人間」と自分を責める

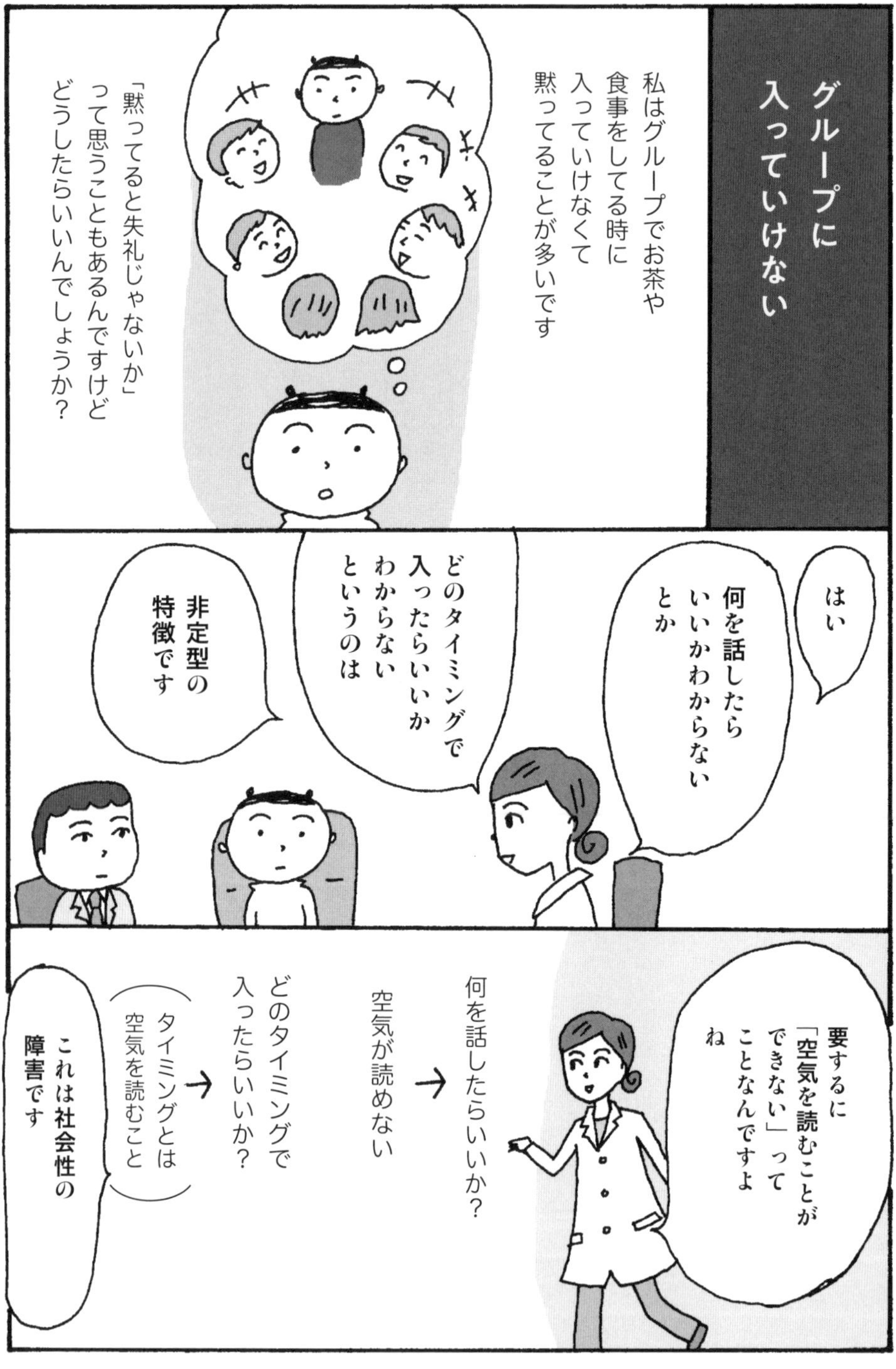

グループに入っていけない
私はグループでお茶や食事をしてる時に入っていけなくて黙ってることが多いです
「黙ってると失礼じゃないか」って思うこともあるんですけどどうしたらいいんでしょうか？
はい
何を話したらいいかわからないとか
どのタイミングで入ったらいいかわからないというのは
非定型の特徴です
要するに「空気を読むことができない」ってことなんですよね
何を話したらいいか？
→
空気が読めない
→
どのタイミングで入ったらいいか？
（タイミングとは空気を読むこと）
これは社会性の障害です

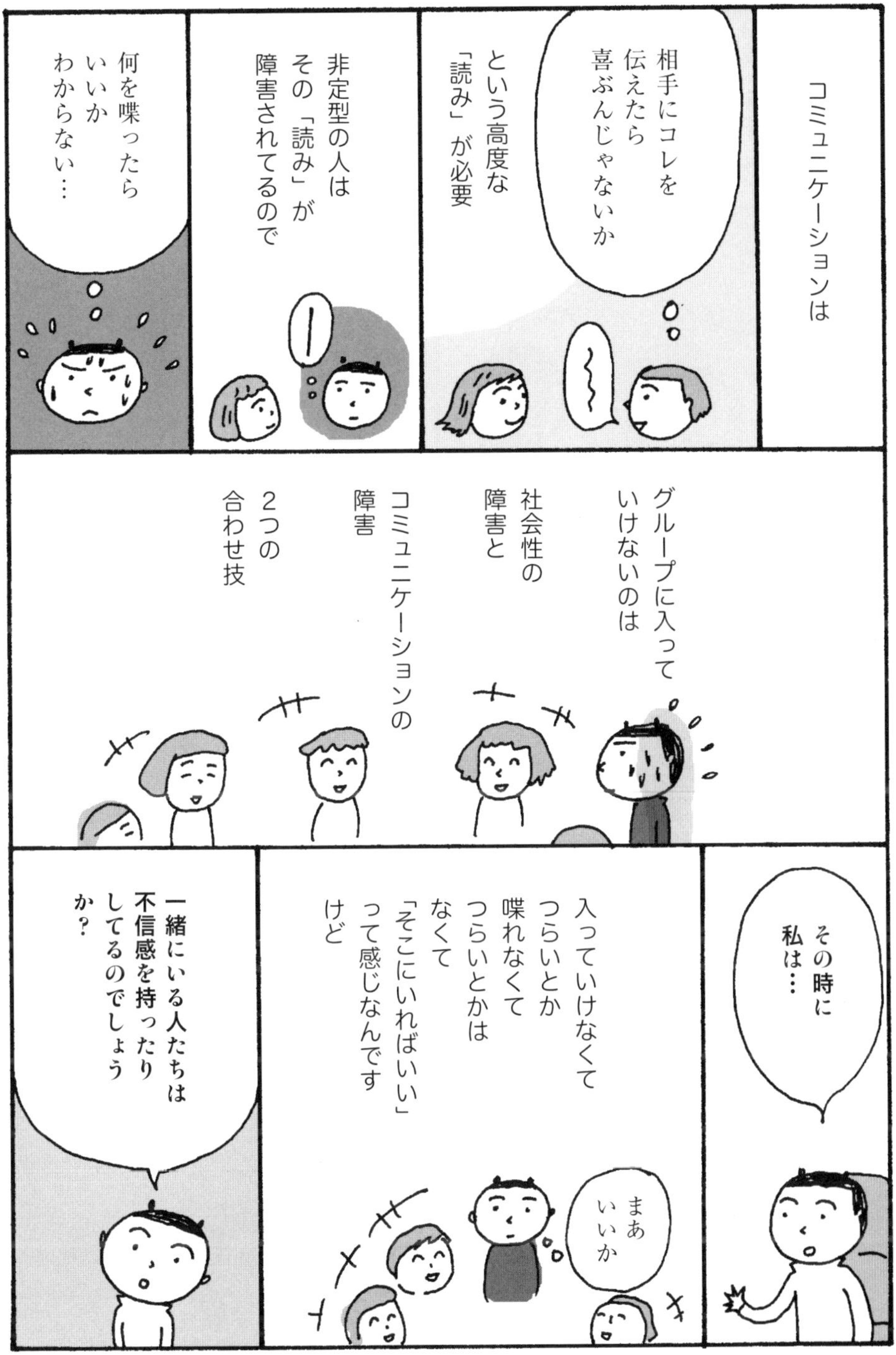
コミュニケーションは
相手にコレを伝えたら喜ぶんじゃないか
という高度な「読み」が必要
非定型の人はその「読み」が障害されてるので
何を喋ったらいいかわからない…
グループに入っていけないのは
社会性の障害と
コミュニケーションの障害
2つの合わせ技
その時に私は…
入っていけなくてつらいとか喋れなくてつらいとかはなくて
「そこにいればいい」って感じなんですけど
まあいいか
一緒にいる人たちは不信感を持ったりしてるのでしょうか？

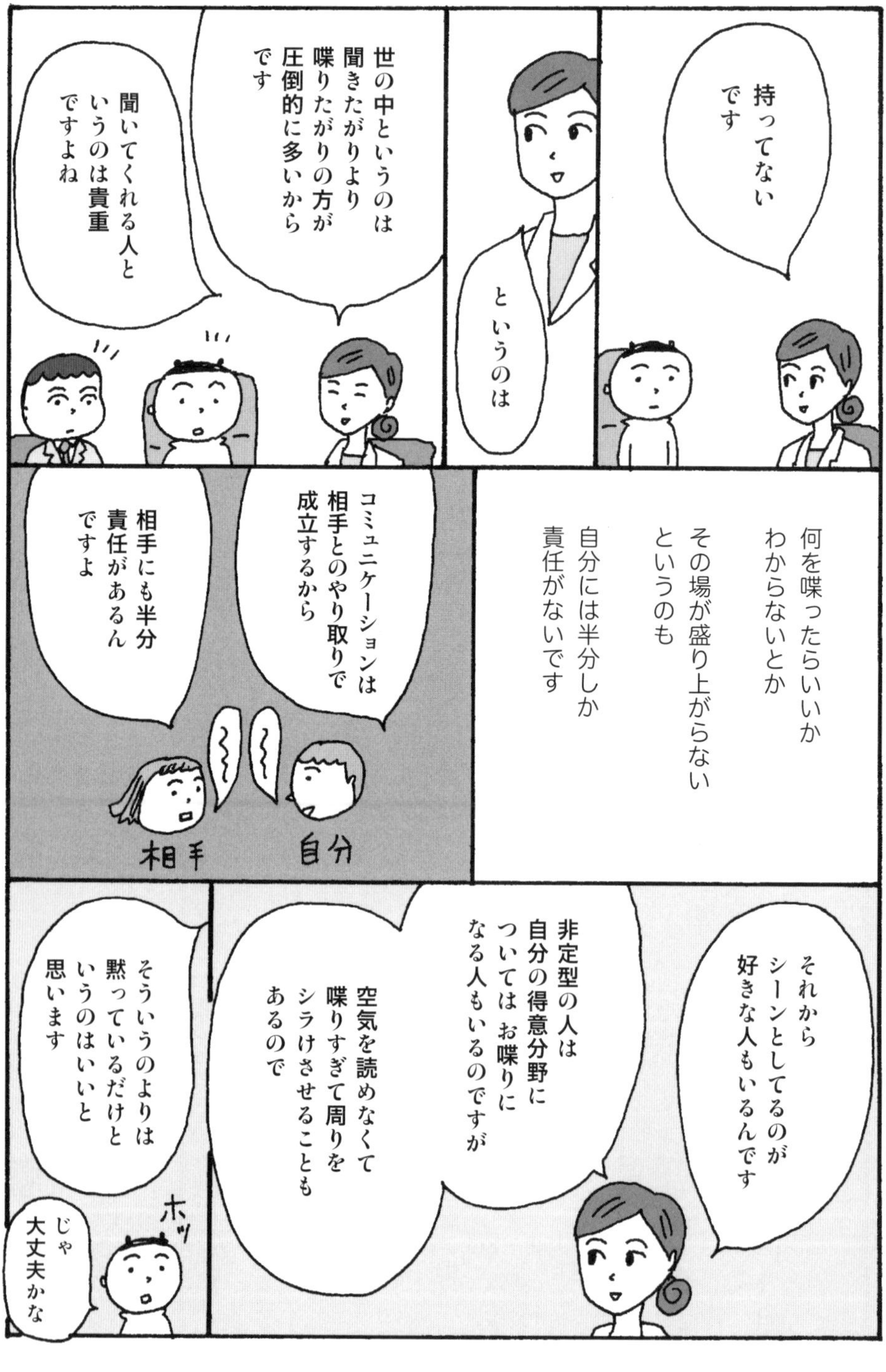
持ってないです
というのは
世の中というのは聞きたがりより喋りたがりの方が圧倒的に多いからです
聞いてくれる人というのは貴重ですよね
何を喋ったらいいかわからないとか
その場が盛り上がらないというのも
自分には半分しか責任がないです
コミュニケーションは相手とのやり取りで成立するから
相手にも半分責任があるんですよ
自分
相手
それからシーンとしてるのが好きな人もいるんです
非定型の人は自分の得意分野についてはお喋りになる人もいるのですが
空気を読めなくて喋りすぎて周りをシラけさせることもあるので
そういうのよりは黙っているだけというのはいいと思います
ホッ
じゃ大丈夫かな

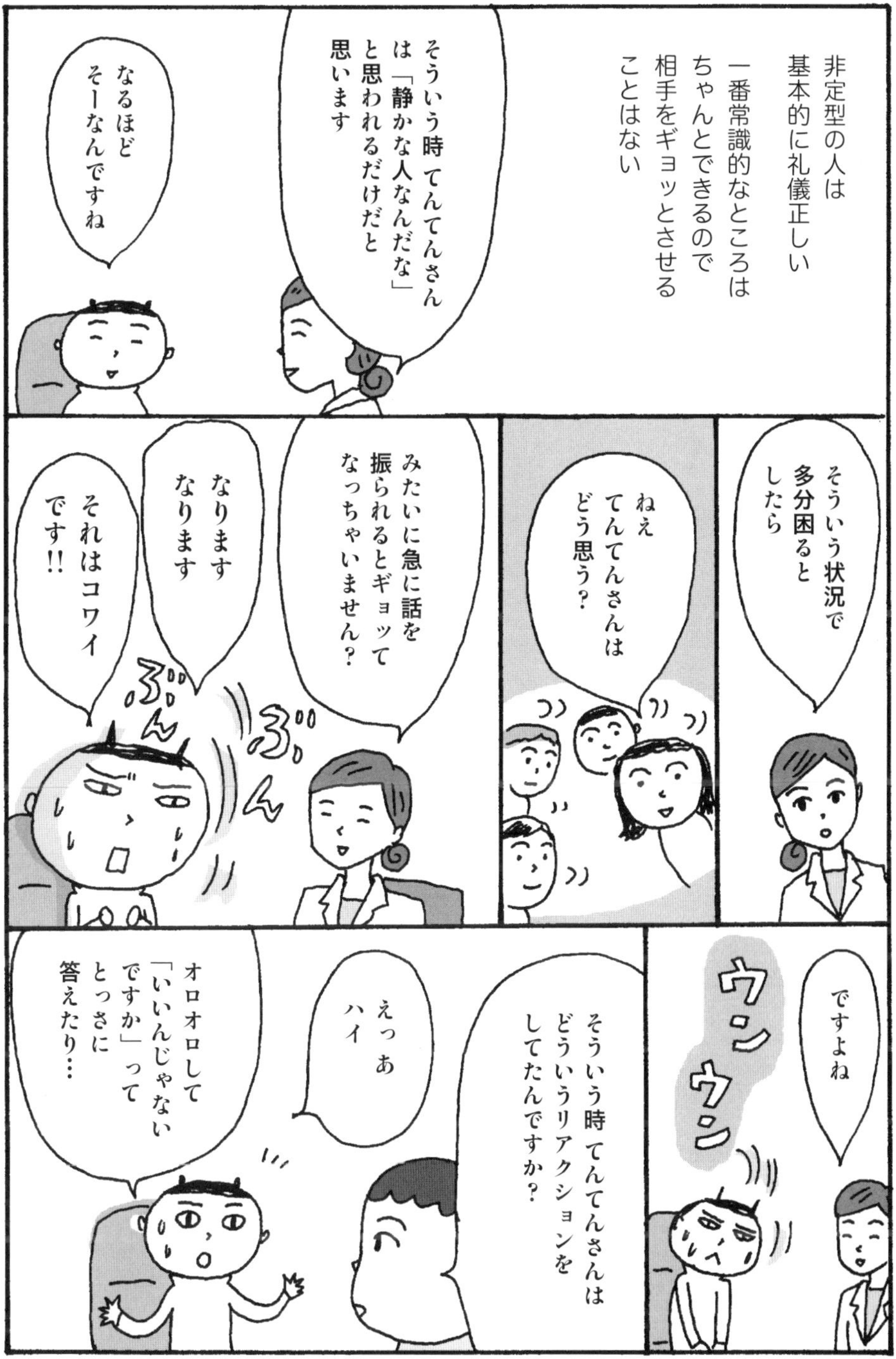
非定型の人は
基本的に礼儀正しい
一番常識的なところは
ちゃんとできるので
相手をギョッとさせる
ことはない
そういう時 てんてんさんは「静かな人なんだな」と思われるだけだと思います
なるほど そーなんですね
そういう状況で 多分困ると したら
ねぇ てんてんさんは どう思う?
みたいに急に話を 振られるとギョッて なっちゃいませんか?
なります なります
それはコワイ です!!
ぶん
ぶん
ですよね
ウンウン
そういう時 てんてんさんは どういうリアクションを してたんですか?
えっ あ ハイ
オロオロして「いいんじゃない ですか」って とっさに 答えたり…

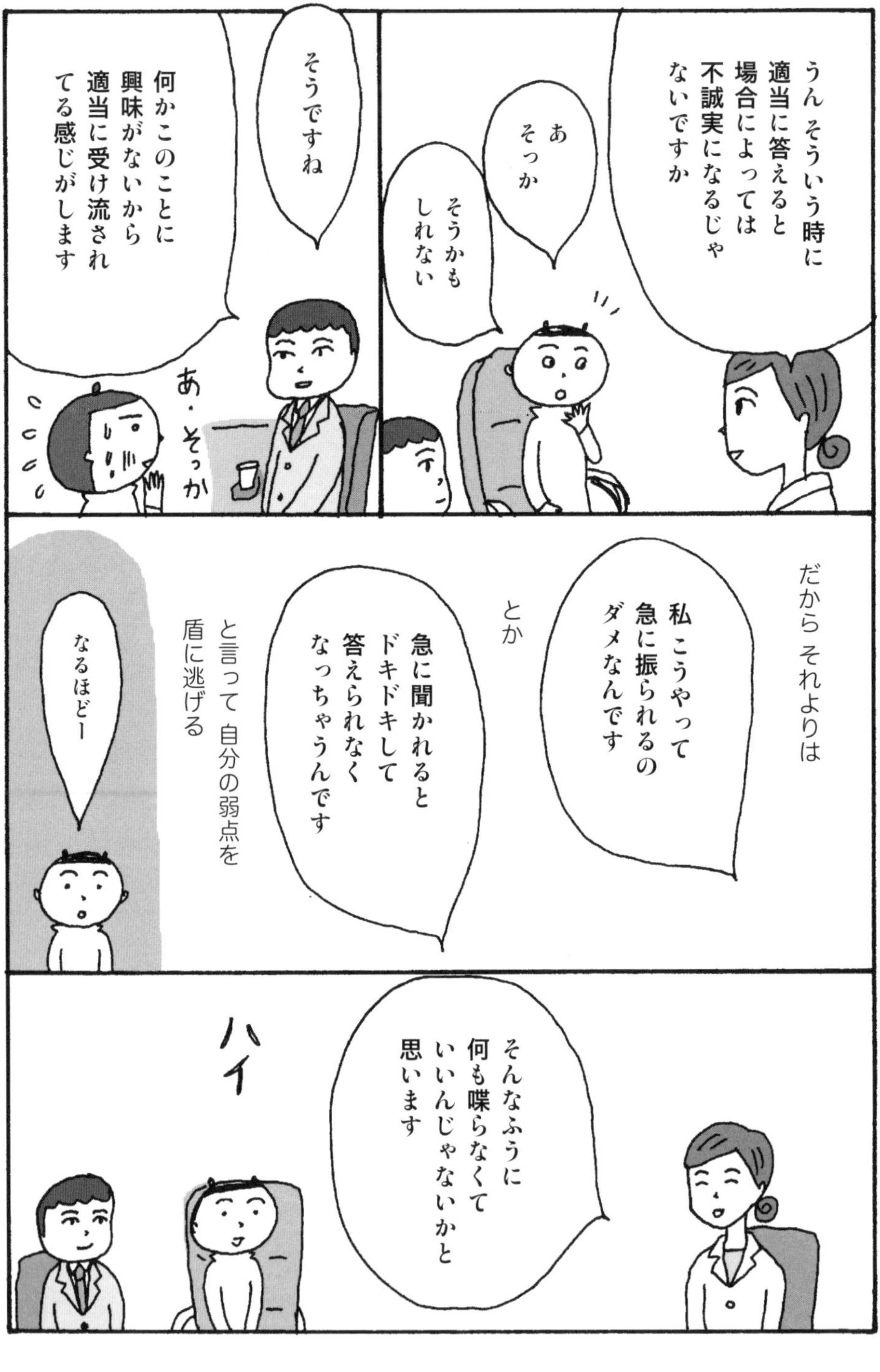
うん そういう時に適当に答えると場合によっては不誠実になるじゃないですか
あ そっか
そうかもしれない
そうですね
何かこのことに興味がないから適当に受け流されてる感じがします
あ・そっか
だから それよりは
私 こうやって急に振られるのダメなんです
とか
急に聞かれるとドキドキして答えられなくなっちゃうんです
と言って 自分の弱点を盾に逃げる
なるほどー
そんなふうに何も喋らなくていいんじゃないかと思います
ハイ

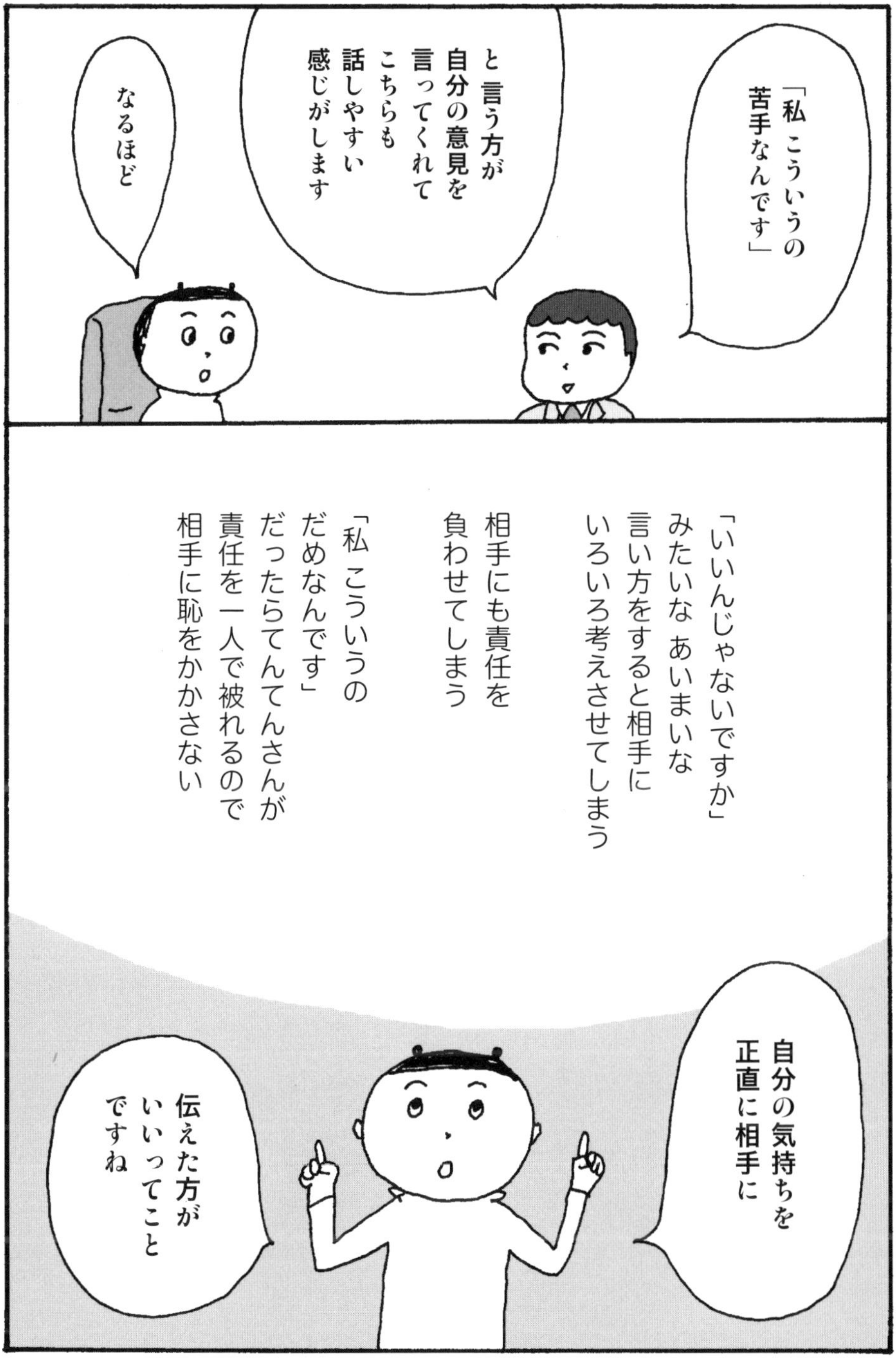
「私 こういうの苦手なんです」
と言う方が自分の意見を言ってくれてこちらも話しやすい感じがします
なるほど
「いいんじゃないですか」みたいな あいまいな言い方をすると相手にいろいろ考えさせてしまう
相手にも責任を負わせてしまう
「私 こういうのだめなんです」だったらてんてんさんが責任を一人で被れるので相手に恥をかかさない
自分の気持ちを正直に相手に
伝えた方がいいってことですね

column 3

コミュニケーション障害

ＡＳＤの人はコミュニケーション障害を持っています。文字を文字通りにしか受け止められない（裏表や、こめられたニュアンスなどは見つけられない）、本音と建前の区別がつかない、冗談がわからない、など、「ざっくりとした感覚」をとらえられる定型発達の人に比べて、文字通りにしか理解できない、という特徴があります。「そんなの冗談に決まっているでしょ」と言われても、「え、でも言われたことをその通りに解釈すると、すごい意味になる」と、あくまでも「言葉通り」から抜け出せません。

また、一つのネガティブな表現が「烙印のように刺さる」という特徴もあります。最初に「え？」という話を聞いて、その後の情報で修正していくのは、よほど恵まれた環境でなければありえません。不快な、ネガティブな話は「刺さる」のです。まるで烙印のように。

これをうまくとらえたのが、本田秀夫先生です（参考文献：『自閉スペクトラム症の理解と支援』）。先生は、「自閉スペクトラム症の人にとって、情報はデジタルで伝わる。アナログであれば、時の経過とともにうすれていくけれども、デジタルはそうでない」と書かれていて、本当にその通りだと思うのですが、デジタルに刻まれてしまった情報を是正することは難しく、夫婦面談をしていてもそう感じます。

　言葉が、文字通りにしか理解されない、というのも、定型で普通に生活している方にとってはちょっとびっくりだと思います。「とにかく死ぬ覚悟で営業してください！」と言われたら、本当に救急車の出番、などになるのですから。「とにかく死ぬ覚悟で」という上司の指示と、「救急車で戻ってこい」は全く違う話のはずです。そして、社会人たるもの、救急車を呼ばれるような仕事はしてはいけない、というのは一応みんながわかっているはずです。

　それでも、ＡＳＤの人は真面目で、一生懸命仕事をしてくれます。ですから、「救急車が必要になるちょっと手前で休憩ね」「つらくなったら相談して」などと細かく伝えてあげ、いつでも相談できる体制があった方がよいでしょう。

（水島）

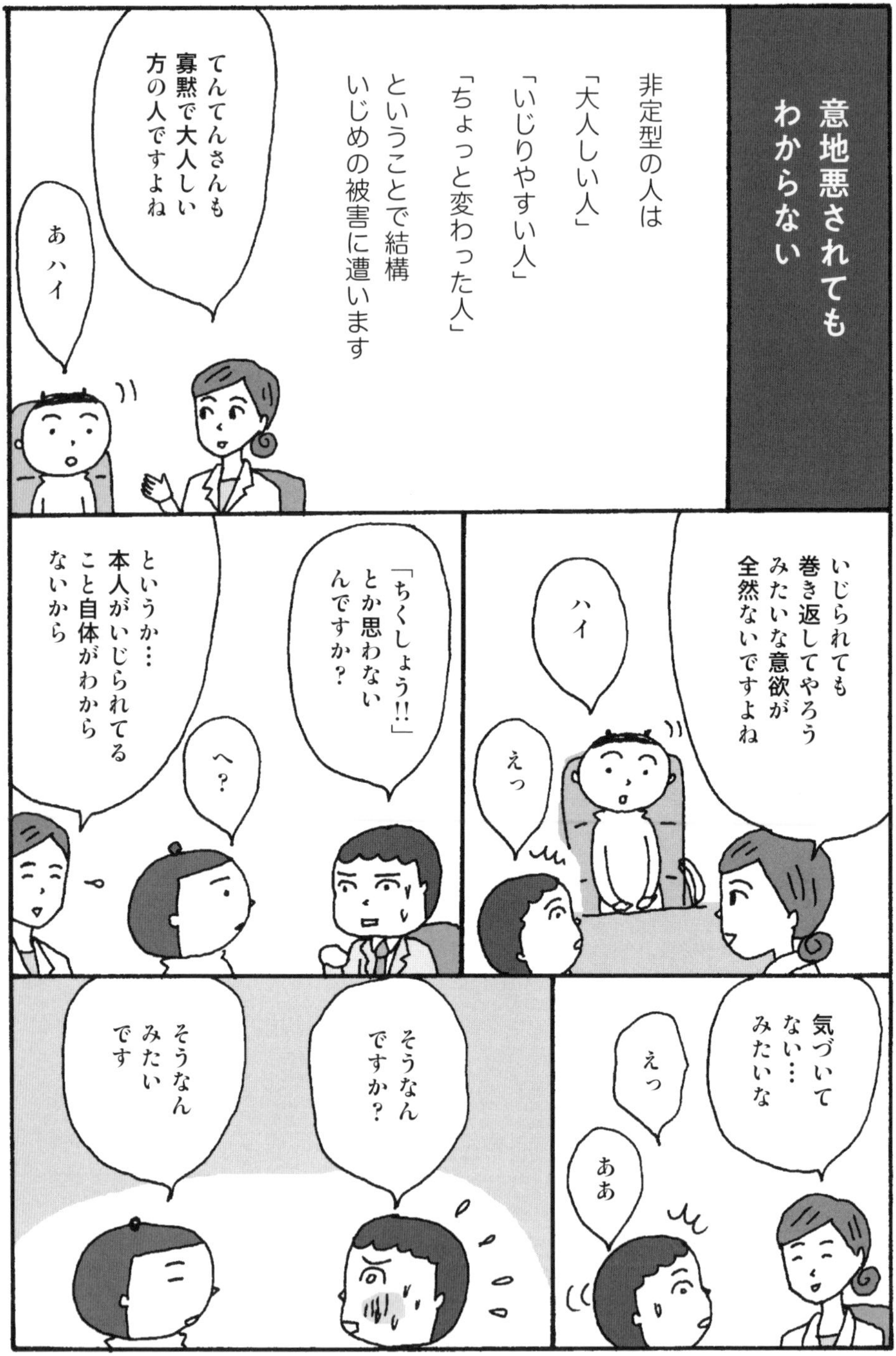
意地悪されても
わからない
非定型の人は
「大人しい人」
「いじりやすい人」
「ちょっと変わった人」
ということで結構
いじめの被害に遭います
てんてんさんも
寡黙で大人しい
方の人ですよね
あハイ
いじられても
巻き返してやろう
みたいな意欲が
全然ないですよね
ハイ
えっ
「ちくしょう!!」
とか思わない
んですか？
へ？
というか…
本人がいじられてる
こと自体がわから
ないから
気づいて
ない…
みたいな
えっ
ああ
そうなん
ですか？
そうなん
みたい
です

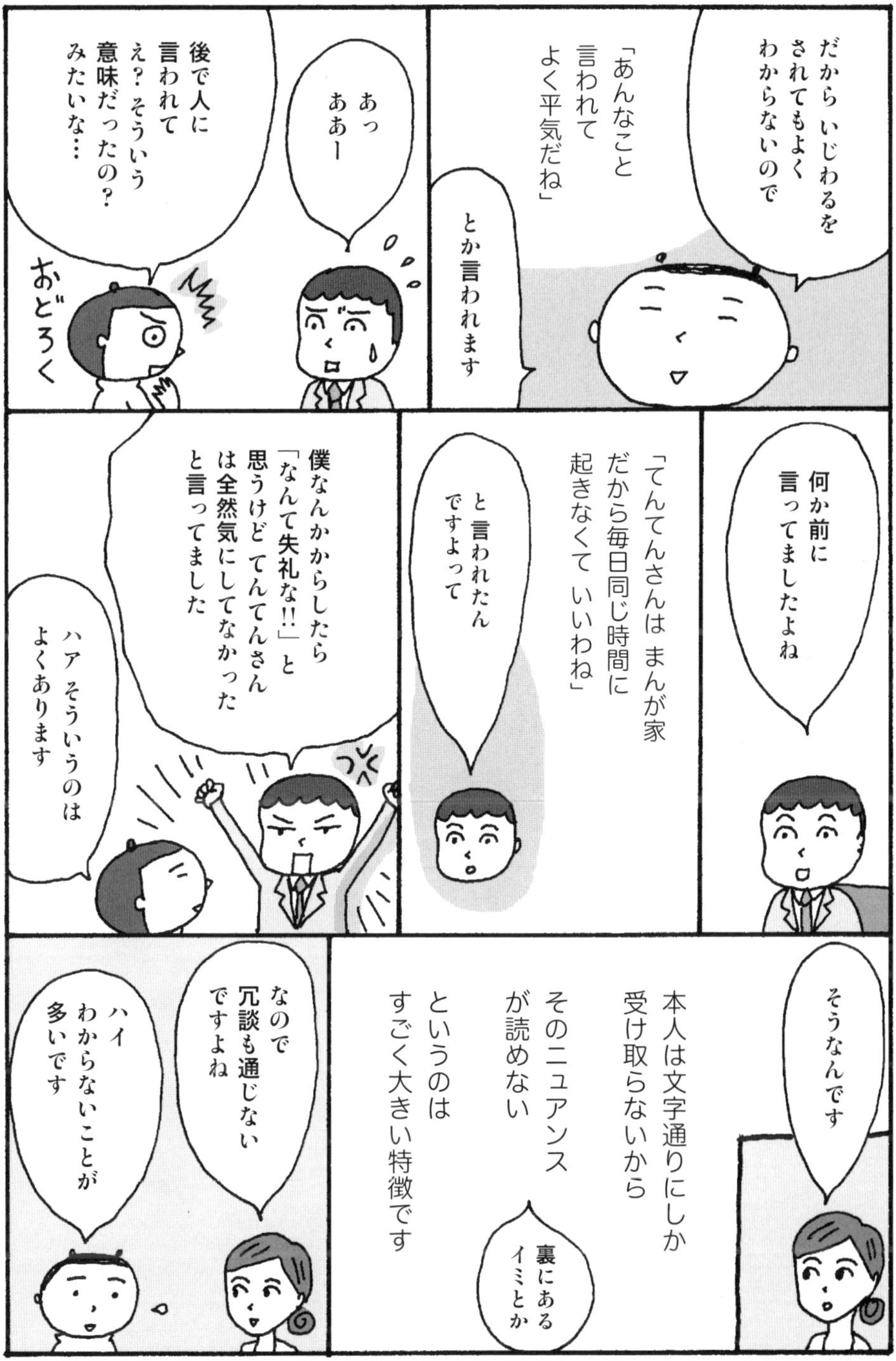
だから いじわるを されてもよく わからないので
「あんなこと 言われて よく平気だね」
とか言われます
あっ ああー
後で人に 言われて え？ そういう 意味だったの？ みたいな…
おどろく
何か前に 言ってましたよね
「てんてんさんは まんが家 だから毎日同じ時間に 起きなくて いいわね」
と言われたん ですよって
僕なんかからしたら 「なんて失礼な!!」と 思うけど てんてんさん は全然気にしてなかった と言ってました
ハア そういうのは よくあります
そうなんです
本人は文字通りにしか 受け取らないから そのニュアンス が読めない というのは すごく大きい特徴です
裏にある イミとか
なので 冗談も通じない ですよね
ハイ わからないことが 多いです

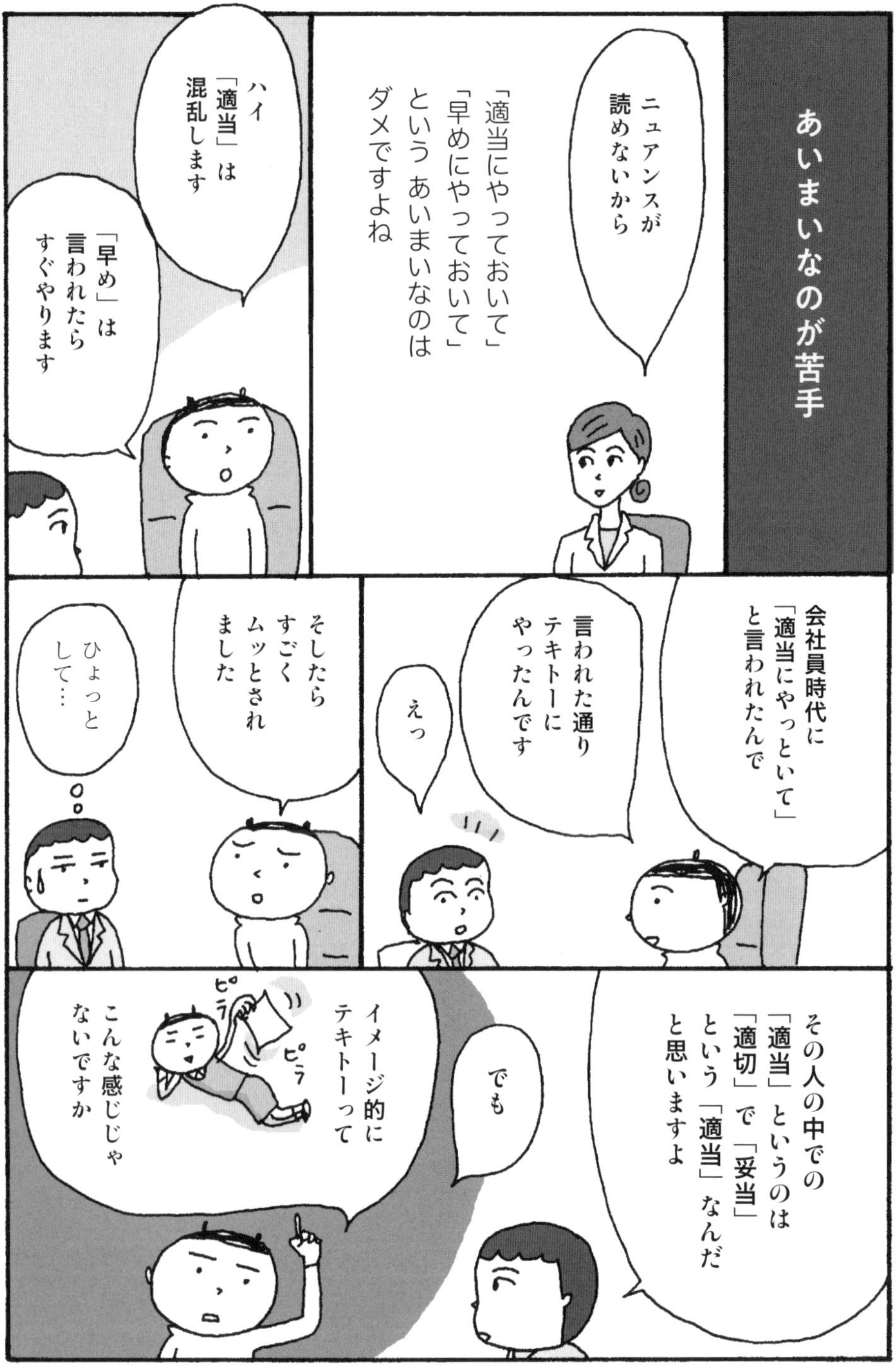

あいまいなのが苦手
ニュアンスが読めないから
「適当にやっておいて」「早めにやっておいて」という あいまいなのはダメですよね
ハイ「適当」は混乱します
「早め」は言われたらすぐやります
会社員時代に「適当にやっといて」と言われたんで
言われた通りテキトーにやったんです
えっ
そしたらすごくムッとされました
ひょっとして…
その人の中での「適当」というのは「適切」で「妥当」なんだという「適当」と思いますよ
でも
イメージ的にテキトーってこんな感じじゃないですか
ピラ
ピラ

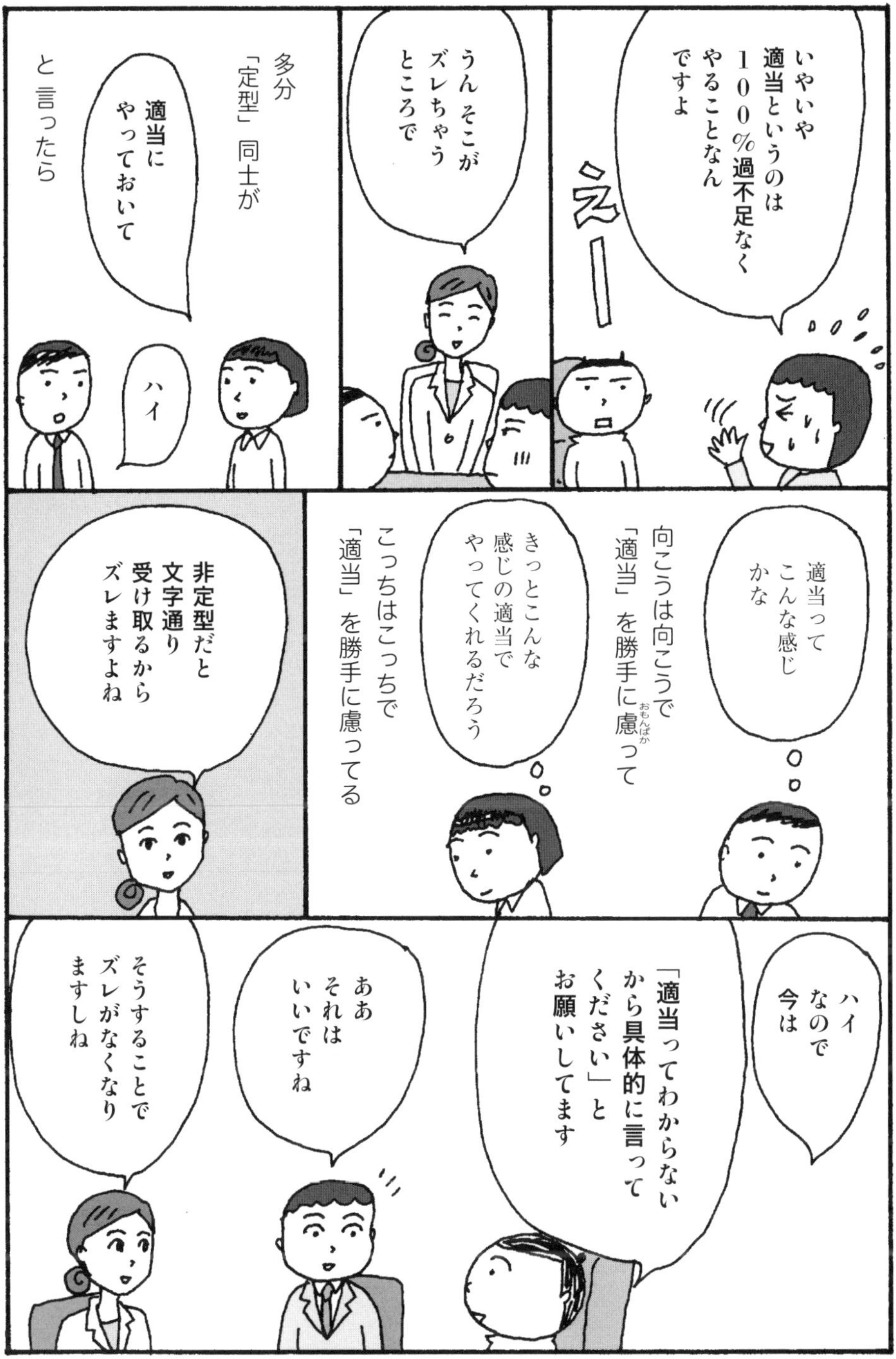

いやいや適当というのは100%過不足なくやることなんですよ
えー
うん そこがズレちゃうところで
多分「定型」同士が
適当にやっておいて
ハイ
と言ったら
適当ってこんな感じかな
向こうは向こうで「適当」を勝手に慮《おもんぱか》って
きっとこんな感じの適当でやってくれるだろう
こっちはこっちで「適当」を勝手に慮ってる
非定型だと文字通り受け取るからズレますよね
ハイ なので今は
「適当ってわからないから具体的に言ってください」とお願いしてます
ああ それはいいですね
そうすることでズレがなくなりますしね

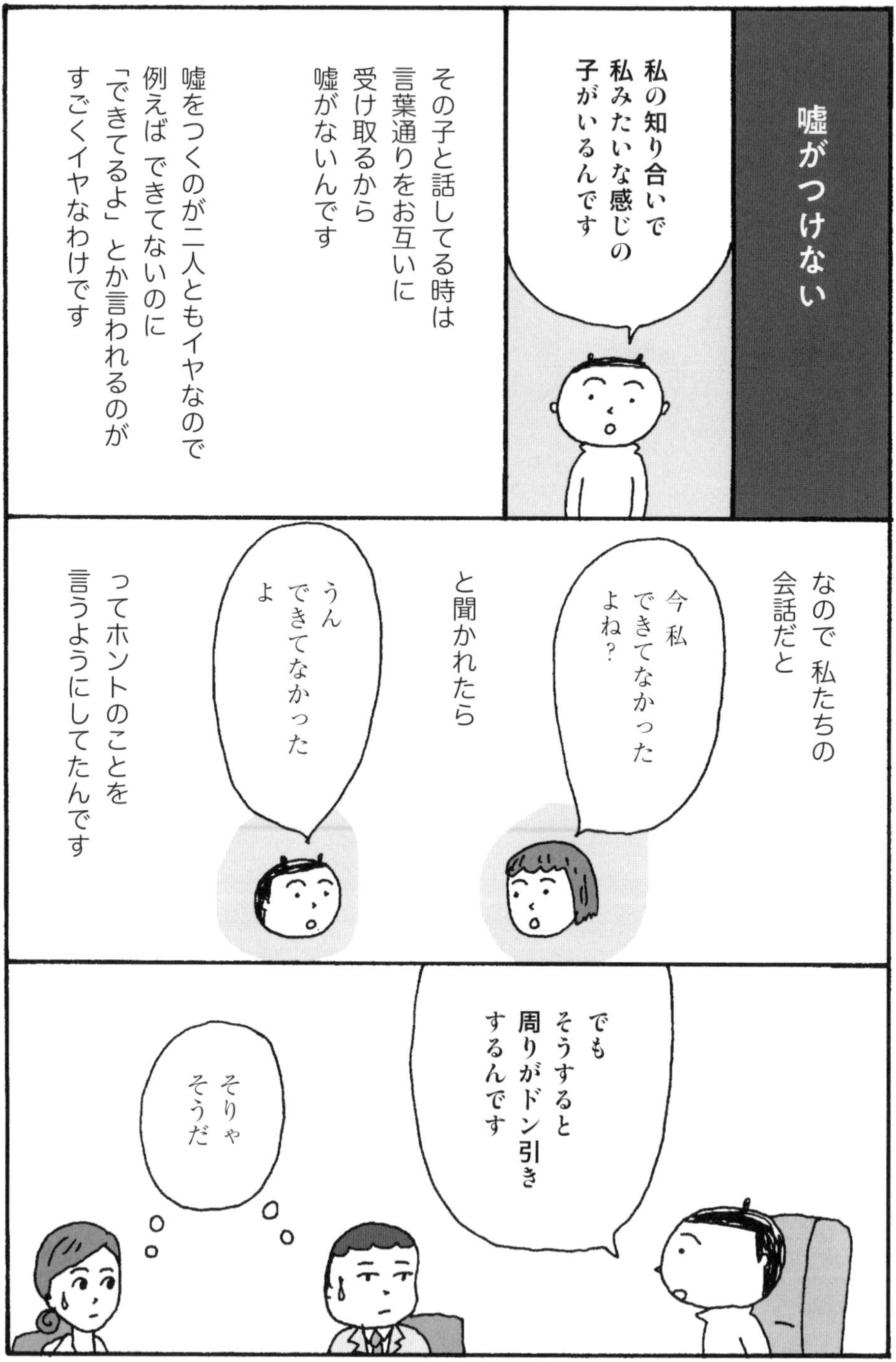
嘘がつけない
私の知り合いで私みたいな感じの子がいるんです
その子と話してる時は言葉通りをお互いに受け取るから嘘がないんです
嘘をつくのが二人ともイヤなので例えば できてないのに「できてるよ」とか言われるのがすごくイヤなわけです
なので 私たちの会話だと
今私できてなかったよね？
と聞かれたら
うんできてなかったよ
ってホントのことを言うようにしてたんです
でもそうすると周りがドン引きするんです
そりゃそうだ

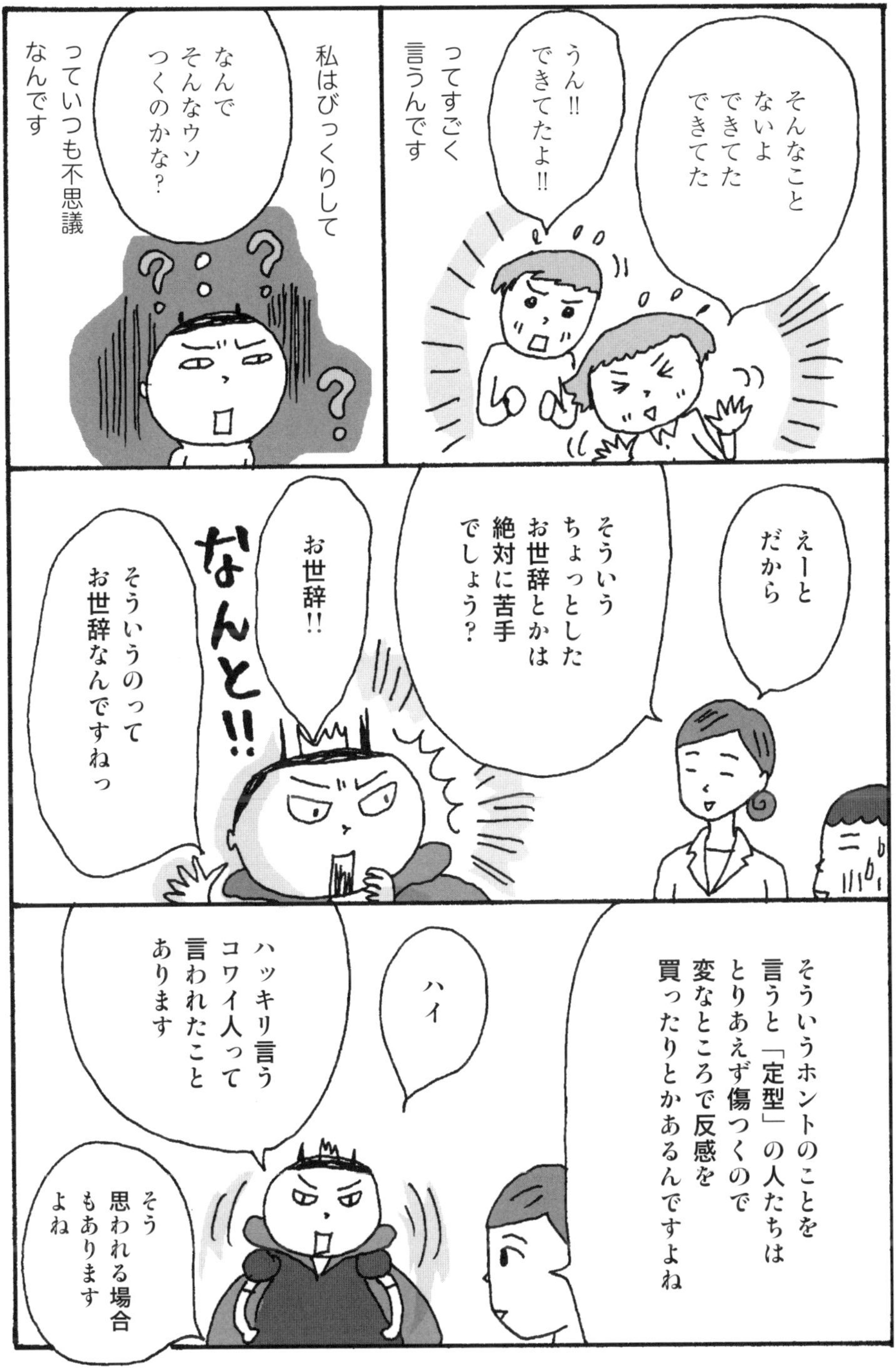
そんなこと ないよ できてた できてた
うん!! できてたよ!!
ってすごく 言うんです
私はびっくりして
なんで そんなウソ つくのかな?
っていつも不思議 なんです
えーと だから
そういう ちょっとした お世辞とかは 絶対に苦手 でしょう?
お世辞!!
なんと!!
そういうのって お世辞なんですねっ
そういうホントのことを 言うと「定型」の人たちは とりあえず傷つくので 変なところで反感を 買ったりとかあるんですよね
ハイ
ハッキリ言う コワイ人って 言われたこと あります
そう 思われる場合 もあります よね

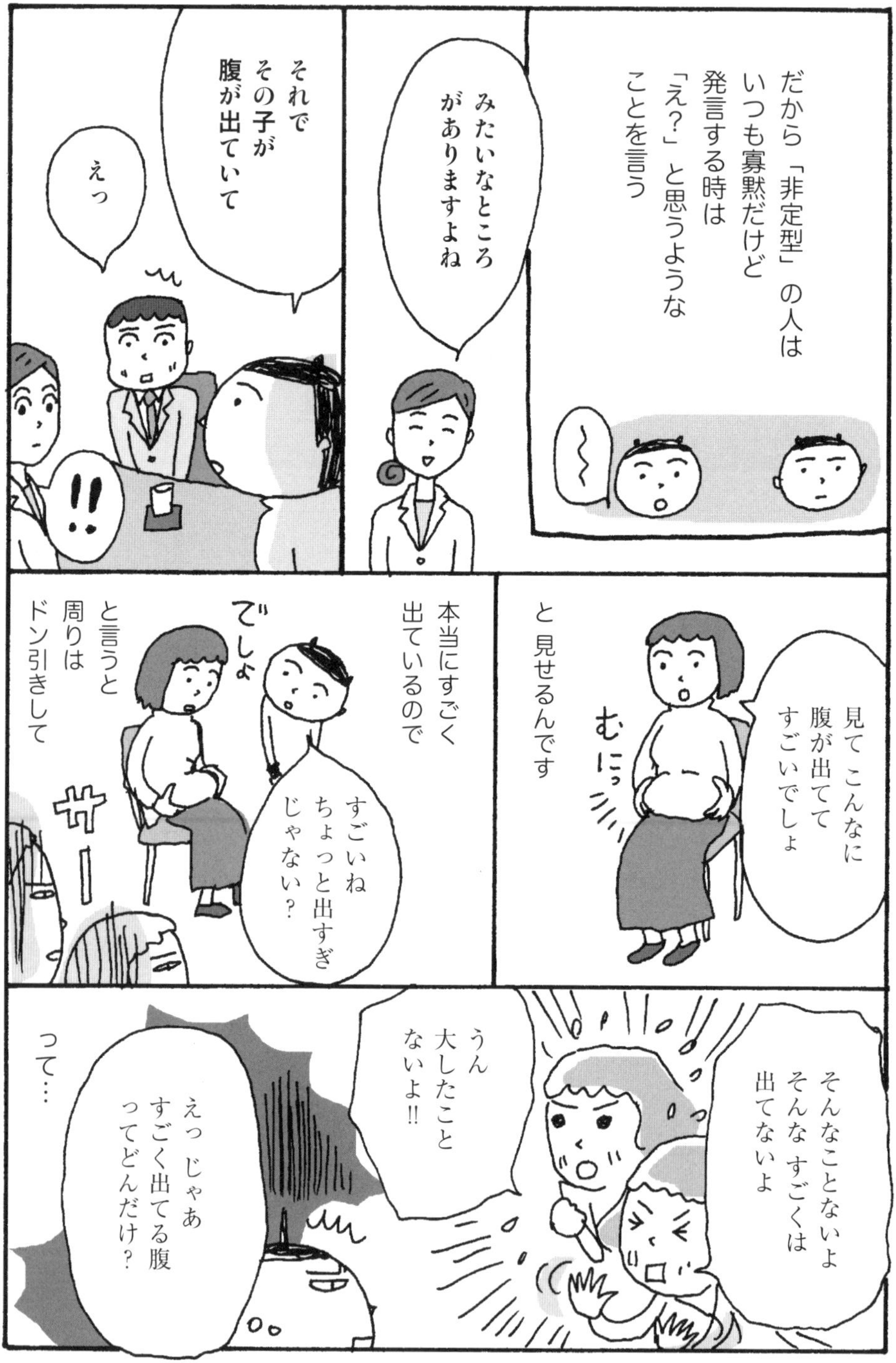
だから「非定型」の人は
いつも寡黙だけど
発言する時は
「え？」と思うような
ことを言う
みたいなところ
がありますよね
それで
その子が
腹が出ていて
えっ
!!
見て こんなに
腹が出てて
すごいでしょ
むにっ
と見せるんです
本当にすごく
出ているので
でしょ
すごいね
ちょっと出すぎ
じゃない？
と言うと
周りは
ドン引きして
サー
そんなことないよ
そんな すごくは
出てないよ
うん
大したこと
ないよ!!
えっ じゃあ
すごく出てる腹
ってどんだけ？
って…

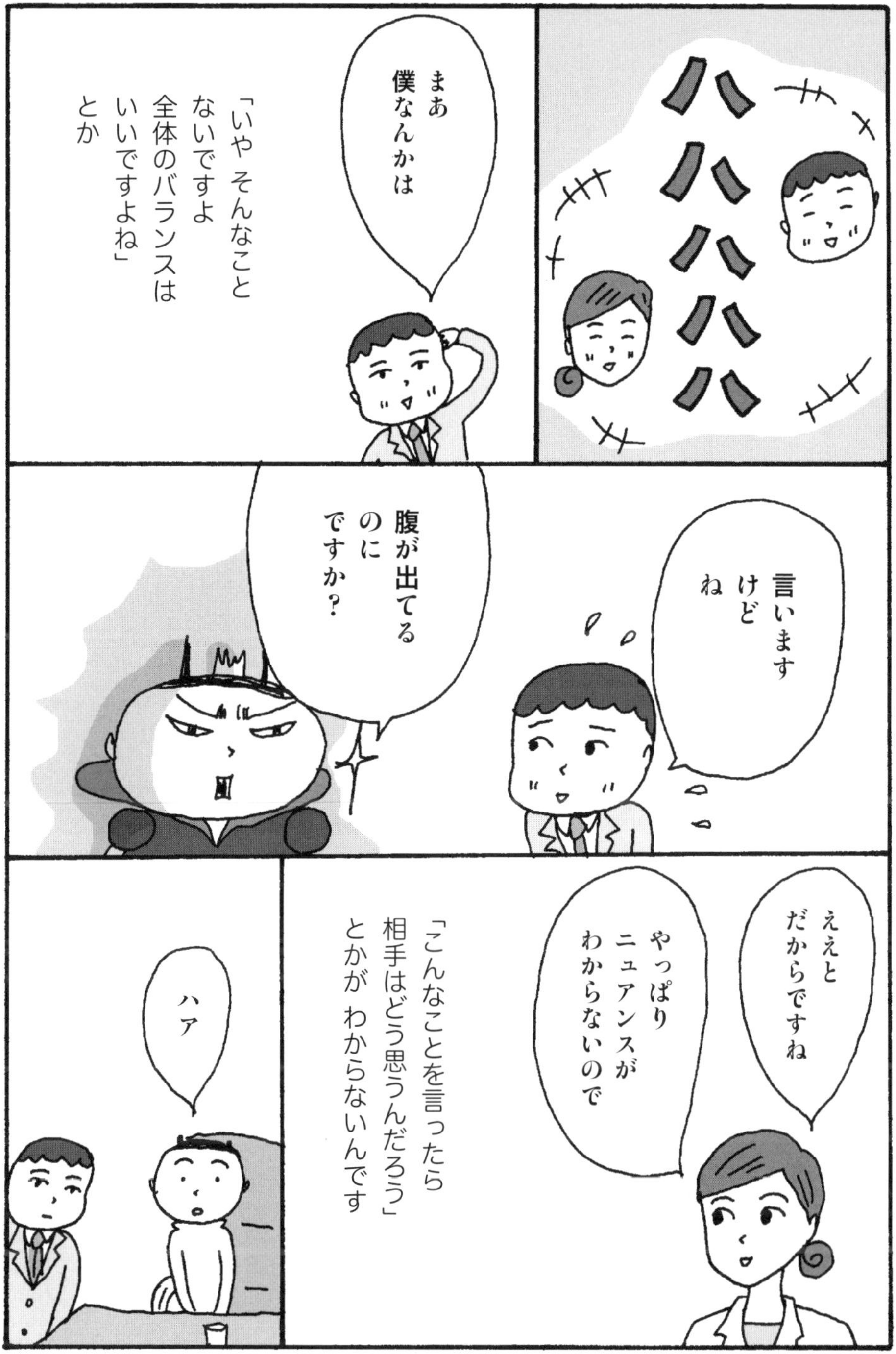
ハハハハハ
まあ 僕なんかは
「いや そんなこと ないですよ 全体のバランスは いいですよね」 とか
言いますけどね
腹が出てるのにですか?
ええと だからですね
やっぱり ニュアンスが わからないので
「こんなことを言ったら 相手はどう思うんだろう」 とかが わからないんです
ハア

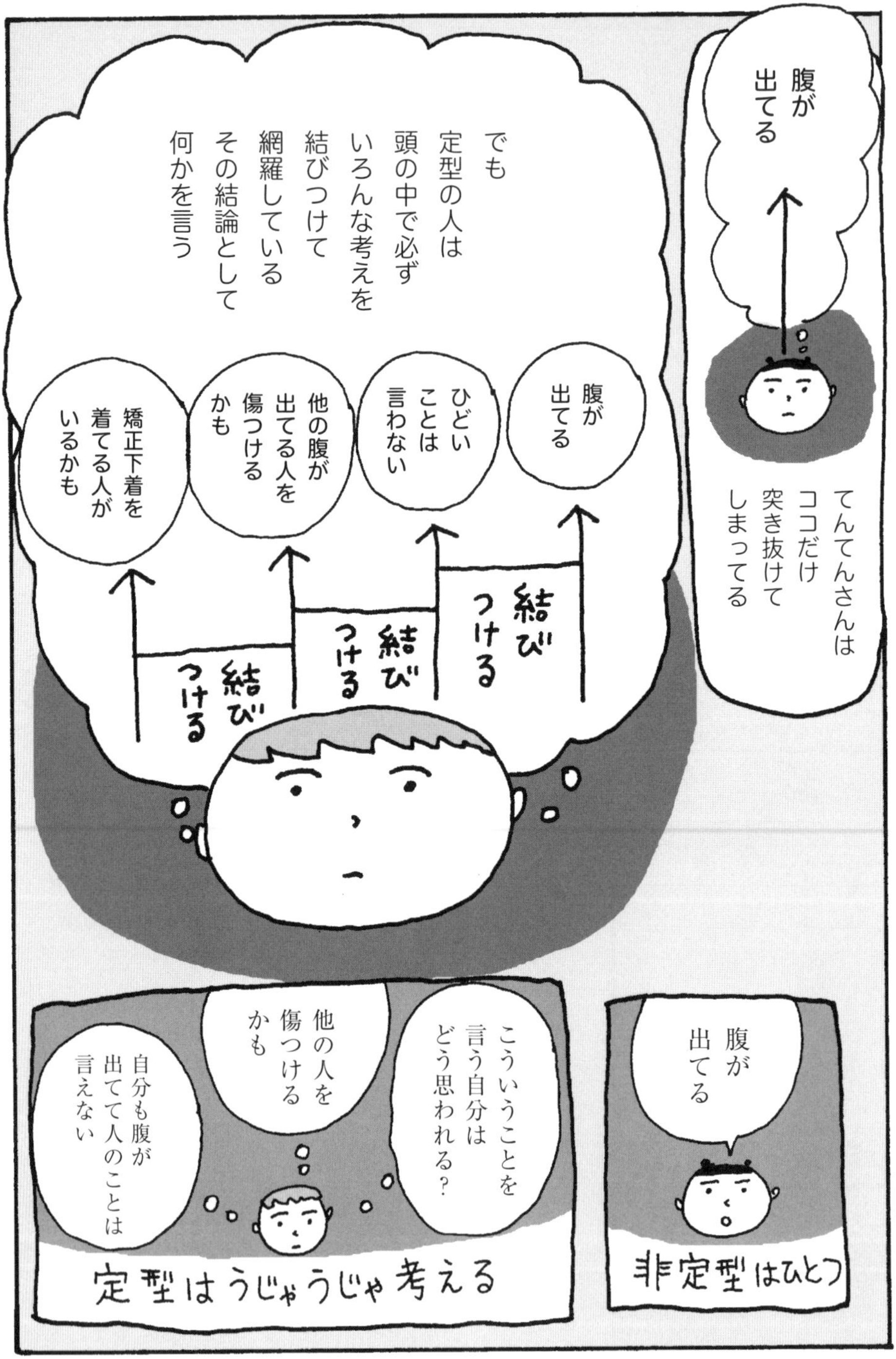

腹が出てる
てんてんさんはココだけ突き抜けてしまってる
でも定型の人は頭の中で必ずいろんな考えを結びつけて網羅しているその結論として何かを言う
腹が出てる
ひどいことは言わない
他の腹が出てる人を傷つけるかも
矯正下着を着てる人がいるかも
結びつける
結びつける
結びつける
腹が出てる
非定型はひとつ
こういうことを言う自分はどう思われる?
他の人を傷つけるかも
自分も腹が出てて人のことは言えない
定型はうじゃうじゃ考える

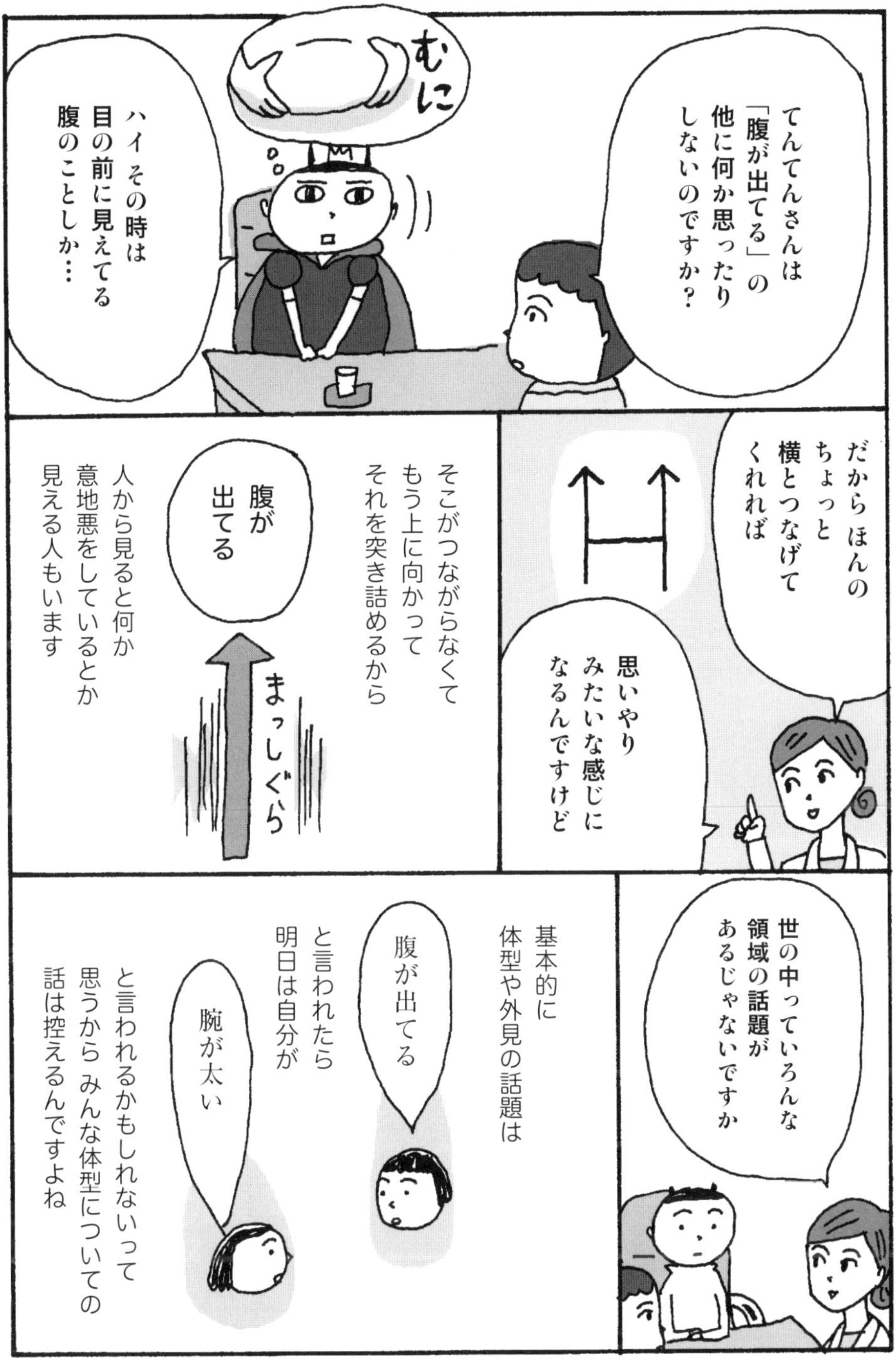
てんてんさんは「腹が出てる」の他に何か思ったりしないのですか？
むに
ハイその時は目の前に見えてる腹のことしか…
だからほんのちょっと横とつなげてくれれば
思いやりみたいな感じになるんですけど
そこがつながらなくてもう上に向かってそれを突き詰めるから
腹が出てる
まっしぐら
人から見ると何か意地悪をしているとか見える人もいます
世の中っていろんな領域の話題があるじゃないですか
基本的に体型や外見の話題は
腹が出てる
と言われたら明日は自分が
腕が太い
と言われるかもしれないって思うから みんな体型についての話は控えるんですよね

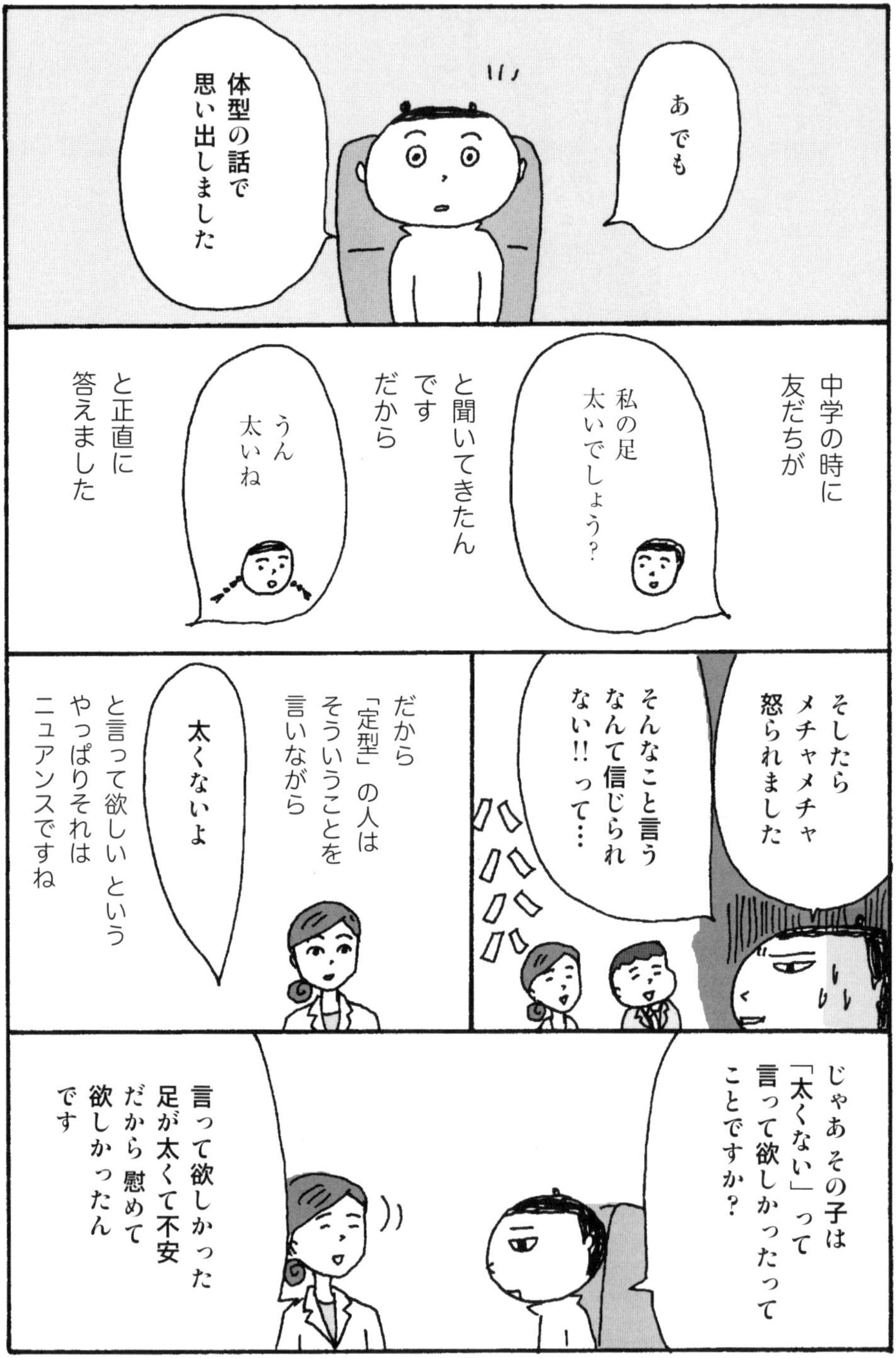
あ でも
体型の話で 思い出しました
中学の時に 友だちが
私の足 太いでしょう?
と聞いてきたん です だから
うん 太いね
と正直に 答えました
そしたら メチャメチャ 怒られました
そんなこと言う なんて信じられ ない!! って…
だから 「定型」の人は そういうことを 言いながら
太くないよ
と言って欲しい という やっぱりそれは ニュアンスですね
じゃあその子は 「太くない」って 言って欲しかったって ことですか?
言って欲しかった 足が太くて不安 だから慰めて 欲しかったん です

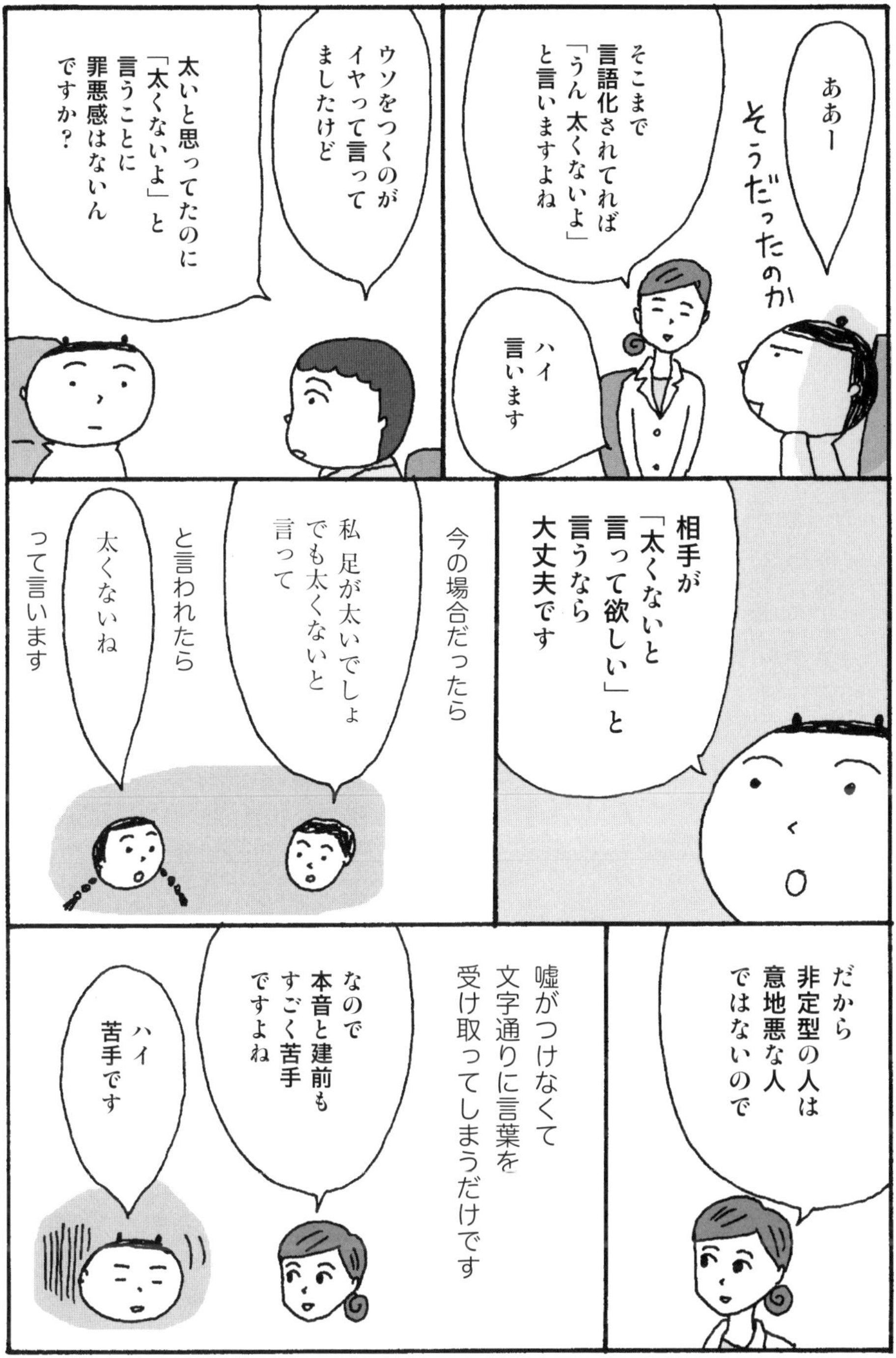
ああー
そうだったのか
そこまで言語化されてれば「うん 太くないよ」と言いますよね
ハイ 言います
ウソをつくのがイヤって言ってましたけど
太いと思ってたのに「太くないよ」と言うことに罪悪感はないんですか？
相手が「太くないと言って欲しい」と言うなら大丈夫です
今の場合だったら
私 足が太いでしょ でも太くないと言って
と言われたら
太くないね
って言います
だから非定型の人は意地悪な人ではないので
嘘がつけなくて文字通りに言葉を受け取ってしまうだけです
なので本音と建前もすごく苦手ですよね
ハイ 苦手です

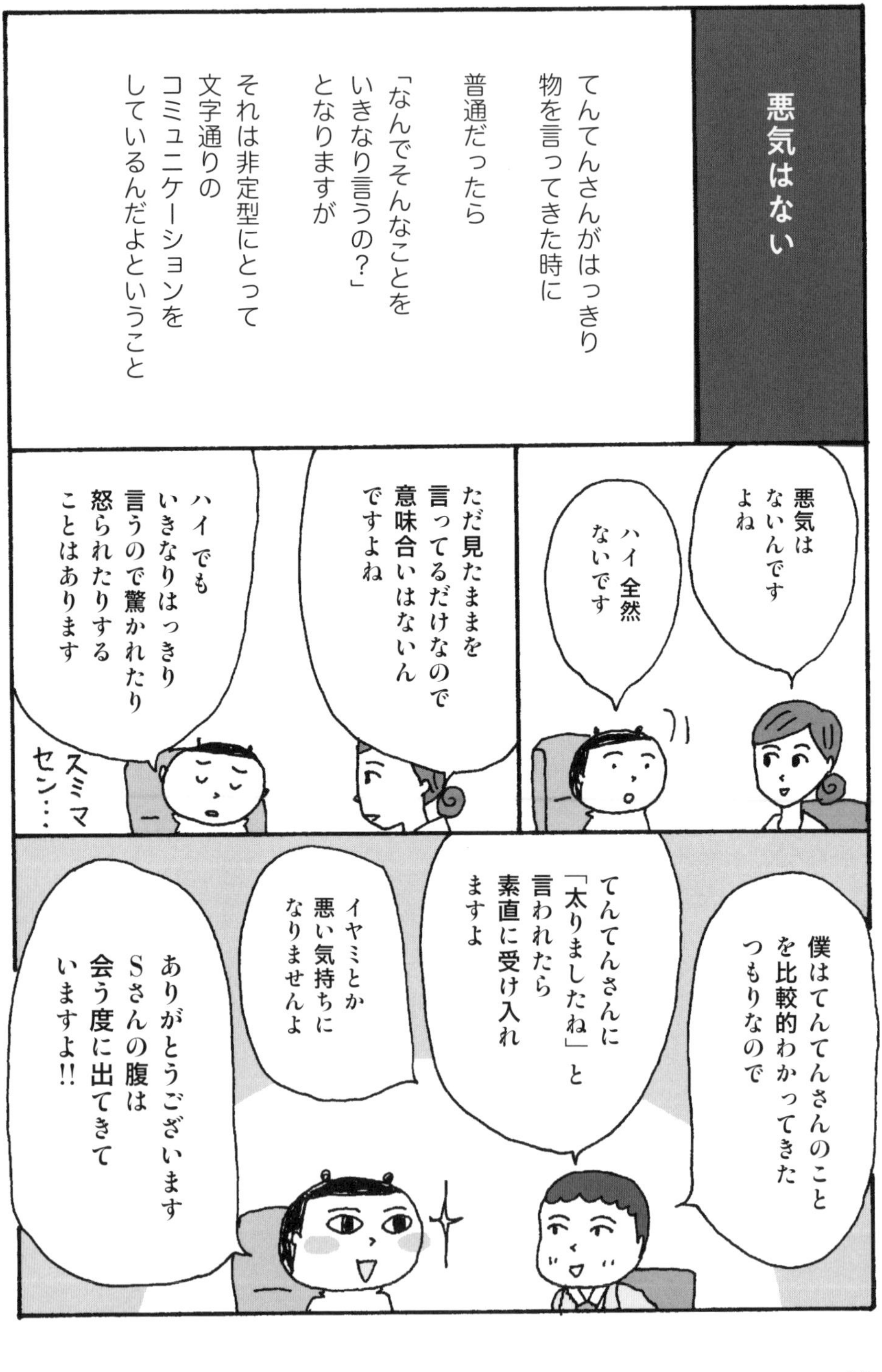
悪気はない
てんてんさんがはっきり物を言ってきた時に普通だったら「なんでそんなことをいきなり言うの？」となりますがそれは非定型にとって文字通りのコミュニケーションをしているんだよということ
悪気はないんですよね
ハイ全然ないです
ただ見たままを言ってるだけなので意味合いはないんですよね
ハイでもいきなりはっきり言うので驚かれたり怒られたりすることはあります
スミマセン…
僕はてんてんさんのことを比較的わかってきたつもりなので
てんてんさんに「太りましたね」と言われたら素直に受け入れますよ
イヤミとか悪い気持ちになりませんよ
ありがとうございますSさんの腹は会う度に出てきていますよ!!

column 4

能力と誤解

　アインシュタインやエジソン、レオナルド・ダ・ヴィンチ、などもＡＳＤだったらしい、というようなことから、ＡＳＤ＝天才、というように思っている人たちもいます。発達障害・精神障害・知的障害がありながら、本人の知的能力と比べて驚異的な記憶力や高い計算技能などの突出した能力を持っていることを、サヴァン症候群と呼びます。

　自閉症スペクトラムのある人々の中に見られることが多く、ダウン症の発見者、イギリスの医師ジョン・ラングドン・ハイドン・ダウンによって当初「イディオ・サヴァン」と名づけられました。

「イディオ」とは「白痴」、「サヴァン」とは「学者・博学」を意味していて、イディオはのちに差別的な用語であるとされ現在では単にサヴァン、またはサヴァン症候群と呼ばれるようになっています。

　サヴァン症候群の大半を占める自閉症スペクトラムのある人の多くが男性であるのと同じく、サヴァン症候群のある人も多くが男性で、言語や計算を司る大脳の左半球に損傷があることが指摘されています。

もともと、自閉スペクトラムの人は、ノルマ達成型で、生真面目なために成績が優秀な人は多いです。しかし、ノーベル賞クラスの優秀さを持つ人は、「サヴァン症候群」と呼ばれていて、ＡＳＤとイコールではありません。

ＡＳＤであっても勉強ができなくて悩んでいる人もいます。「ＡＳＤ＝空気が読めないけれども超優秀」みたいな思い込みを持たれてしまうために苦しんでいる人もいます。

ＡＳＤの人は全般に、他者への関心が低いものです。その人が嫌い、というのではなく興味の主体が「もの」であったり「やり方」であったりするからです。関心の対象は「人」ではないのです。

ＡＳＤの方は、「心を通さない」テーマについては優れた点を発揮することも少なくありません。私の個人的な知り合いには、どういうわけか方向感覚がとても優れている人もいます。車の運転が非常に得意な人もいます。不動産物件の良しあしを、バーッと見て判断できる人もいます。あるいは、「心」ではなく「頭」を通す話であれば、どこまでも！　と活躍されている方もいます。

実際に、生真面目なために成績が優秀な人は多いです。また、学術以外の領域において天才的な能力を発揮しても、「漢字がよめない」というジミー大西さん（芸人、画家）（誰でも2週間で免許が取れるというところで、漢字が読めないので半年かかった!)のような、明らかに「普通でない」人はいます。

すでにお話ししてきましたが、ＡＳＤの人は全般に、他者への関心が低いものです。これは、人を愛せない、という意味ではなく、相手をもっとよく知りたい、というような情熱が低い、というような感じです。例えばゴシップ的な話には興味を示しません。

思いやりに欠ける、というふうに見える場合もありますし、ＡＳＤのパートナーを持つ方はそれで傷つくことも多いです。しかしこれは意地が悪いという意味ではなく、他人への関心の低さと想像力(心の理論)の欠如によるものであって、パートナーを愛していないというわけではないのです。

ただ、貂々さんもそうですが、不器用さや運転の下手さが目立つ人もいるので、これも一概にこうと言うことはできません。

(水島)

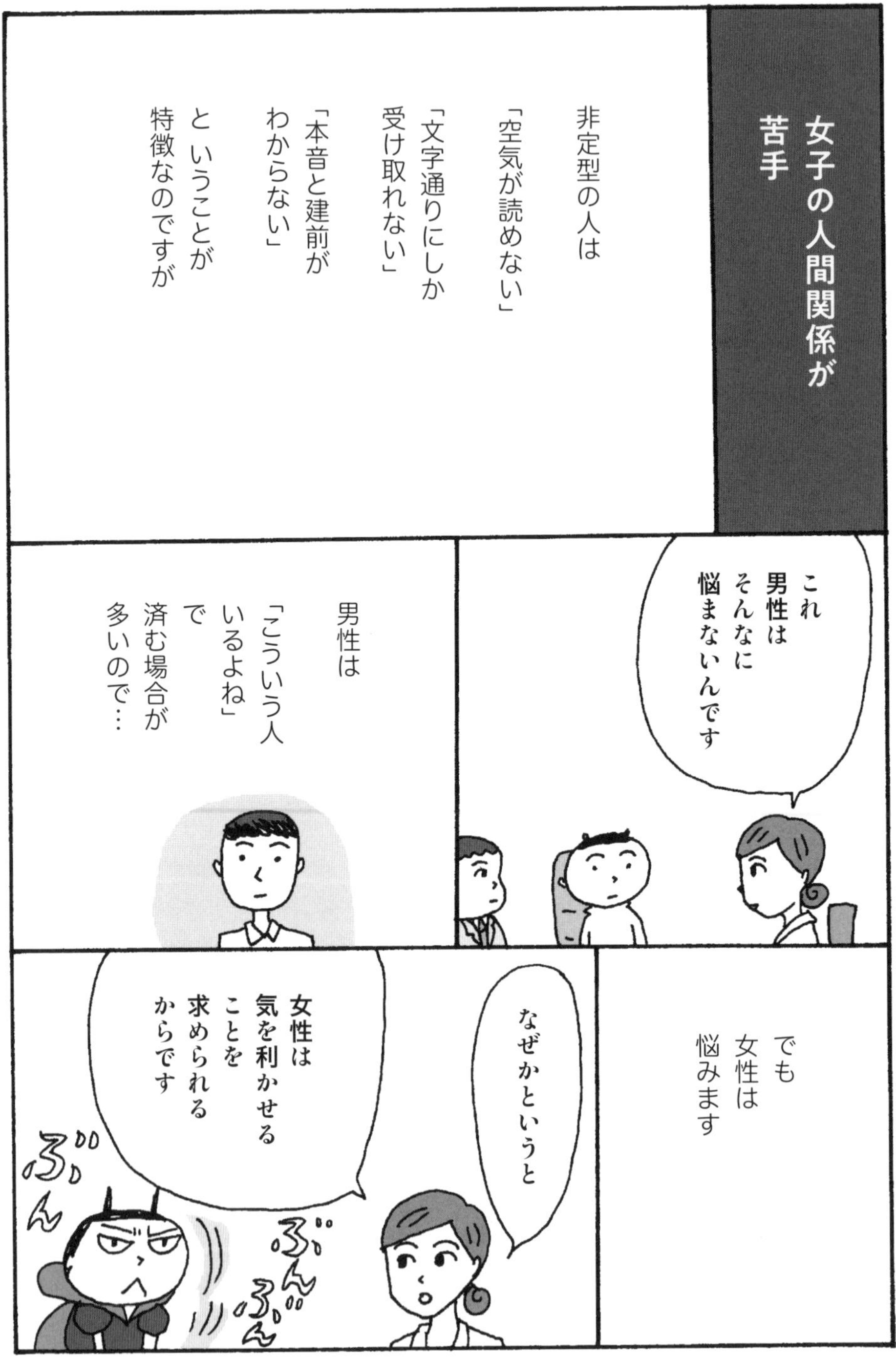
女子の人間関係が苦手
非定型の人は
「空気が読めない」
「文字通りにしか受け取れない」
「本音と建前がわからない」
という ことが特徴なのですが
これ男性はそんなに悩まないんです
男性は
「こういう人いるよね」
で
済む場合が多いので…
でも女性は悩みます
なぜかというと
女性は気を利かせることを求められるからです
ぶん
ぶん
ぶん

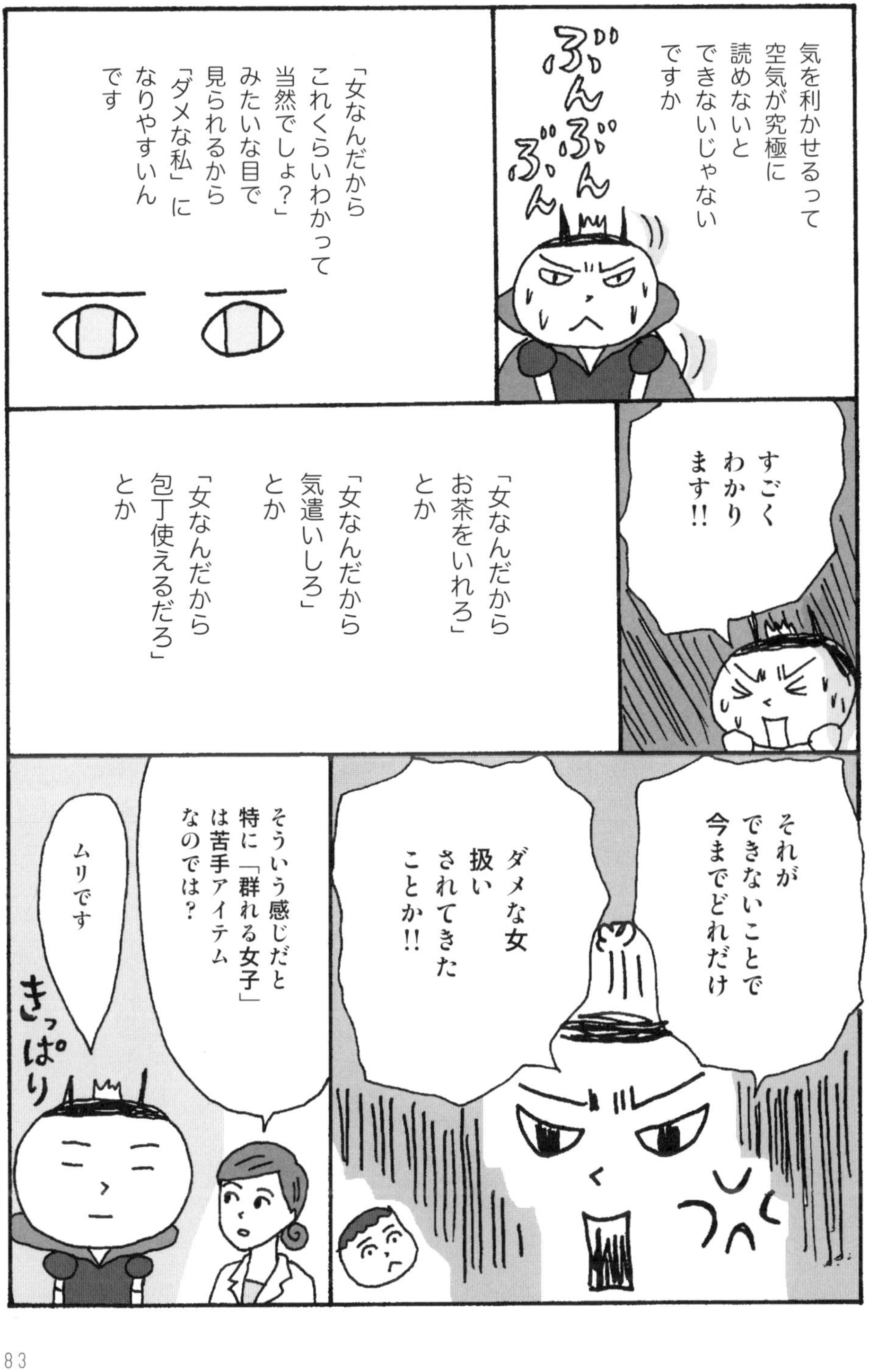

気を利かせるって空気が究極に読めないとできないじゃないですか
ぶんぶんぶん
「女なんだからこれくらいわかって当然でしょ？」みたいな目で見られるから「ダメな私」になりやすいんです
すごくわかります!!
「女なんだからお茶をいれろ」とか
「女なんだから気遣いしろ」とか
「女なんだから包丁使えるだろ」とか
それができないことで今までどれだけ
ダメな女扱いされてきたことか!!
そういう感じだと特に「群れる女子」は苦手アイテムなのでは？
ムリです
きっぱり

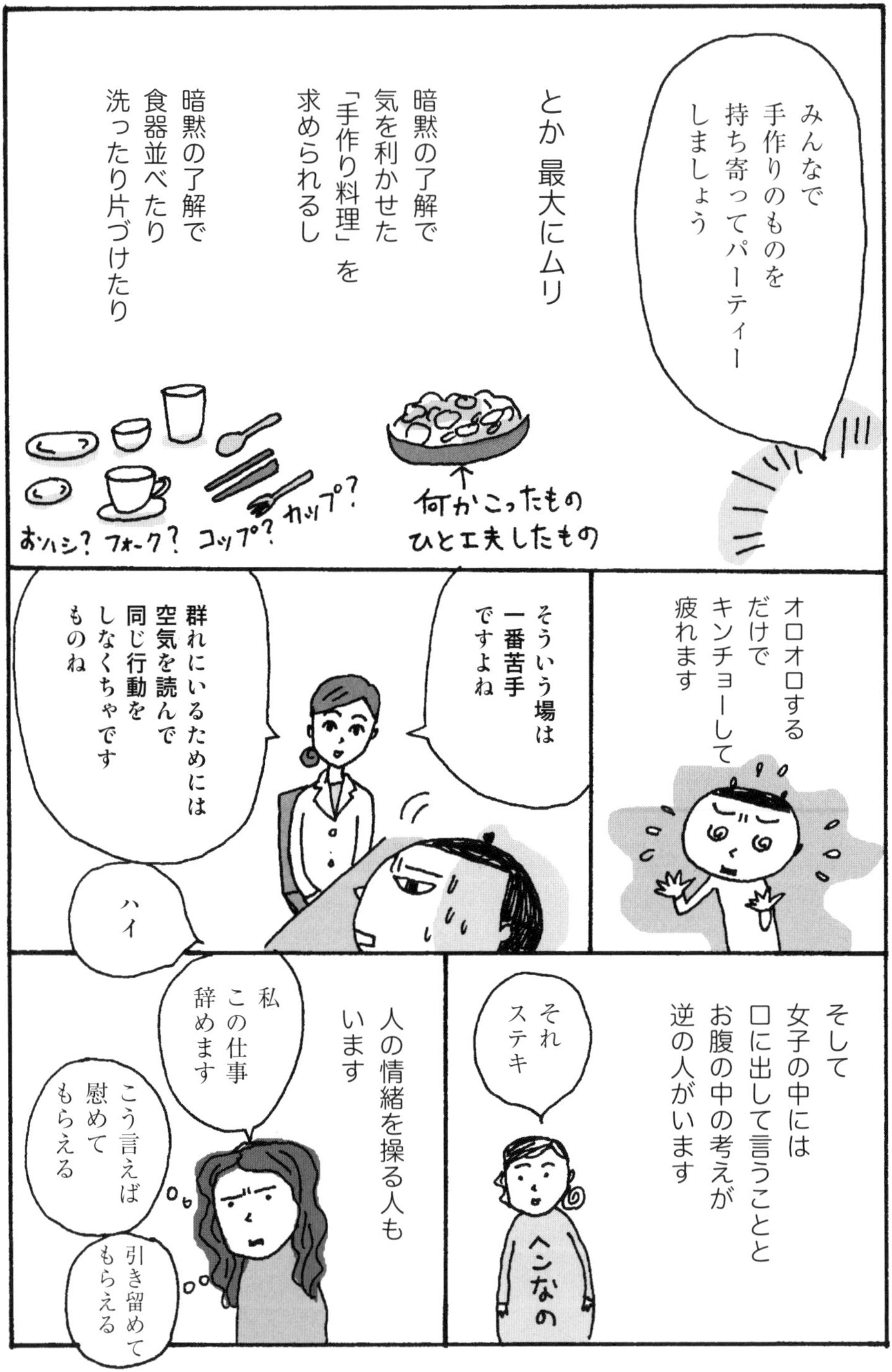

みんなで手作りのものを持ち寄ってパーティーしましょう
とか 最大にムリ
暗黙の了解で気を利かせた「手作り料理」を求められるし
暗黙の了解で食器並べたり洗ったり片づけたり
何かこったもの ひと工夫したもの
おハシ? フォーク? コップ? カップ?
オロオロするだけでキンチョーして疲れます
そういう場は一番苦手ですよね
群れにいるためには空気を読んで同じ行動をしなくちゃですものね
ハイ
そして女子の中には口に出して言うこととお腹の中の考えが逆の人がいます
それステキ
ヘンなの
人の情緒を操る人もいます
私この仕事辞めます
こう言えば慰めてもらえる
引き留めてもらえる

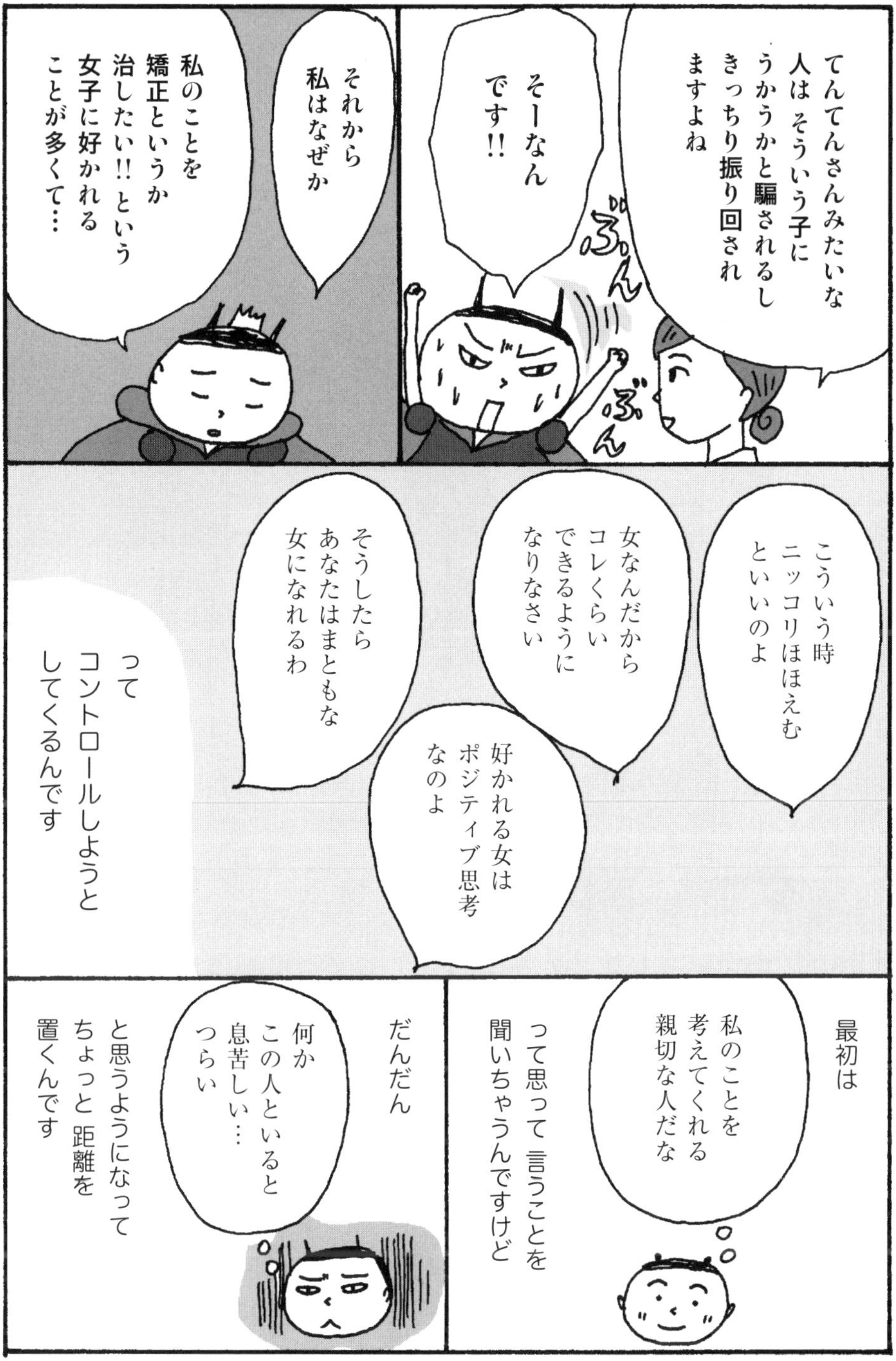
てんてんさんみたいな人は そういう子にうかうかと騙されるしきっちり振り回されますよね
ぶん
ぶん
そーなんです!!
それから私はなぜか
私のことを矯正というか治したい!! という女子に好かれることが多くて…
こういう時ニッコリほほえむといいのよ
女なんだからコレくらいできるようになりなさい
好かれる女はポジティブ思考なのよ
そうしたらあなたはまともな女になれるわ
ってコントロールしようとしてくるんです
最初は
私のことを考えてくれる親切な人だな
って思って言うことを聞いちゃうんですけど
だんだん
何かこの人といると息苦しい…つらい
と思うようになってちょっと 距離を置くんです

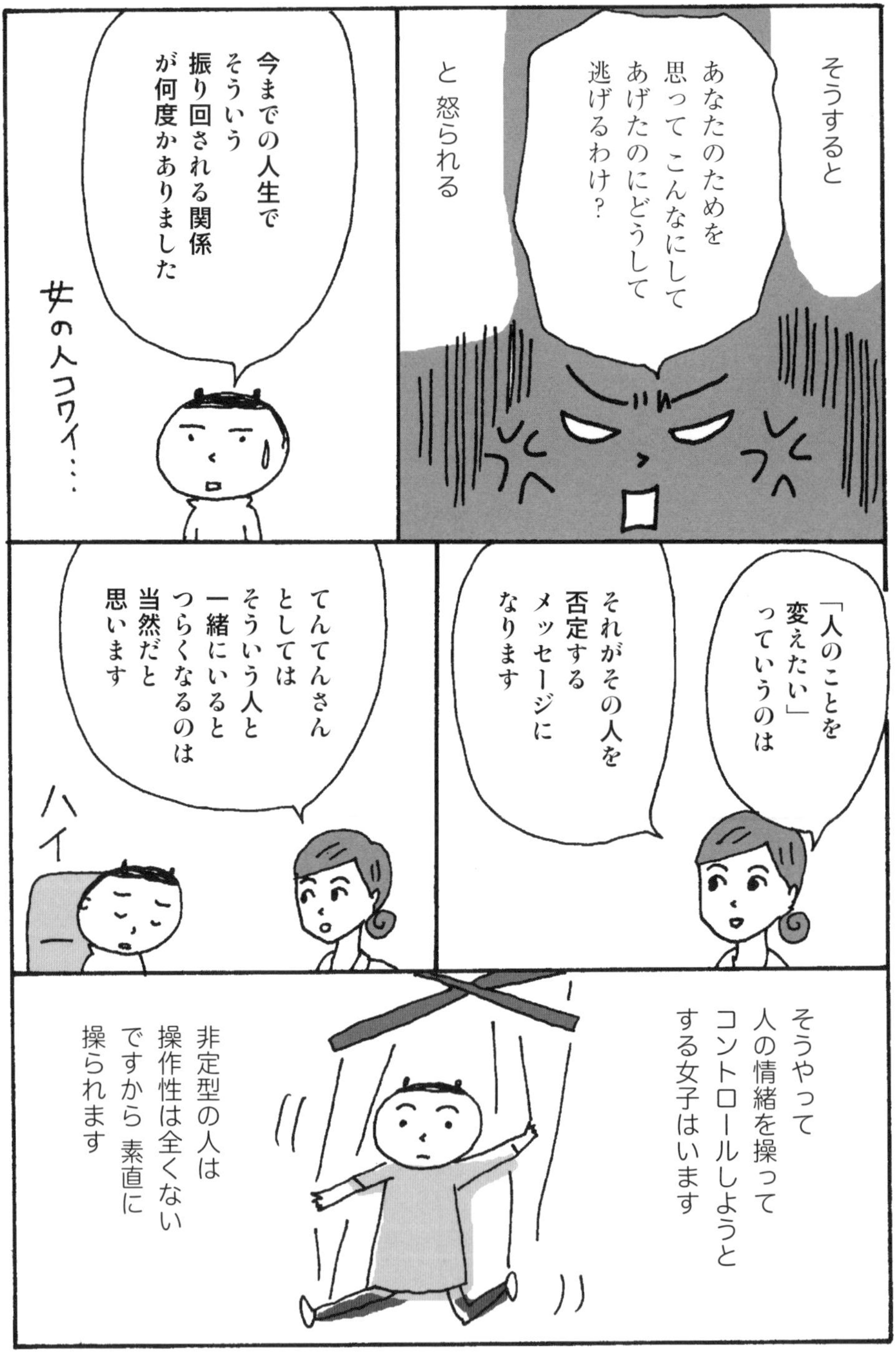

そうすると
あなたのためを思って こんなにしてあげたのにどうして逃げるわけ？
と 怒られる
今までの人生でそういう振り回される関係が何度かありました
女の人コワイ…
「人のことを変えたい」っていうのは
それがその人を否定するメッセージになります
てんてんさんとしてはそういう人と一緒にいるとつらくなるのは当然だと思います
ハイ
そうやって人の情緒を操ってコントロールしようとする女子はいます
非定型の人は操作性は全くないですから 素直に操られます

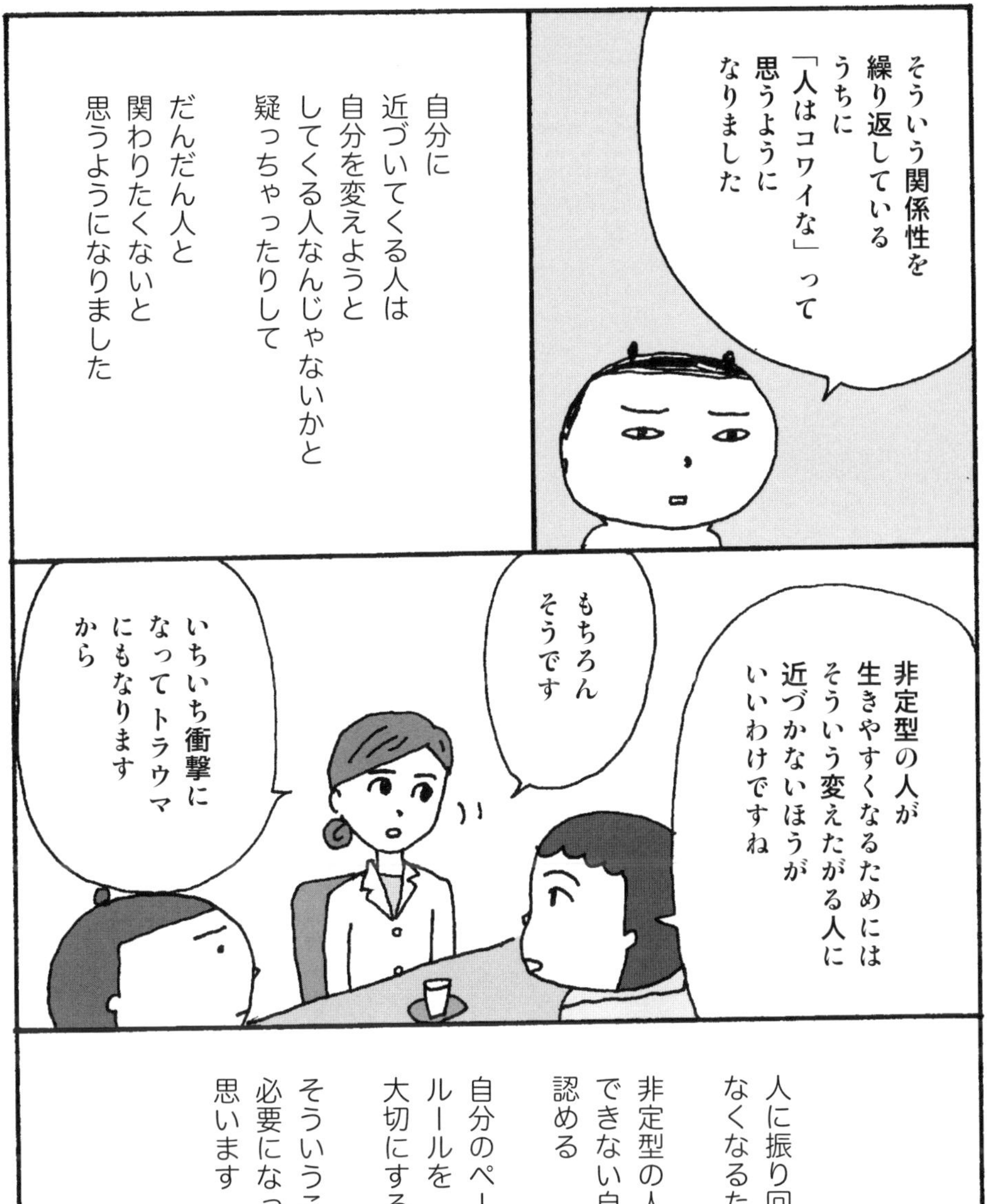
そういう関係性を繰り返しているうちに「人はコワイな」って思うようになりました
自分に近づいてくる人は自分を変えようとしてくる人なんじゃないかと疑っちゃったりしてだんだん人と関わりたくないと思うようになりました
非定型の人が生きやすくなるためにはそういう変えたがる人に近づかないほうがいいわけですね
もちろんそうです
いちいち衝撃になってトラウマにもなりますから
人に振り回されなくなるためにも非定型の人はできない自分を認める自分のペースとルールを大切にするそういうことが必要になってくると思います

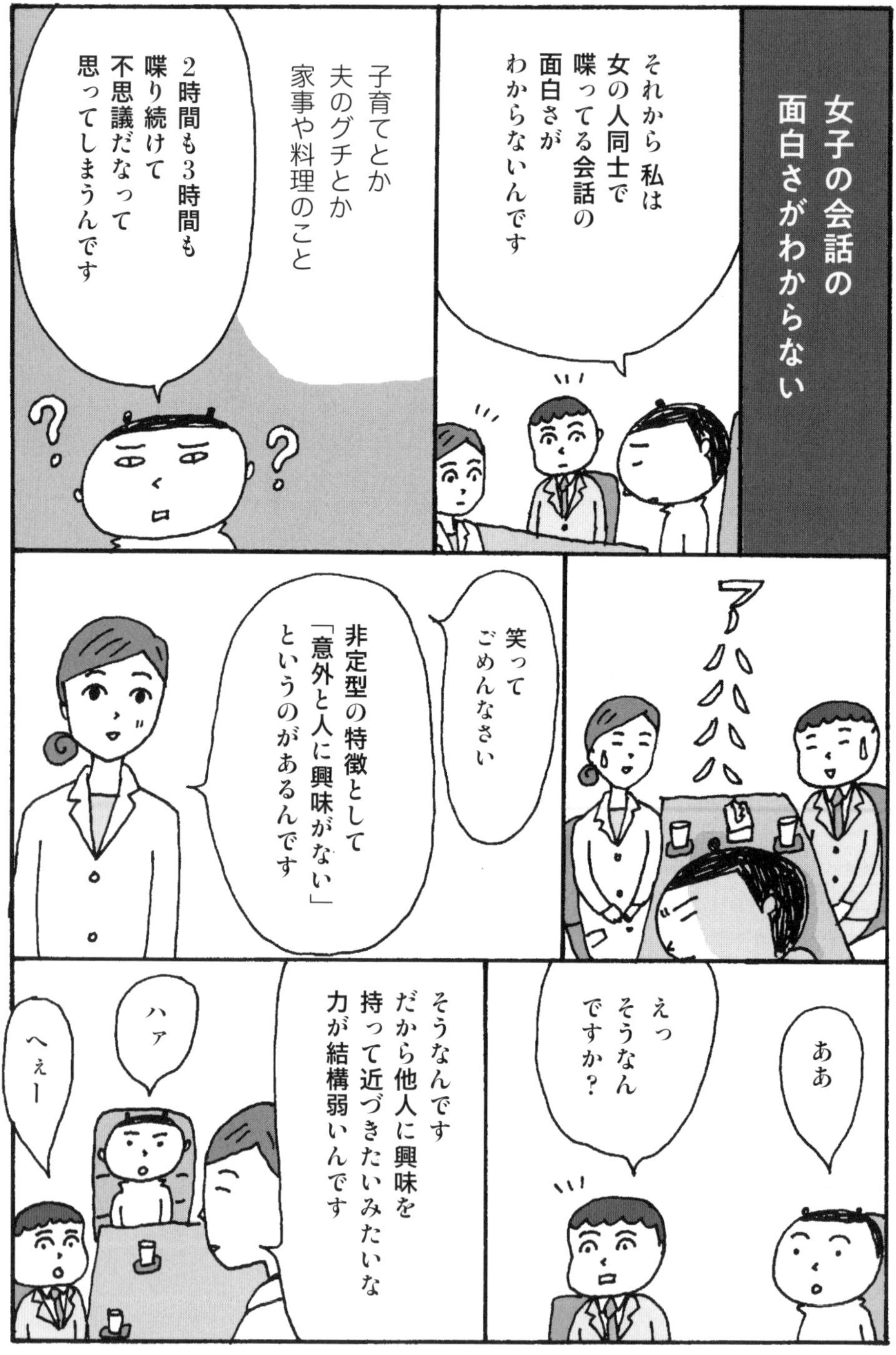
女子の会話の面白さがわからない
それから私は女の人同士で喋ってる会話の面白さがわからないんです
子育てとか夫のグチとか家事や料理のこと
2時間も3時間も喋り続けて不思議だなって思ってしまうんです
アハハハハ
笑ってごめんなさい
非定型の特徴として「意外と人に興味がない」というのがあるんです
ああ
えっ そうなんですか？
そうなんです だから他人に興味を持って近づきたいみたいな力が結構弱いんです
ハァ
へぇー

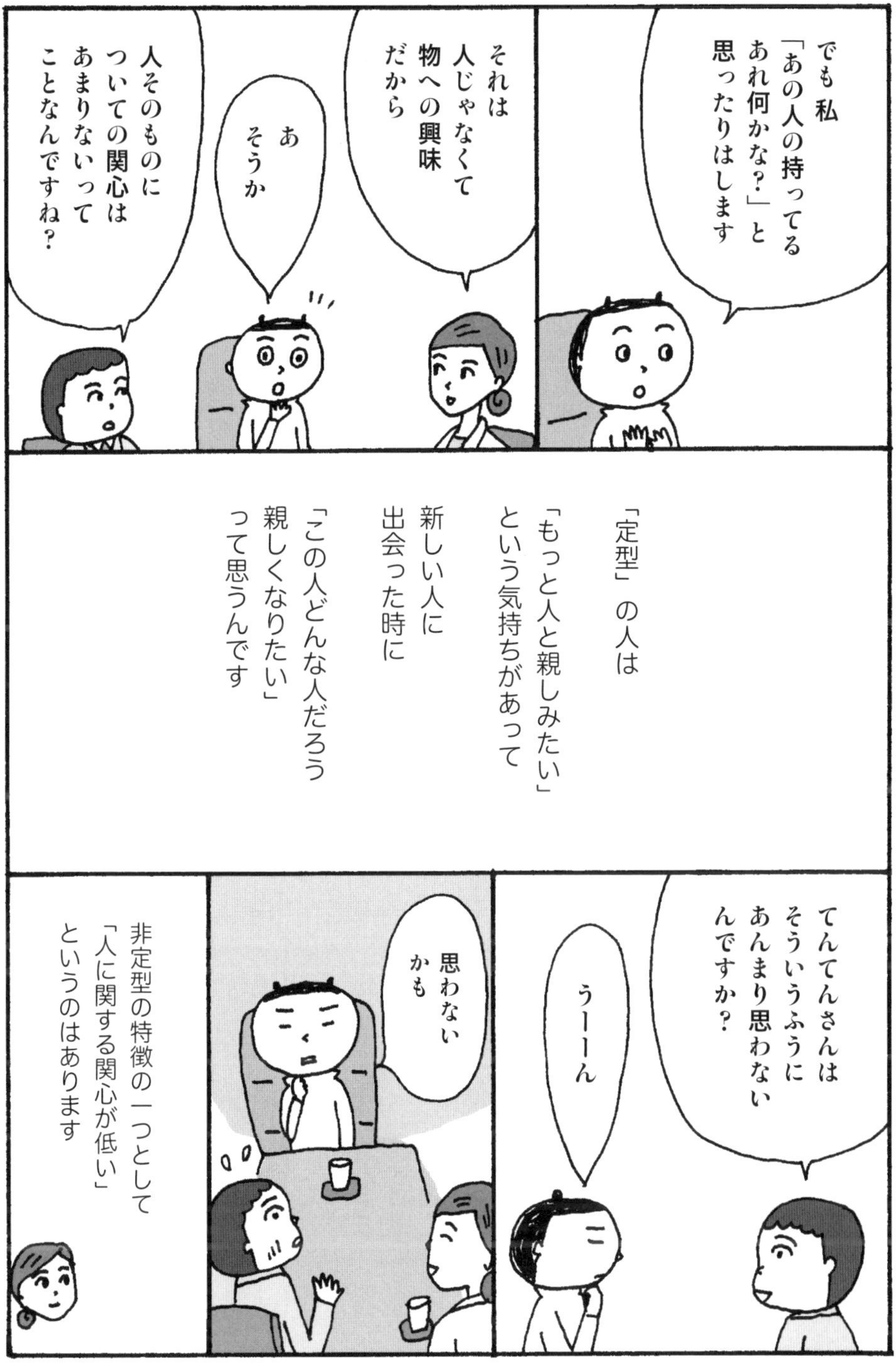
でも私「あの人の持ってるあれ何かな？」と思ったりはします
それは人じゃなくて物への興味だから
あ そうか
人そのものについての関心はあまりないってことなんですね？
「定型」の人は「もっと人と親しみたい」という気持ちがあって新しい人に出会った時に「この人どんな人だろう親しくなりたい」って思うんです
てんてんさんはそういうふうにあんまり思わないんですか？
うーーん
思わないかも
非定型の特徴の一つとして「人に関する関心が低い」というのはあります

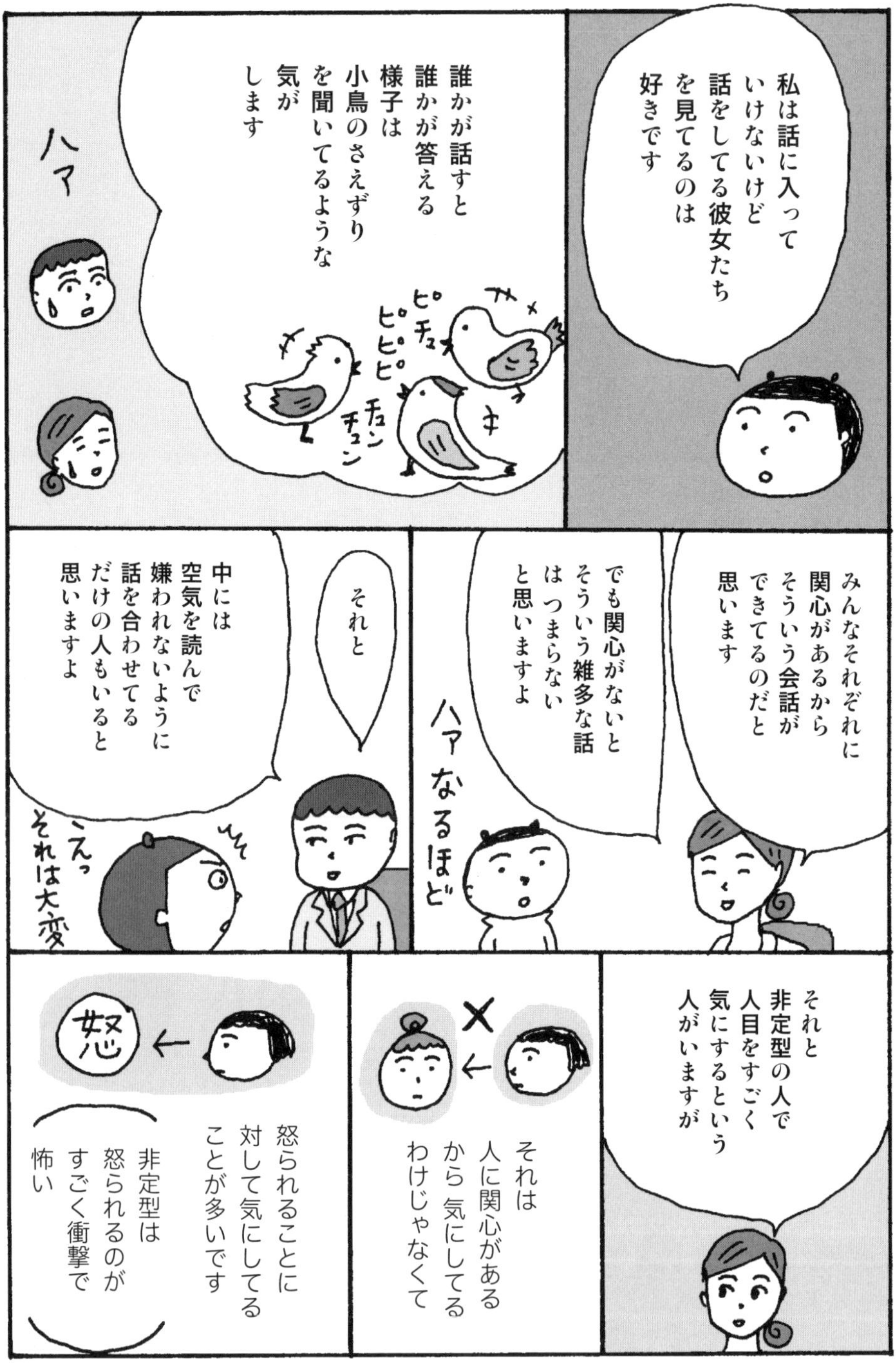

私は話に入って いけないけど 話をしてる彼女たち を見てるのは 好きです
誰かが話すと 誰かが答える 様子は 小鳥のさえずり を聞いてるような 気が します
ピチュ
ピピピ
チュン チュン
ハア
みんなそれぞれに 関心があるから そういう会話が できてるのだと 思います
でも関心がないと そういう雑多な話 は つまらない と思いますよ
ハア なるほど
それと
中には 空気を読んで 嫌われないように 話を合わせてる だけの人もいると 思いますよ
えっ それは大変
それと 非定型の人で 人目をすごく 気にするという 人がいますが
それは 人に関心がある から 気にしてる わけじゃなくて
怒
怒られることに 対して気にしてる ことが多いです
（非定型は 怒られるのが すごく衝撃で 怖い）

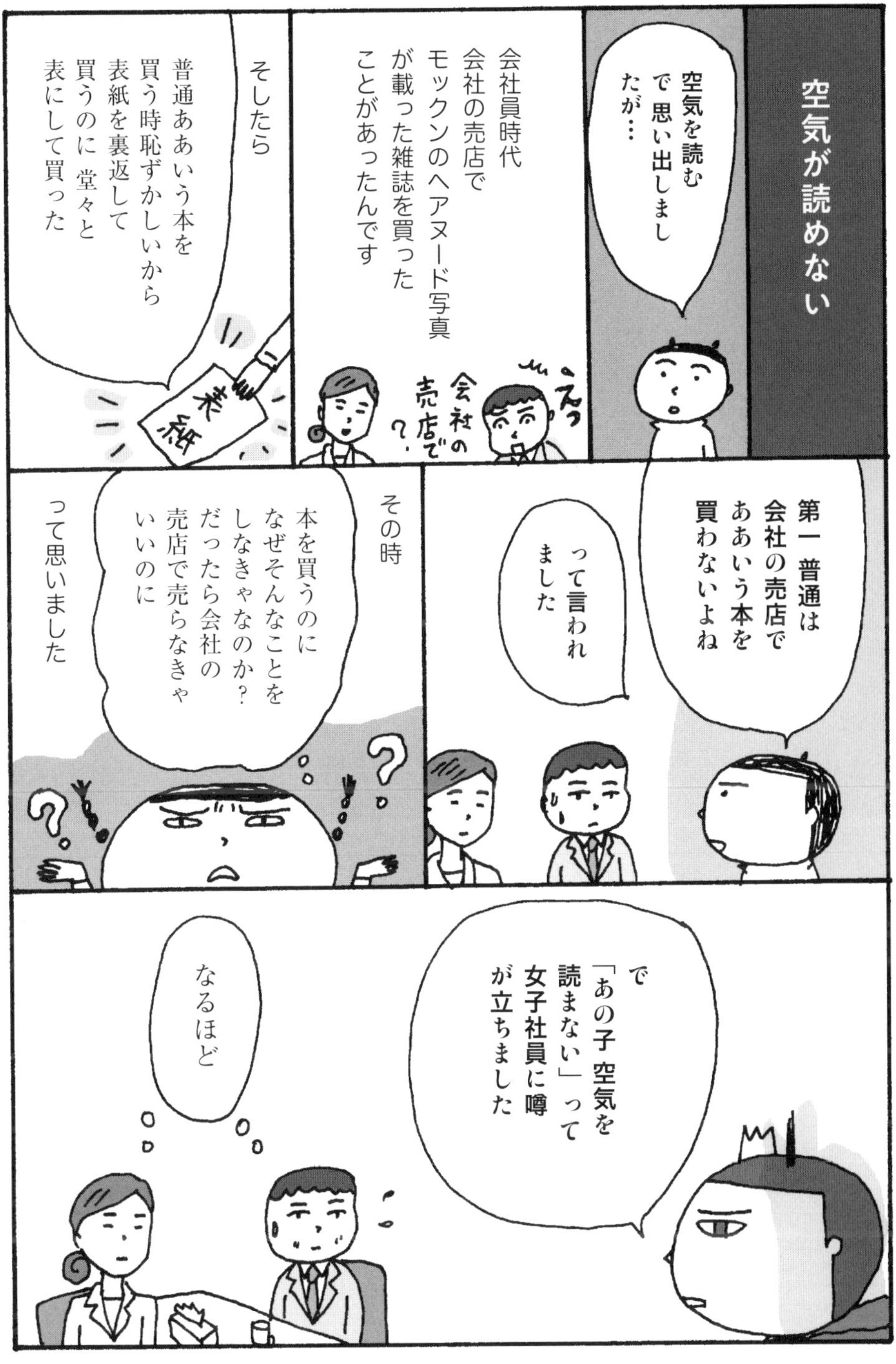
空気が読めない
空気を読むで思い出しましたが…
会社員時代 会社の売店で モックンのヘアヌード写真が載った雑誌を買ったことがあったんです
えっ
会社の売店で？
そしたら
普通ああいう本を買う時恥ずかしいから表紙を裏返して買うのに 堂々と表にして買った
表紙
第一 普通は会社の売店でああいう本を買わないよね
って言われました
その時
本を買うのになぜそんなことをしなきゃなのか？だったら会社の売店で売らなきゃいいのに
って思いました
で「あの子 空気を読まない」って女子社員に噂が立ちました
なるほど

column 5

女子の人間関係～非定型編～

非定型発達は、男女どちらにも見られます。

しかし、いろいろな患者さんを診てきて思うのは、「女子の非定型発達は大変」ということです。

社会的に、「女子＝気が利く」を求められてしまうことも少なくありません。注意の部屋が「上司にちゃんとプレゼンテーションをしなければ」でいっぱいになってしまうと、他の人には気が利かなくなります。そもそもが、「他人に何が必要か、読めない」というのが自閉スペクトラムの非定型の特徴ですから、「気が利く」という、いわゆる「女子力」は求めても無駄です。しかし、周りからは「女のくせに」「女なんだから」と言われ続けるために、「自分はやっぱりだめな人間なのか」と、自己肯定感を低くしてしまう非定型女子はたくさんいます。

そもそも、ＡＳＤの人は全般に、他者への関心が低いものです。一般の女子は、ゴシップも好きですし他者のうわさ話で楽しんだりするものです。これも、女子の人間関係においては、ネックになってきます。「何を話したらいいか、わからない」という悩みは、かなりの方に共有されているでしょう。

一方で、自分の限られた興味の話を始めると、周りが明らかに「引いて」いても話し続けて場を白けさせてしまう人もいます（私が見ている範囲では、これは男性の方が多く見られるような気がします）。

また恋愛場面においては、どうしても奥手になります。駆け引きのような、「裏表」が必要なものはできないからです。友達を利用してでも異性を手に入れる、というい かにも「肉食的」な思考は、非定型女子にはほぼないと言ってよいでしょう。でも、ちゃんと人のことは好きになりますし、告白もできます。貂々さんのように、非定型を全部包み込んでくれるようなパートナーとは長く安定した関係を持つことができます。ただ、のめりこむように好きになってくれることを求める定型の相手からは、寂しさを感じられたり傷つけてしまったりして、心の病さえ生まれてくることもあります。

とりあえず、「女子力」を求められたら、「わたし、テンネンなので〜」という一言がわりと万能であると私は見ています。

（水島）

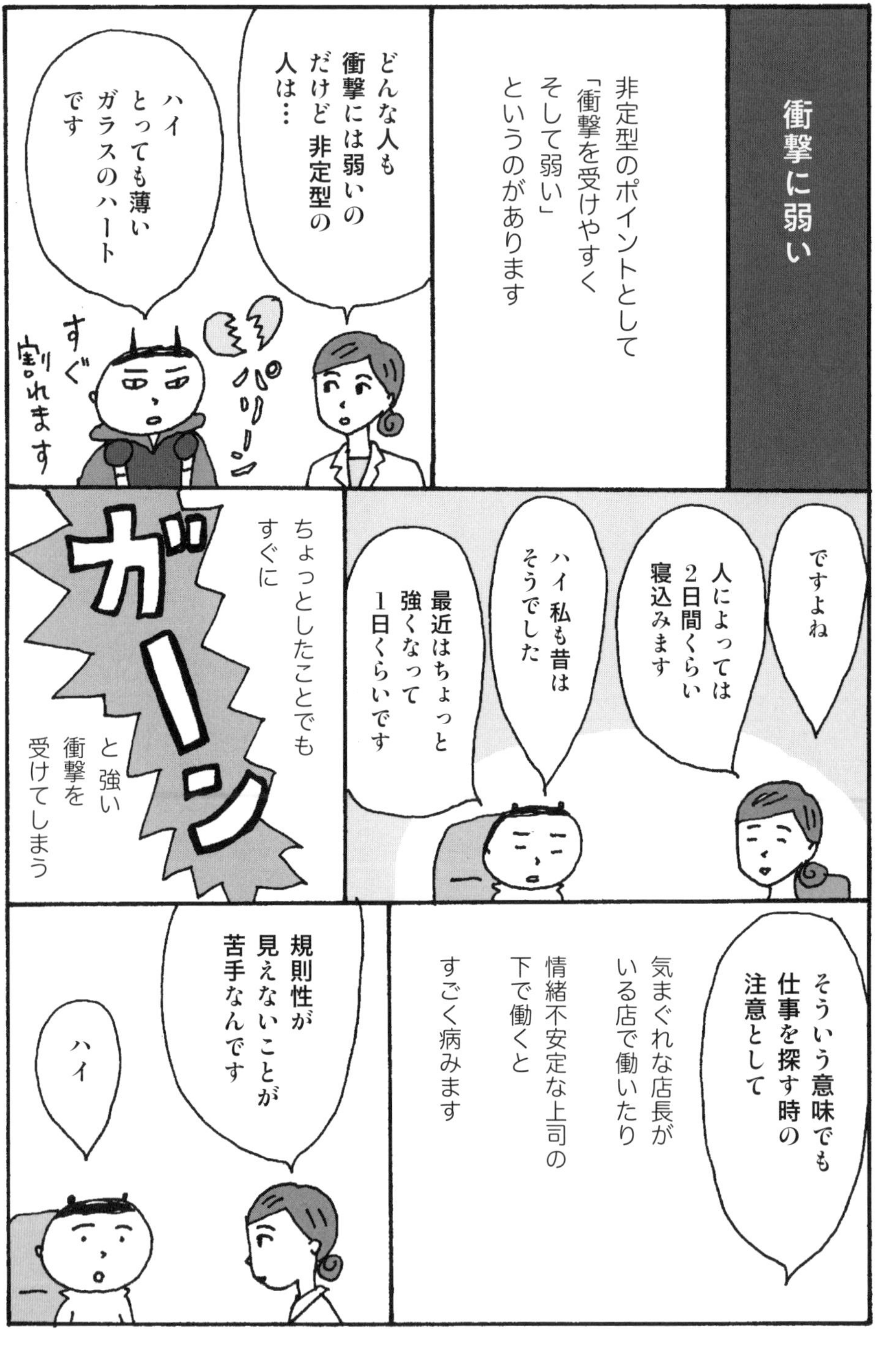
衝撃に弱い
非定型のポイントとして「衝撃を受けやすくそして弱い」というのがあります
どんな人も衝撃には弱いのだけど 非定型の人は…
ハイ とっても薄い ガラスのハート です
パリーン
すぐ割れます
ですよね
人によっては2日間くらい寝込みます
ハイ私も昔はそうでした
最近はちょっと強くなって1日くらいです
ちょっとしたことでもすぐに
ガーン
と強い衝撃を受けてしまう
そういう意味でも仕事を探す時の注意として
気まぐれな店長がいる店で働いたり情緒不安定な上司の下で働くと
すごく病みます
規則性が見えないことが苦手なんです
ハイ

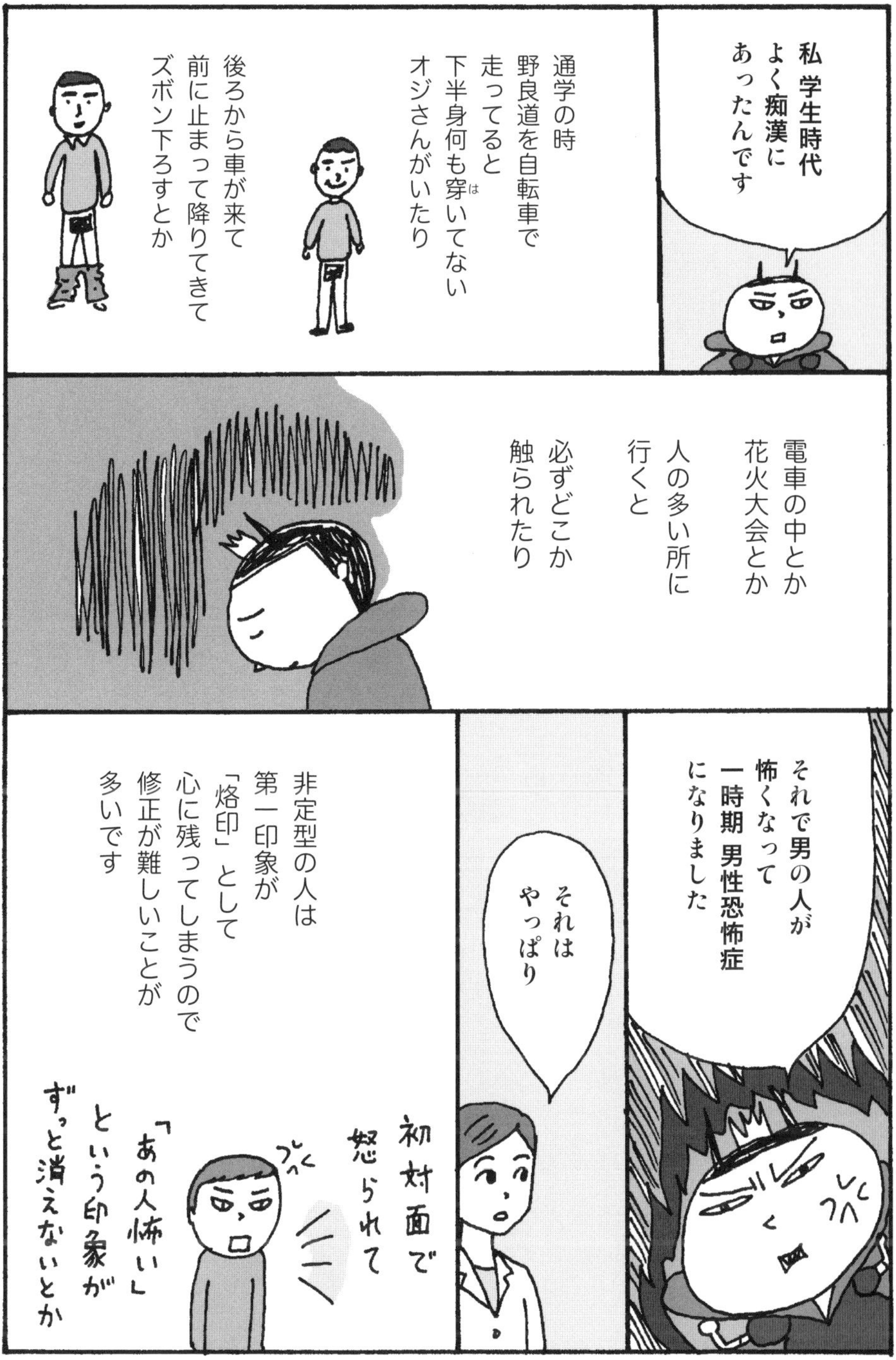

私 学生時代
よく痴漢に
あったんです
通学の時
野良道を自転車で
走ってると
下半身何も穿《は》いてない
オジさんがいたり
後ろから車が来て
前に止まって降りてきて
ズボン下ろすとか
電車の中とか
花火大会とか
人の多い所に
行くと
必ずどこか
触られたり
それで男の人が
怖くなって
一時期 男性恐怖症
になりました
それは
やっぱり
非定型の人は
第一印象が
「烙印」として
心に残ってしまうので
修正が難しいことが
多いです
初対面で
怒られて
「あの人怖い」
という印象が
ずっと消えないとか

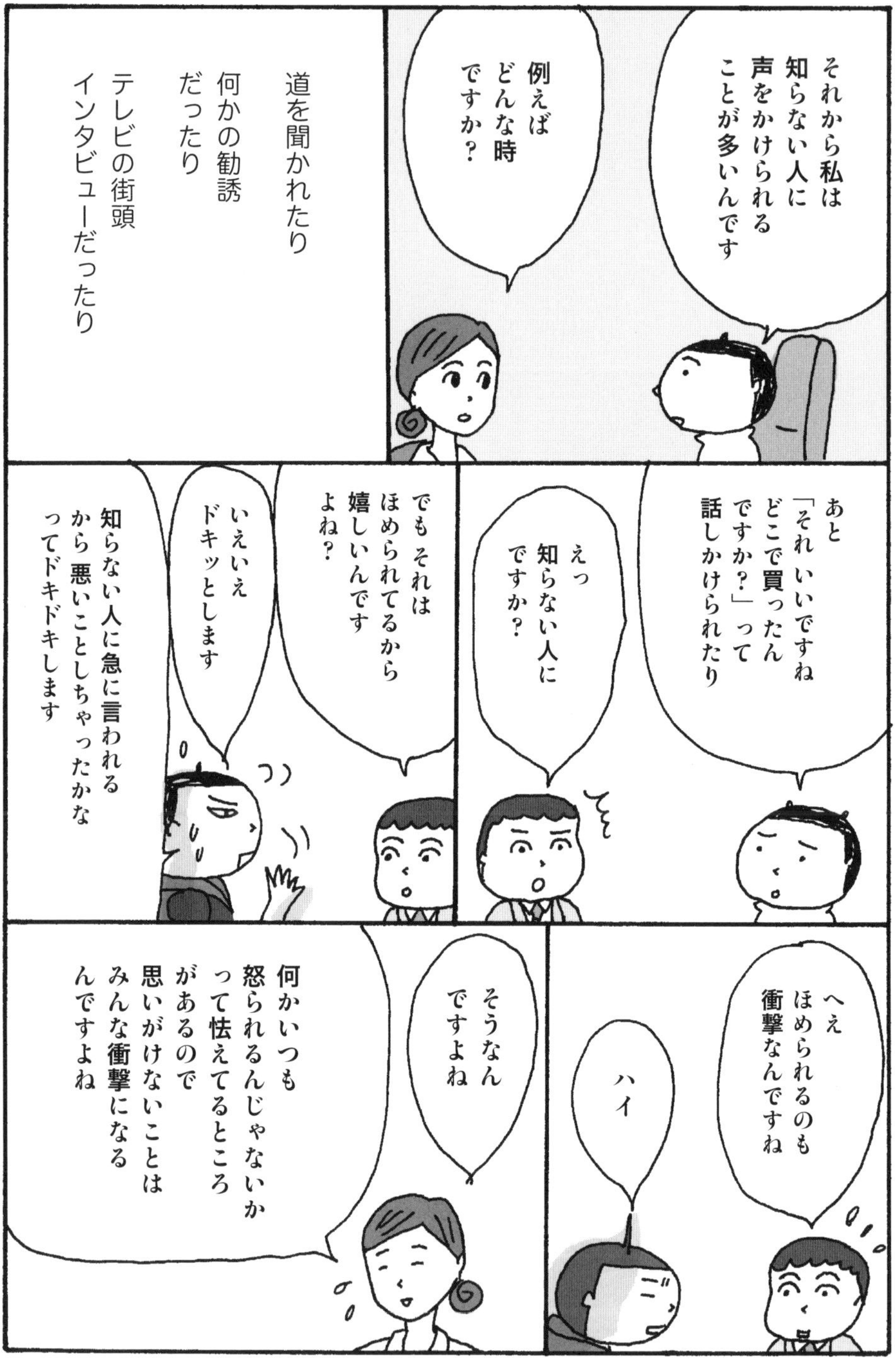
それから私は知らない人に声をかけられることが多いんです
例えばどんな時ですか？
道を聞かれたり何かの勧誘だったりテレビの街頭インタビューだったり
あと「それ いいですねどこで買ったんですか？」って話しかけられたり
えっ知らない人にですか？
でも それはほめられてるから嬉しいんですよね？
いえいえドキッとします
知らない人に急に言われるから悪いことしちゃったかなってドキドキします
へぇほめられるのも衝撃なんですね
ハイ
そうなんですよね
何かいつも怒られるんじゃないかって怯えてるところがあるので思いがけないことはみんな衝撃になるんですよね

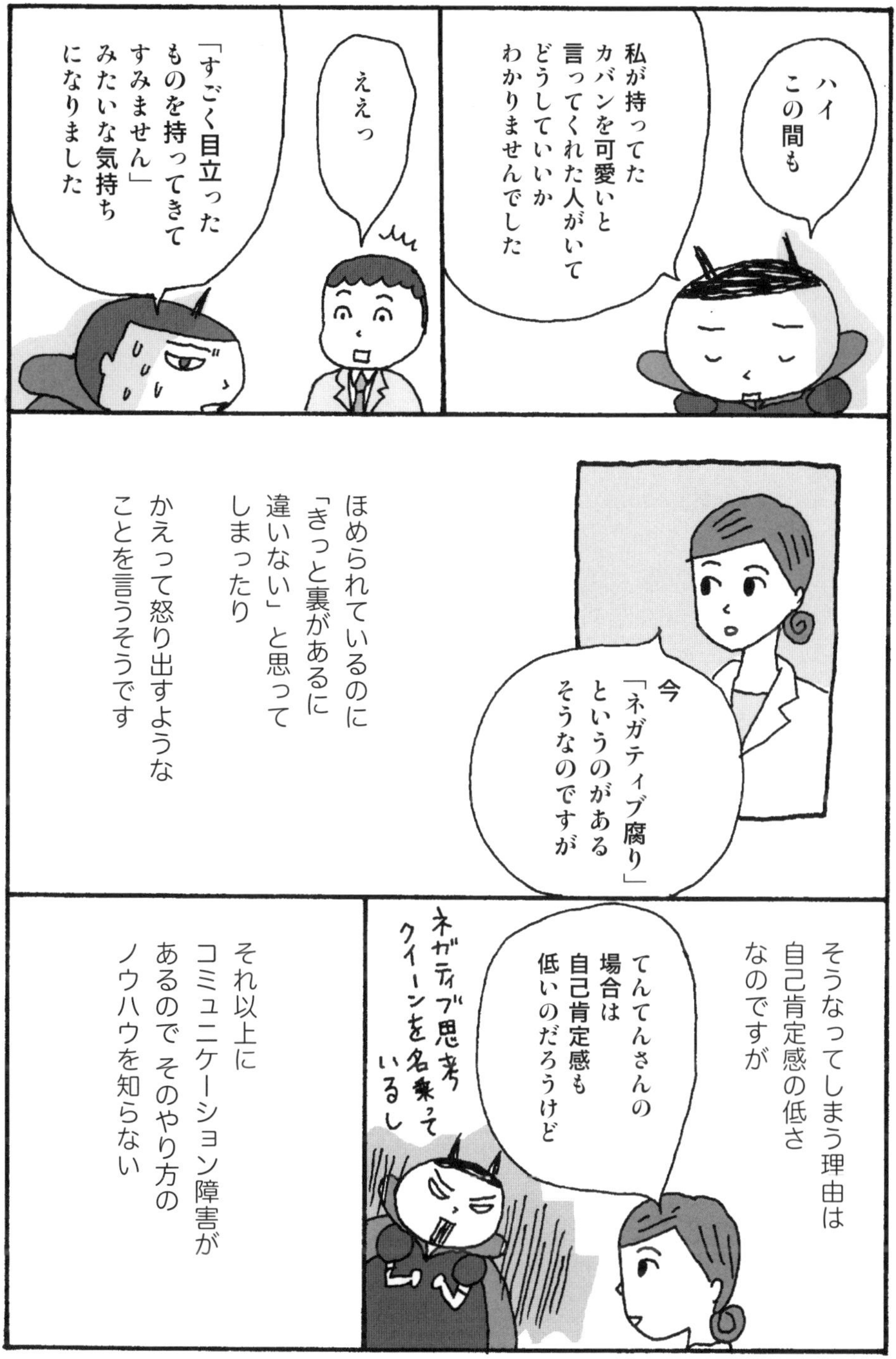
ハイ この間も
私が持ってたカバンを可愛いと言ってくれた人がいてどうしていいかわかりませんでした
ええっ
「すごく目立ったものを持ってきてすみません」みたいな気持ちになりました
今「ネガティブ腐り」というのがあるそうなのですが
ほめられているのに「きっと裏があるに違いない」と思ってしまったり かえって怒り出すようなことを言うそうです
そうなってしまう理由は自己肯定感の低さなのですが
てんてんさんの場合は自己肯定感も低いのだろうけど
ネガティブ思考クイーンを名乗っているし
それ以上にコミュニケーション障害があるので そのやり方のノウハウを知らない

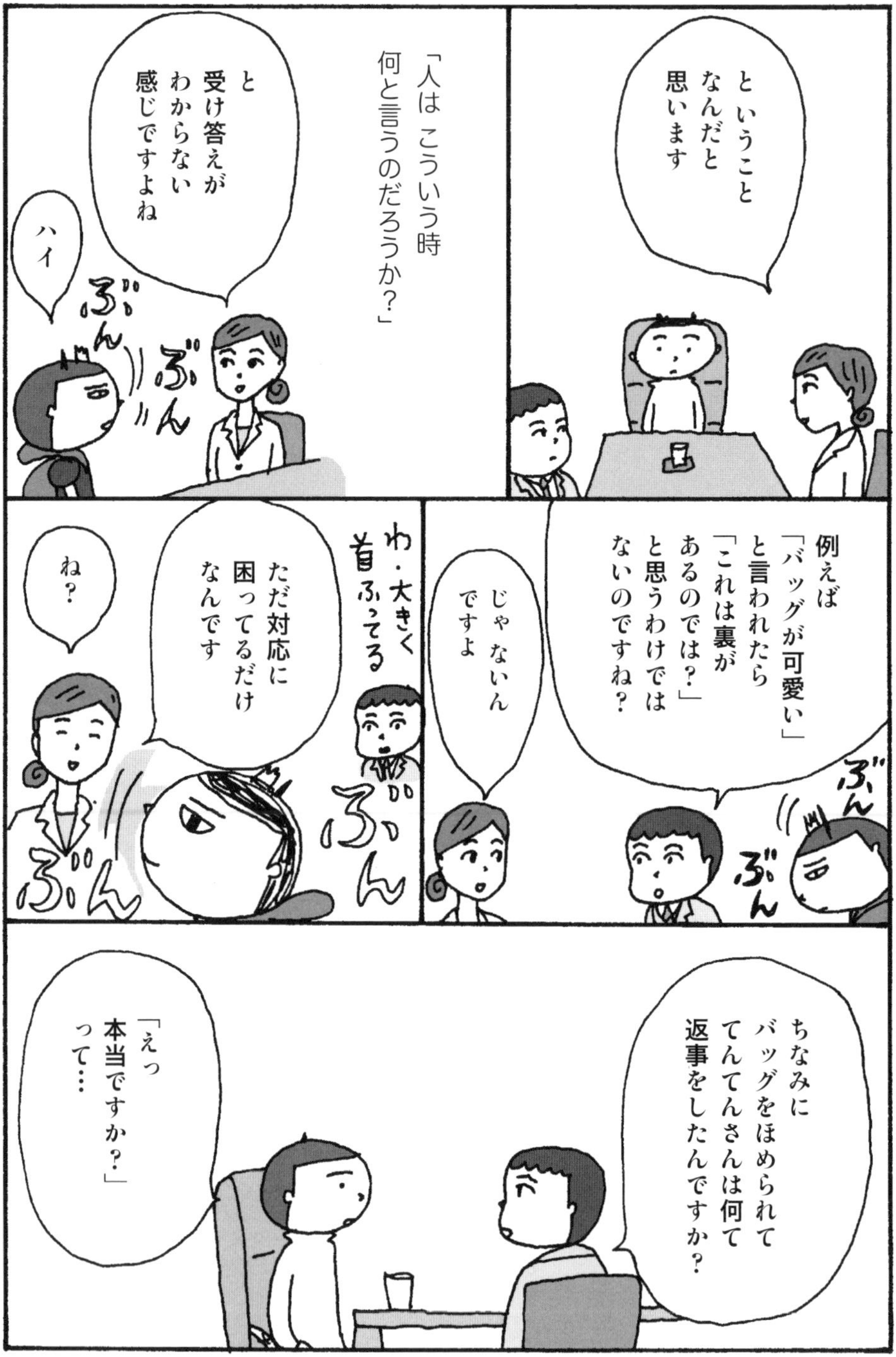

ということ
なんだと
思います
「人は こういう時
何と言うのだろうか？」
と
受け答えが
わからない
感じですよね
ハイ
ぶん
ぶん
例えば
「バッグが可愛い」
と言われたら
「これは裏が
あるのでは？」
と思うわけでは
ないのですね？
じゃないん
ですよ
ぶん
ぶん
わ・大きく
首ふってる
ただ対応に
困ってるだけ
なんです
ね？
ぶん
ぶん
ちなみに
バッグをほめられて
てんてんさんは何て
返事をしたんですか？
「えっ
本当ですか？」
って…

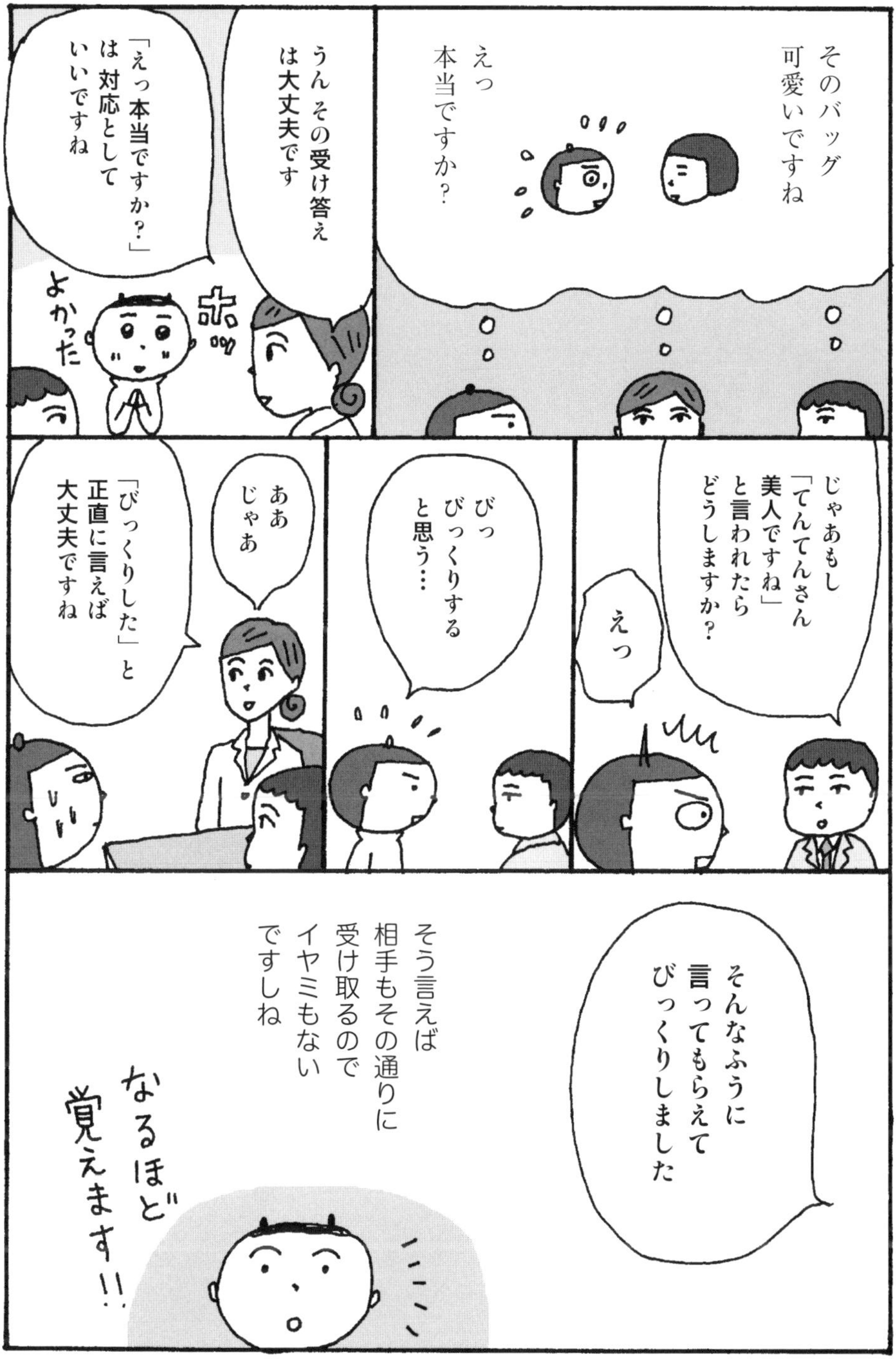
そのバッグ可愛いですね
えっ本当ですか？
うん その受け答えは大丈夫です
「えっ本当ですか？」は対応としていいですね
ホッ
よかった
じゃあもし「てんてんさん美人ですね」と言われたらどうしますか？
えっ
びっ びっくりすると思う…
ああ じゃあ
「びっくりした」と正直に言えば大丈夫ですね
そんなふうに言ってもらえてびっくりしました
そう言えば相手もその通りに受け取るのでイヤミもないですね
なるほど覚えます!!

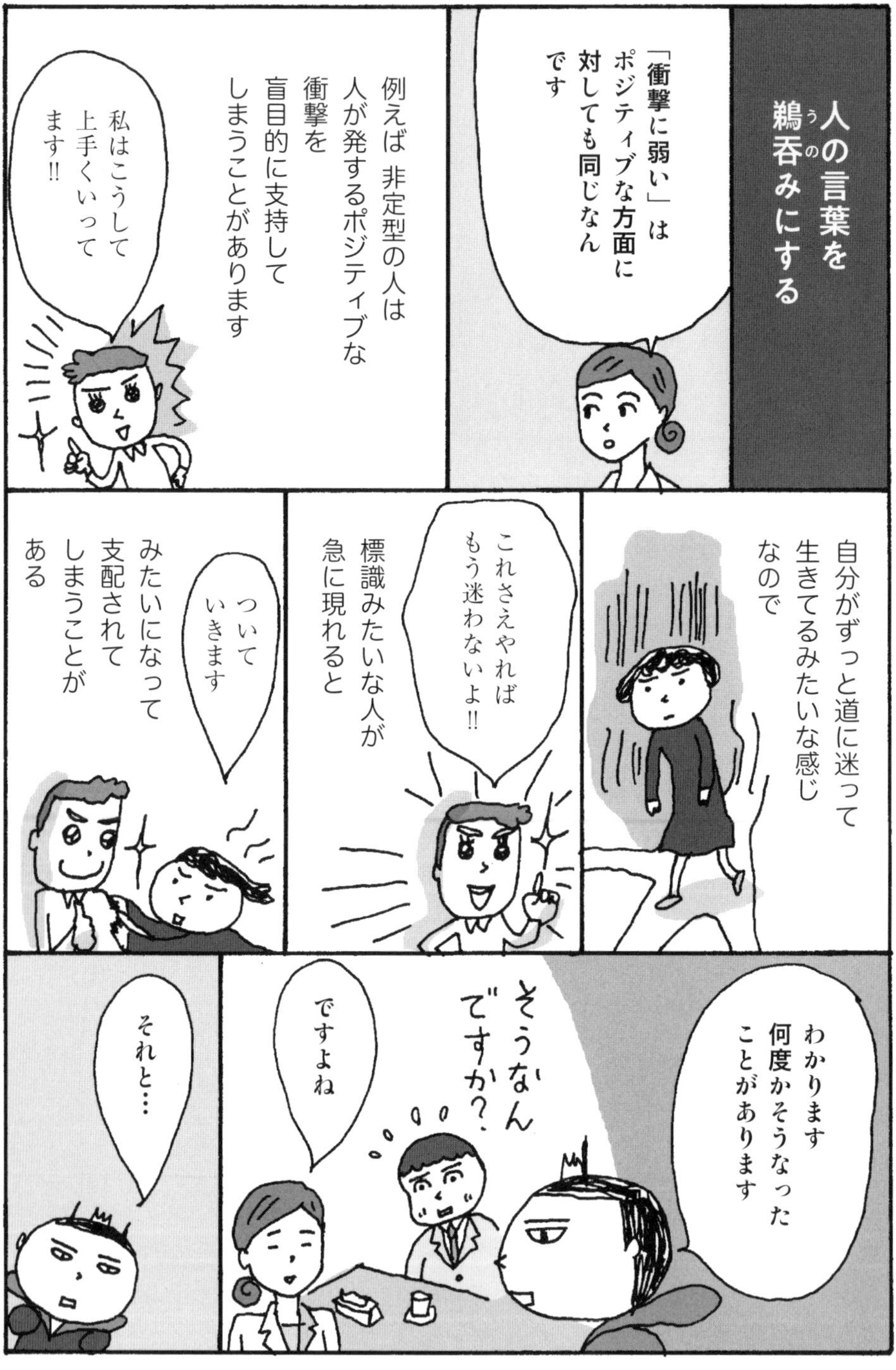
人の言葉を鵜《う》呑《の》みにする
「衝撃に弱い」はポジティブな方面に対しても同じなんです
例えば 非定型の人は人が発するポジティブな衝撃を盲目的に支持してしまうことがあります
私はこうして上手くいってます!!
自分がずっと道に迷って生きてるみたいな感じなので
これさえやればもう迷わないよ!!
標識みたいな人が急に現れると
ついていきます
みたいになって支配されてしまうことがある
わかります何度かそうなったことがあります
そうなんですか?
ですよね
それと…

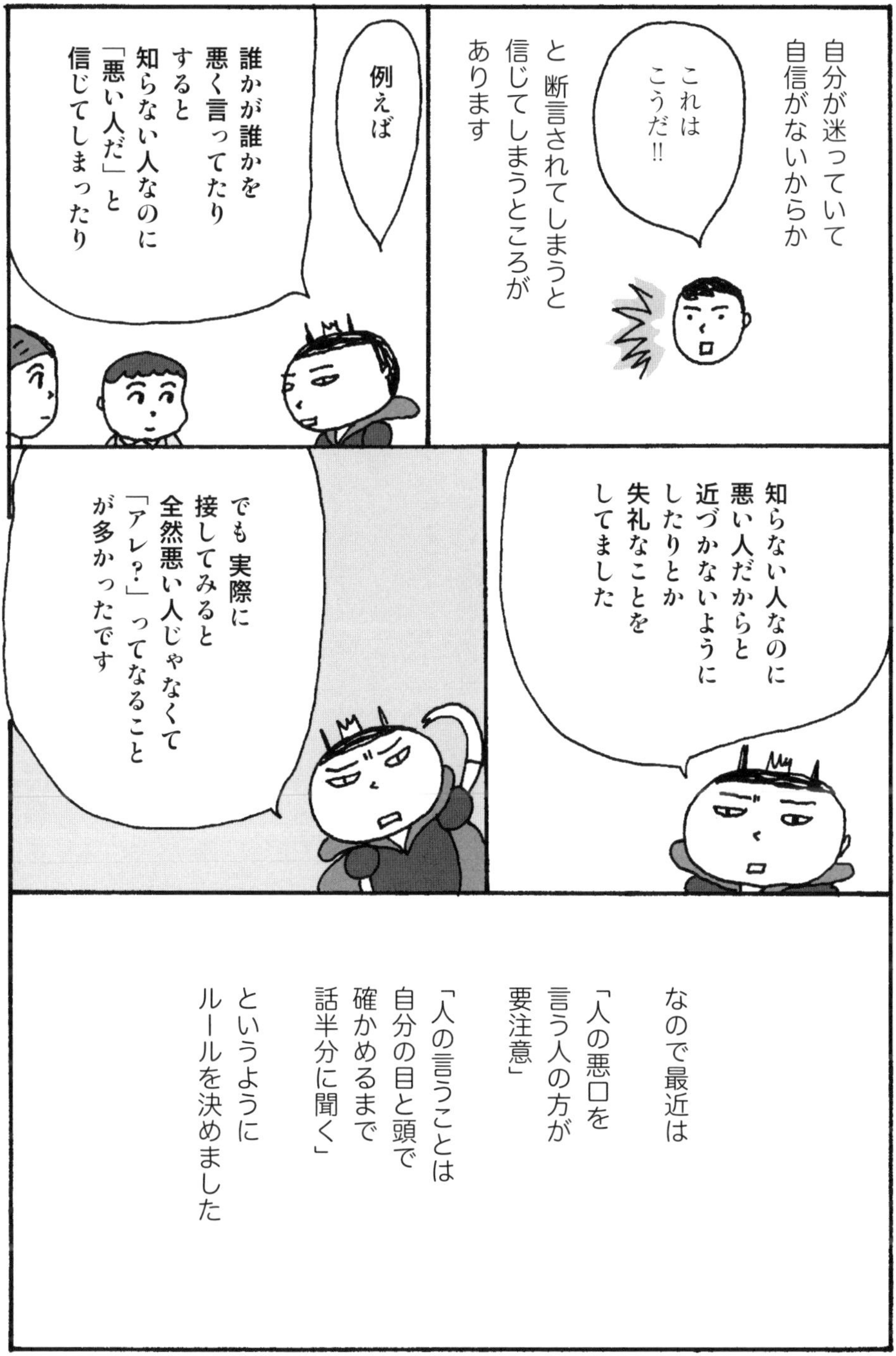

自分が迷っていて
自信がないからか
これはこうだ!!
と断言されてしまうと
信じてしまうところが
あります
例えば
誰かが誰かを悪く言ってたりすると知らない人なのに「悪い人だ」と信じてしまったり
知らない人なのに悪い人だからと近づかないようにしたりとか失礼なことをしてました
でも実際に接してみると全然悪い人じゃなくて「アレ？」ってなることが多かったです
なので最近は
「人の悪口を言う人の方が要注意」
「人の言うことは自分の目と頭で確かめるまで話半分に聞く」
というようにルールを決めました

column 6

衝撃

ＡＳＤタイプの人には、「衝撃に弱い」という特徴があります。ＡＳＤタイプは、予定通りに進まないことに非常な不快を感じますが、それが「衝撃」という、びっくりさせる形で表れるとほとんどパニックになります。非常に反撃的な態度をとる人もいますし、寝込んでしまう人もいます。その表現型はひとそれぞれなのですが、ＡＳＤタイプの人でも、ＡＤＨＤタイプの人でも、「注意の部屋に一つのことしか入らない」という説明で、多くの方が納得してくださいます。

誰にとっても衝撃は衝撃です。でも、定型発達では、注意の部屋に他の要素も入っているので、衝撃を乗り越えるにはどうしたらよいのだろうか、とか、なぜ衝撃的なことが起こってしまったのか、などを考え、乗り越えていこうとします。

注意の部屋が一つしかないと、「衝撃！」で頭がいっぱいになってしまうのです。そしてこれもＡＳＤタイプの方の特徴なのですが、「なぜそういうことが起こったのか」を話して衝撃を和らげるように働きかけても、かえって本人がパニックになってしまう、ということが起こります。そして攻撃的な反論をしてきたり、相手の人格を否定するようなひどいことを言ってくる場合もあります。

ＡＳＤの方の「衝撃」は、うまく理屈で説明しても、基本的にはあまり変わりません。むしろ、「奇襲を受けた！」とばかりに恐怖と怒りに駆られている人に、さらなる説得はさらなる「奇襲」になってしまうので、よけいパニックにしてしまうこともあります。

ＡＳＤの方の場合、案外この辺は物理的で、時間を待つしかない、ということがほとんどです。ただでさえ「人はこういうことをするとこう思うだろう」の想像力が足りないので、対人関係のトラブルは、ＡＳＤの人にとっては「藪から蛇」なのです。それを「蒸し返して」また嫌な思いにさせるつもりか、というような態度に出ます。

ですから、本人が落ち着くまで、数時間～数日待ってあげること。そのうえで、まるで違うテーマで、本人が喜びそうなことから話を始めるとよいでしょう。もちろん「この前はなんで……！」という思いが強くて当たり前ですが、「蒸し返し」によるＡＳＤのパニックについては、無難に取り組んでいくのが一番です。

（水島）

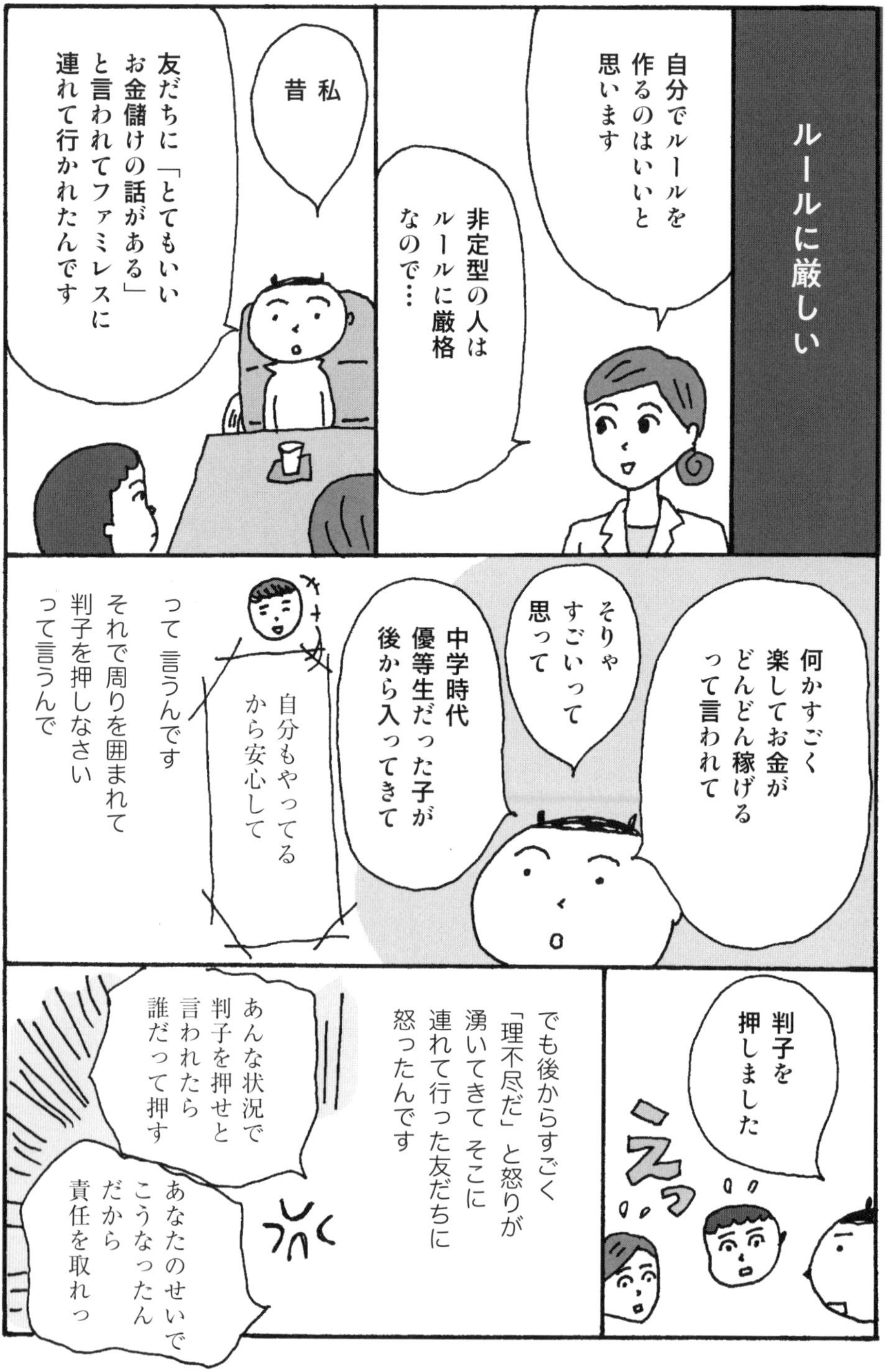
ルールに厳しい
自分でルールを作るのはいいと思います
非定型の人はルールに厳格なので…
私 昔
友だちに「とてもいいお金儲けの話がある」と言われてファミレスに連れて行かれたんです
何かすごく楽してお金がどんどん稼げるって言われて
そりゃすごいって思って
中学時代優等生だった子が後から入ってきて
自分もやってるから安心して
って言うんです
それで周りを囲まれて判子を押しなさいって言うんで
判子を押しました
えっ
でも後からすごく「理不尽だ」と怒りが湧いてきて そこに連れて行った友だちに怒ったんです
あんな状況で判子を押せと言われたら誰だって押す
あなたのせいでこうなったんだから責任を取れっ

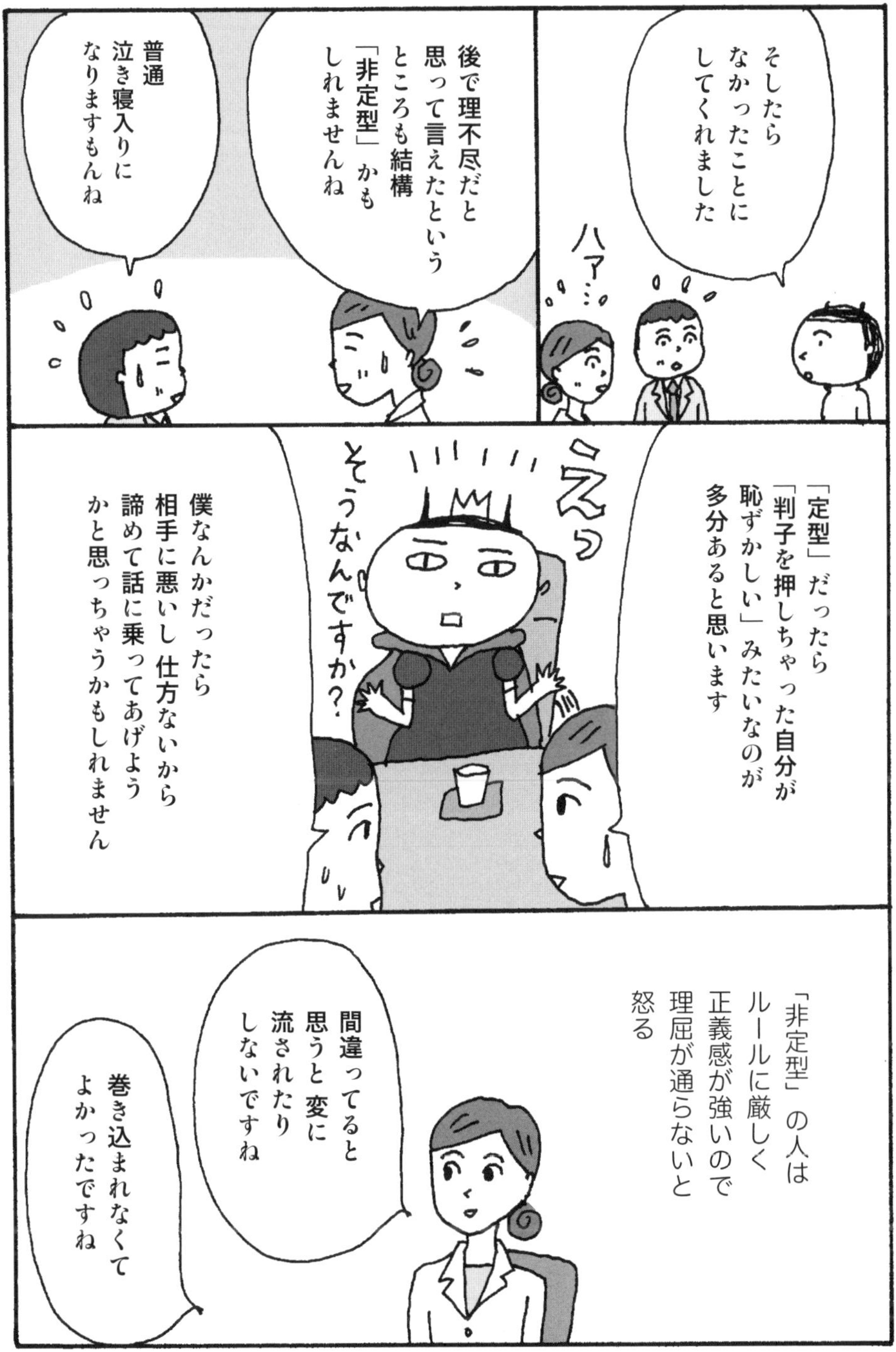
そしたら なかったことに してくれました
ハア
後で理不尽だと 思って言えたという ところも結構 「非定型」かも しれませんね
普通 泣き寝入りに なりますもんね
「定型」だったら 「判子を押しちゃった自分が 恥ずかしい」みたいなのが 多分あると思います
えっ
そうなんですか？
僕なんかだったら 相手に悪いし 仕方ないから 諦めて話に乗ってあげよう かと思っちゃうかもしれません
「非定型」の人は ルールに厳しく 正義感が強いので 理屈が通らないと 怒る
間違ってると 思うと変に 流されたり しないですね
巻き込まれなくて よかったですね

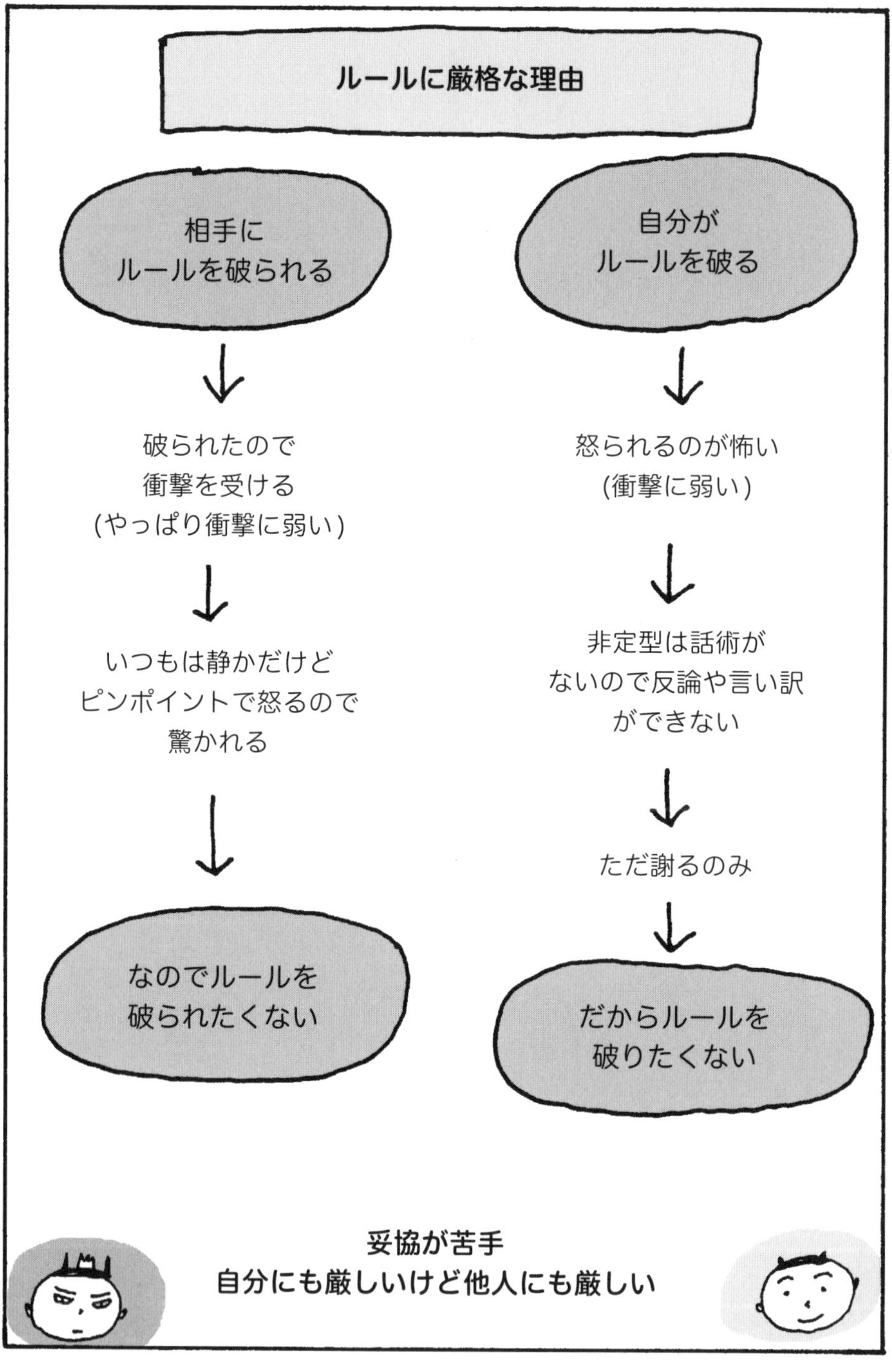
ルールに厳格な理由
相手に
ルールを破られる
破られたので
衝撃を受ける
(やっぱり衝撃に弱い)
いつもは静かだけど
ピンポイントで怒るので
驚かれる
なのでルールを
破られたくない
自分が
ルールを破る
怒られるのが怖い
(衝撃に弱い)
非定型は話術が
ないので反論や言い訳
ができない
ただ謝るのみ
だからルールを
破りたくない
妥協が苦手
自分にも厳しいけど他人にも厳しい

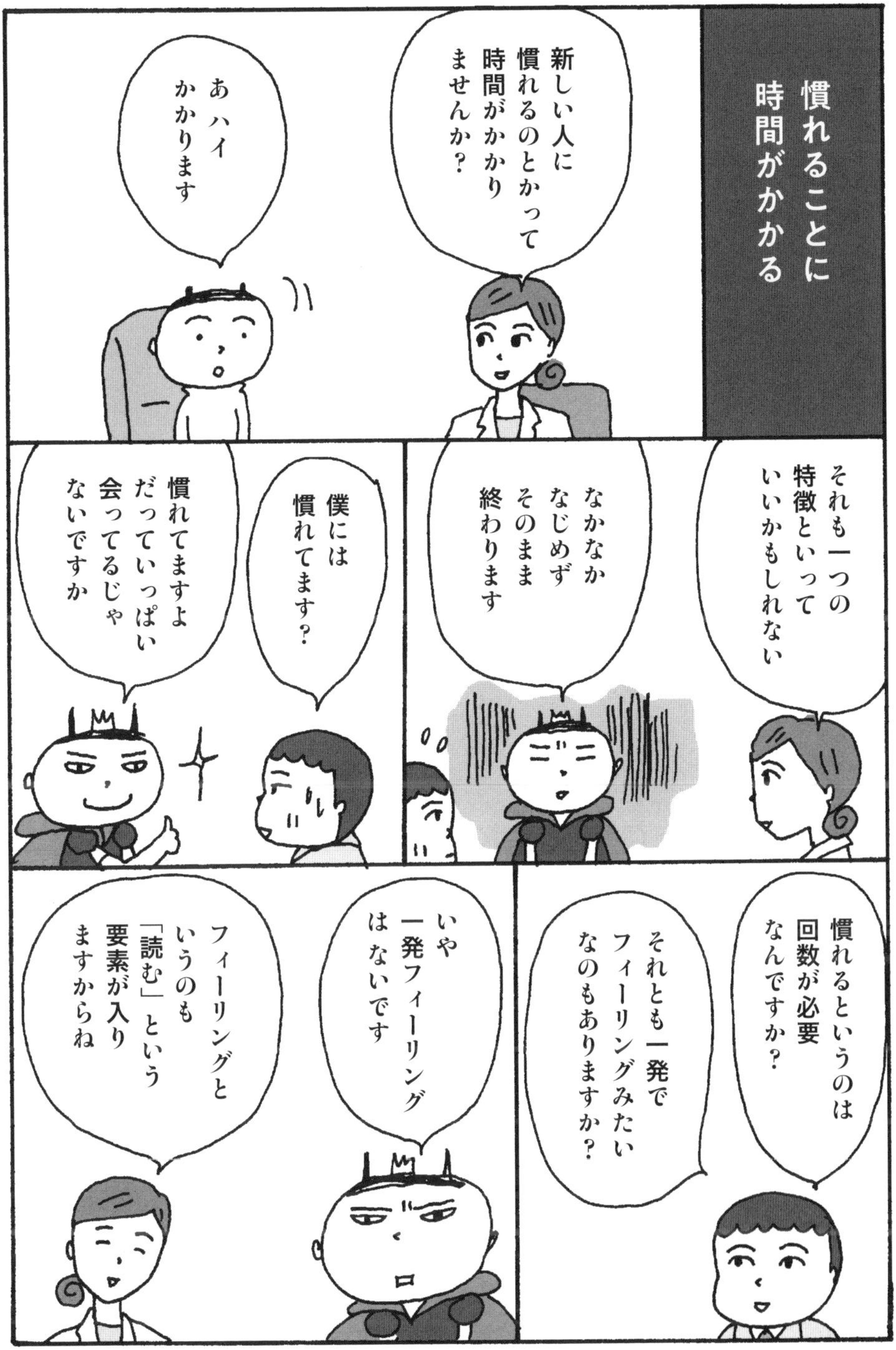
慣れることに時間がかかる
新しい人に慣れるのとかって時間がかかりませんか？
あハイかかります
それも一つの特徴といっていいかもしれない
なかなかなじめずそのまま終わります
僕には慣れてます？
慣れてますよだっていっぱい会ってるじゃないですか
慣れるというのは回数が必要なんですか？
それとも一発でフィーリングみたいなのもありますか？
いや一発フィーリングはないです
フィーリングというのも「読む」という要素が入りますからね

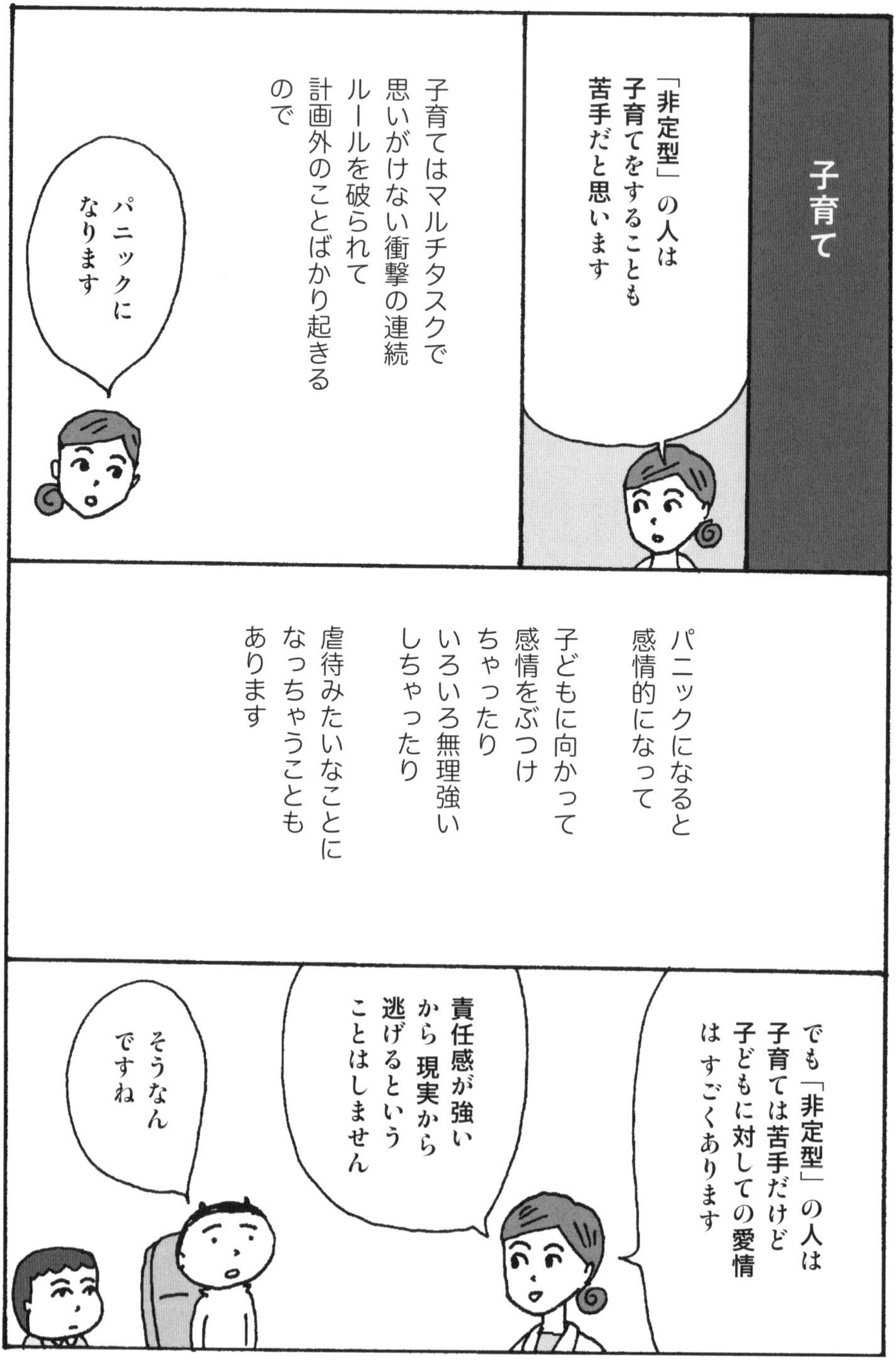
子育て
「非定型」の人は子育てをすることも苦手だと思います
子育てはマルチタスクで思いがけない衝撃の連続ルールを破られて計画外のことばかり起きるので
パニックになります
パニックになると感情的になって子どもに向かって感情をぶつけちゃったりいろいろ無理強いしちゃったり虐待みたいなことになっちゃうこともあります
でも「非定型」の人は子育ては苦手だけど子どもに対しての愛情はすごくあります
責任感が強いから 現実から逃げるということはしません
そうなんですね

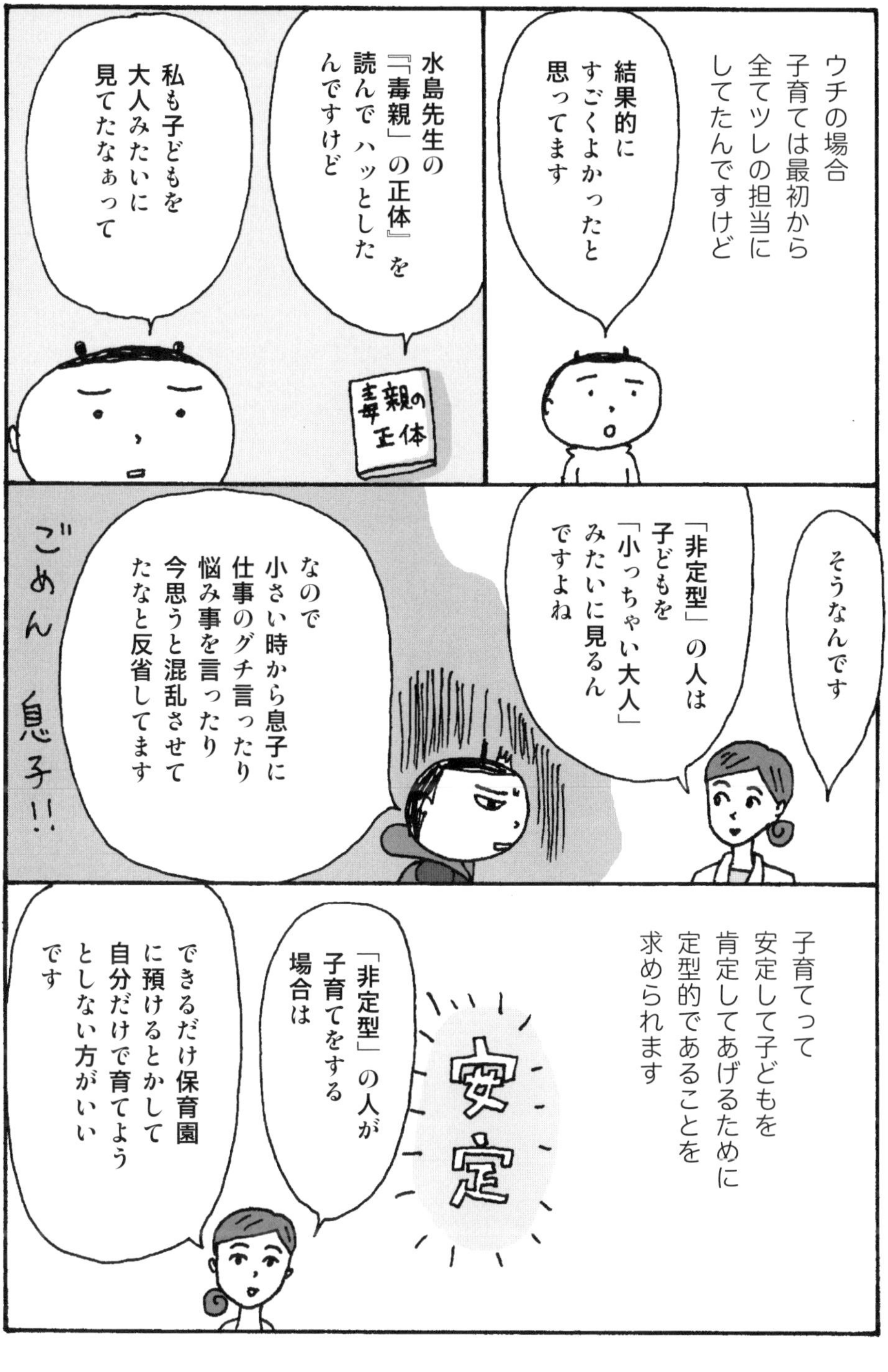
ウチの場合子育ては最初から全てツレの担当にしてたんですけど
結果的にすごくよかったと思ってます
水島先生の『「毒親」の正体』を読んでハッとしたんですけど
毒親の正体
私も子どもを大人みたいに見てたなぁって
そうなんです
「非定型」の人は子どもを「小っちゃい大人」みたいに見るんですよね
なので小さい時から息子に仕事のグチ言ったり悩み事を言ったり今思うと混乱させてたなと反省してます
ごめん息子!!
子育てって安定して子どもを肯定してあげるために定型的であることを求められます
安定
「非定型」の人が子育てをする場合は
できるだけ保育園に預けるとかして自分だけで育てようとしない方がいいです

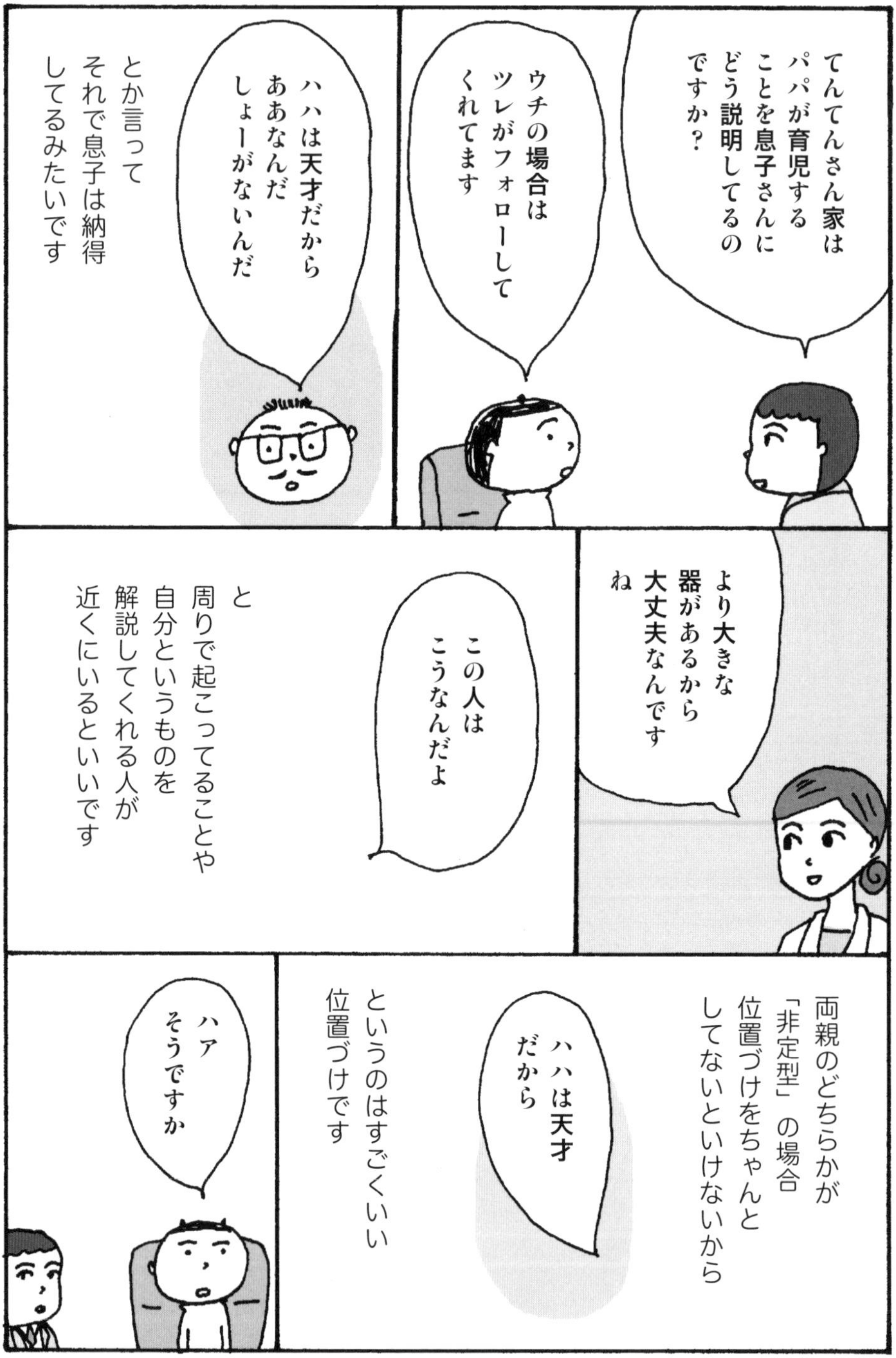
てんてんさん家はパパが育児することを息子さんにどう説明してるのですか？
ウチの場合はツレがフォローしてくれてます
ハハは天才だからああなんだしょーがないんだ
とか言ってそれで息子は納得してるみたいです
より大きな器があるから大丈夫なんですね
この人はこうなんだよ
と周りで起こってることや自分というものを解説してくれる人が近くにいるといいです
両親のどちらかが「非定型」の場合位置づけをちゃんとしてないといけないから
ハハは天才だから
というのはすごくいい位置づけです
ハア そうですか

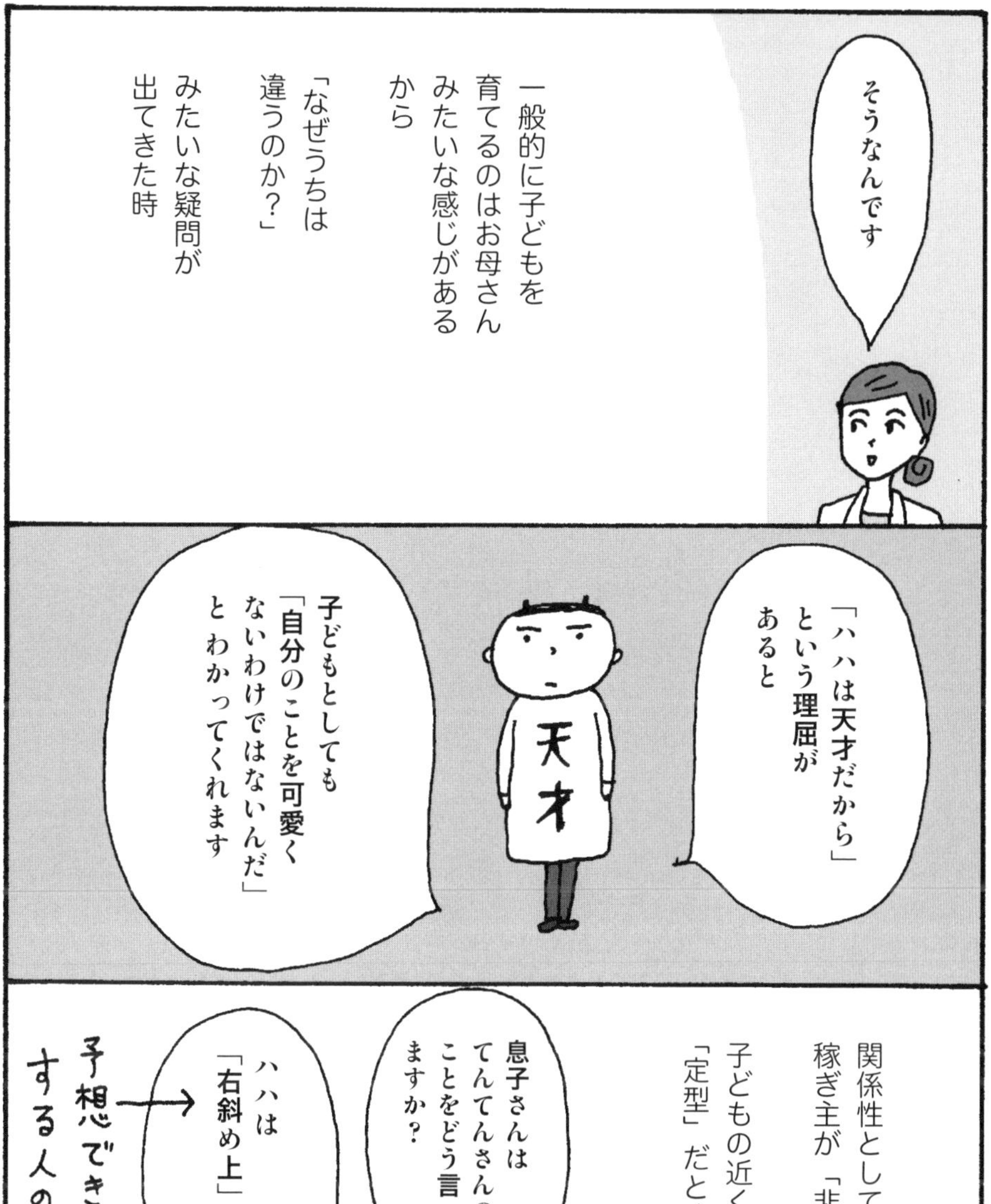
そうなんです
一般的に子どもを育てるのはお母さんみたいな感じがあるから「なぜうちは違うのか？」みたいな疑問が出てきた時
「ハハは天才だから」という理屈があると
天才
子どもとしても「自分のことを可愛くないわけではないんだ」とわかってくれます
関係性としては稼ぎ主が「非定型」子どもの近くにいる人が「定型」だとすごくいいです
息子さんはてんてんさんのことをどう言ってますか？
ハハは「右斜め上」だと…
予想できない行動をする人のことらしい

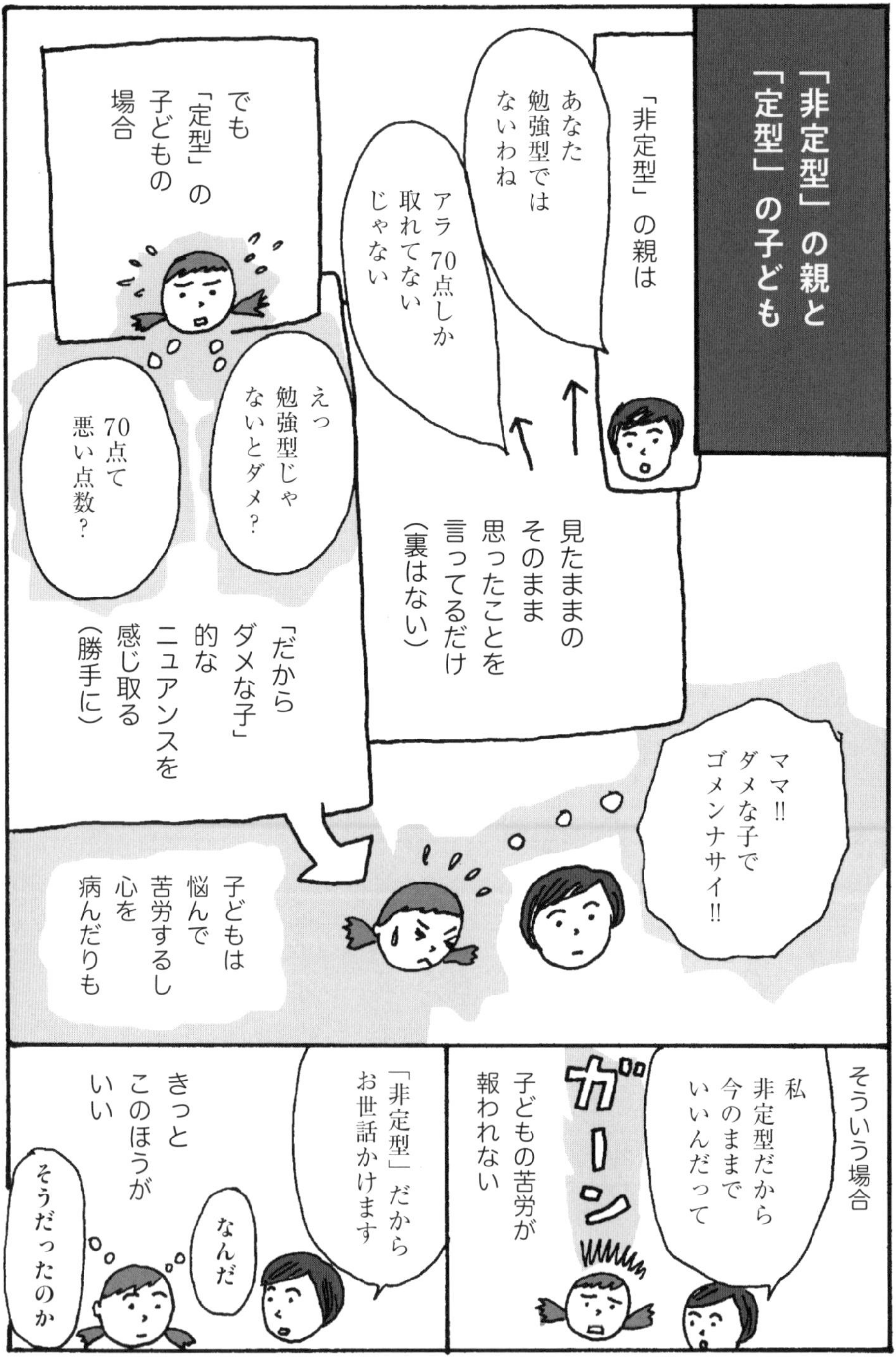
「非定型」の親と「定型」の子ども
「非定型」の親は
あなた勉強型ではないわね
アラ70点しか取れてないじゃない
見たままのそのまま思ったことを言ってるだけ（裏はない）
でも「定型」の子どもの場合
えっ勉強型じゃないとダメ？
70点て悪い点数？
「だからダメな子」的なニュアンスを感じ取る（勝手に）
ママ!! ダメな子でゴメンナサイ!!
子どもは悩んで苦労するし心を病んだりも
そういう場合
私非定型だから今のままでいいんだって
ガーン
子どもの苦労が報われない
「非定型」だからお世話かけます
なんだ
きっとこのほうがいい
そうだったのか

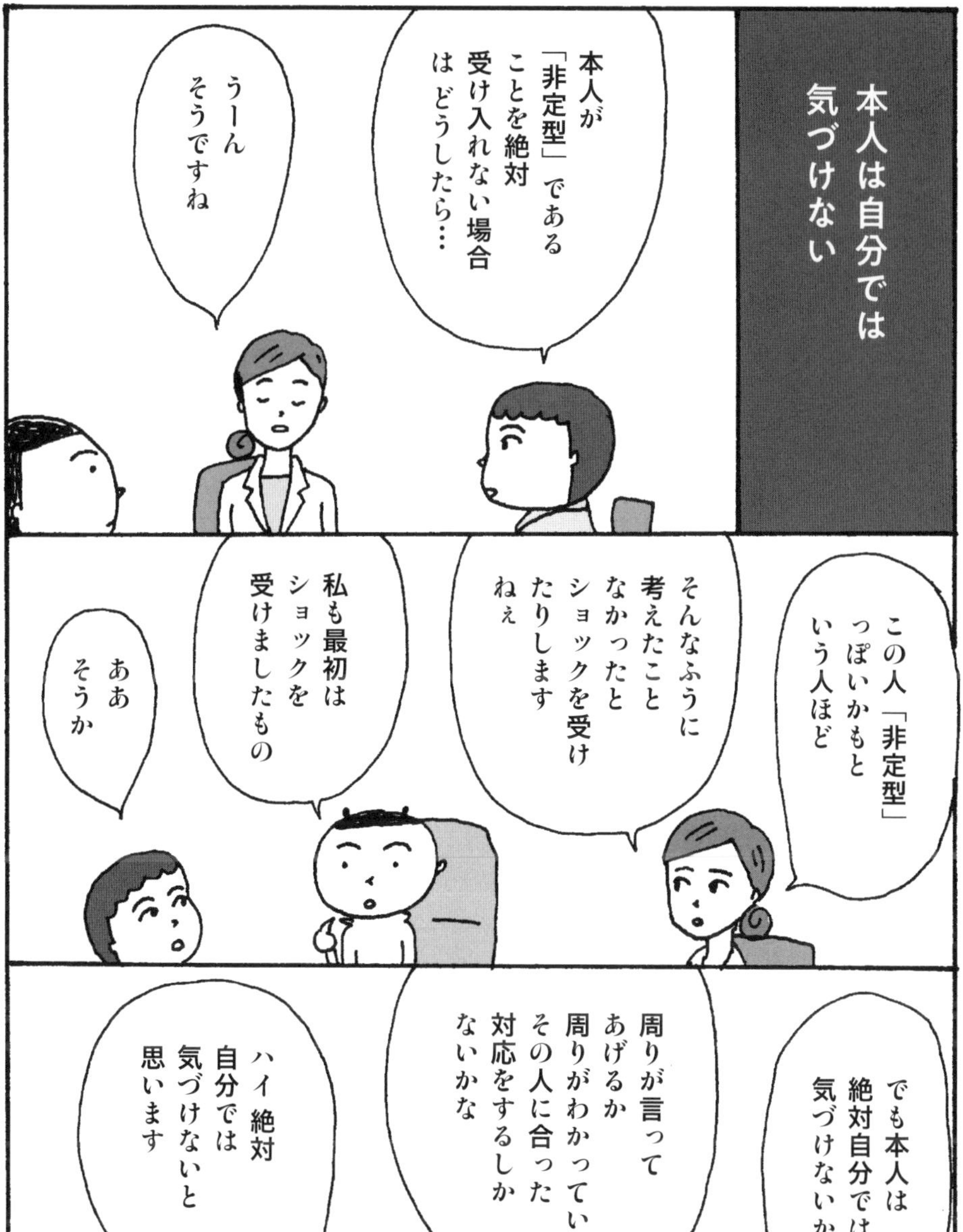
本人は自分では気づけない
本人が「非定型」であることを絶対受け入れない場合は どうしたら…
うーん そうですね
この人「非定型」っぽいかもという人ほど
そんなふうに考えたことなかったとショックを受けたりしますねぇ
私も最初はショックを受けましたもの
ああ そうか
でも本人は絶対自分では気づけないから
周りが言ってあげるか周りがわかっていてその人に合った対応をするしかないかな
ハイ 絶対自分では気づけないと思います

column 7

二次障害

コラム一の内容と関連しますが、非定型発達単独で精神科に相談に見える大人はほとんどいません。多くの方が、非定型発達を持ったまま、だんだんと高学年になり、進学し、就職していく中で、「それまでのやり方ではできなくなる」というきっかけから「二次障害」を患うことが少なくなく、「適応障害」「うつ病」「摂食障害」「強迫障害」などの診断名がついて、治療が始まることになります。あるいは、「結婚」「住宅購入」「子どもの誕生」といったおめでたいことのたびに責任の幅が広がり、どんどんパニックになって二次障害を発症する、ということもあります。

これはこれで理屈の通った話ですし、治療にいらしていただければ、少なくとも二次障害の治療はできます。また、今後、二次障害になるのをできるだけ防ぐにはどうしたらよいだろうか、というような話し合いもできます。

なお、厳密な「二次障害」とも違うのですが、ＡＳＤタイプをパートナーに持つと、情緒的交流がうまくできず、常に寂しく、抑うつ的、不安を強く感じる、などの症状に苦しむ例も少なくありません。きちんと医学的に定義づけられてはいませんが、「カサンドラ症候群」と一般に呼ばれているものは、アスペルガーのパートナーを持つ人が抱える苦しみとして、知られるようになったものです。

（水島）

第3章

非定型のトリセツ（取扱説明書）

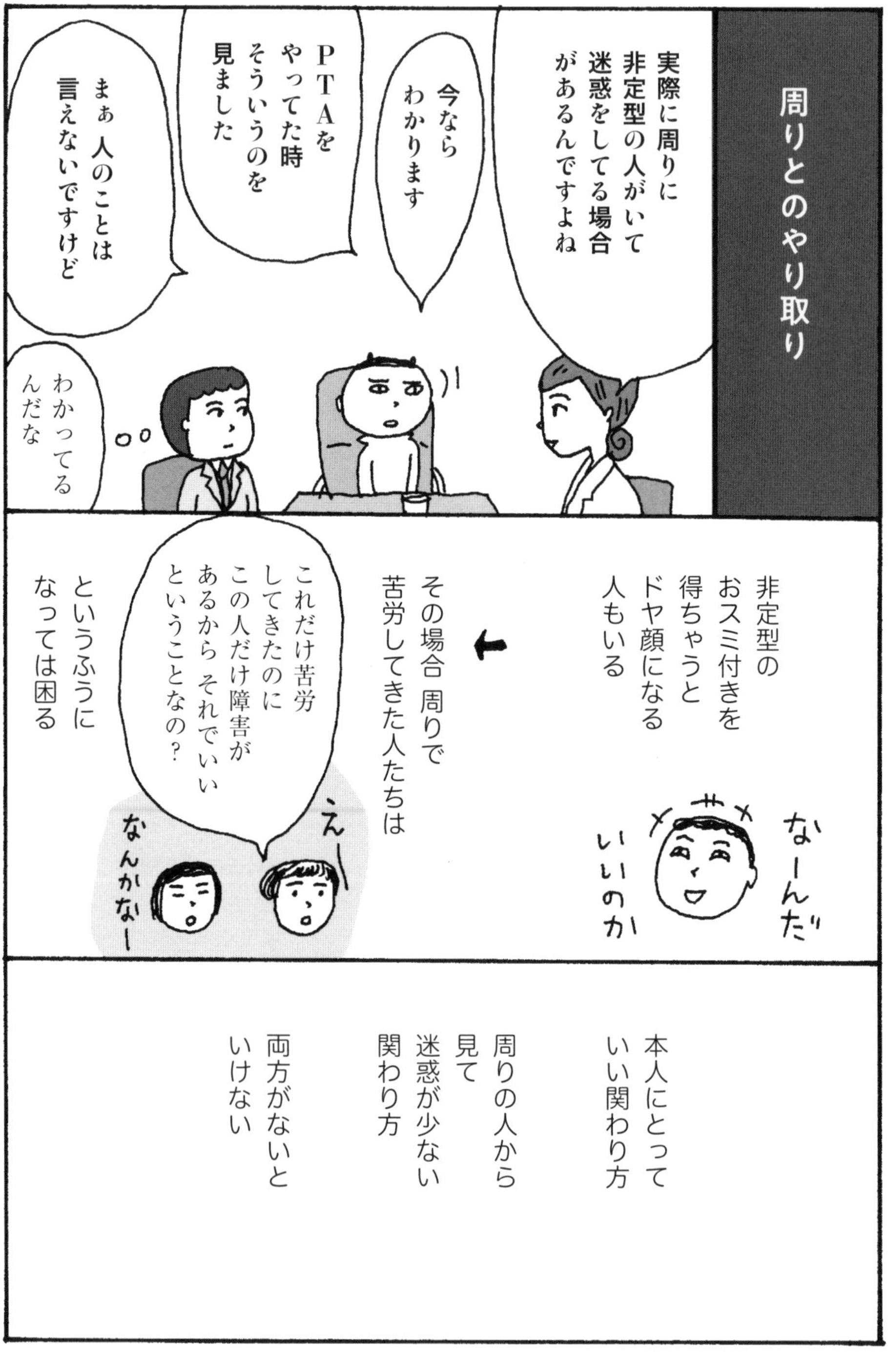
周りとのやり取り
実際に周りに非定型の人がいて迷惑をしてる場合があるんですよね
今ならわかります
PTAをやってた時そういうのを見ました
まぁ人のことは言えないですけど
わかってるんだな
非定型のおスミ付きを得ちゃうとドヤ顔になる人もいる
なーんだいいのか
その場合 周りで苦労してきた人たちは
これだけ苦労してきたのにこの人だけ障害があるから それでいいということなの？
えー
なんかなー
というふうになっては困る
本人にとっていい関わり方
周りの人から見て迷惑が少ない関わり方
両方がないといけない

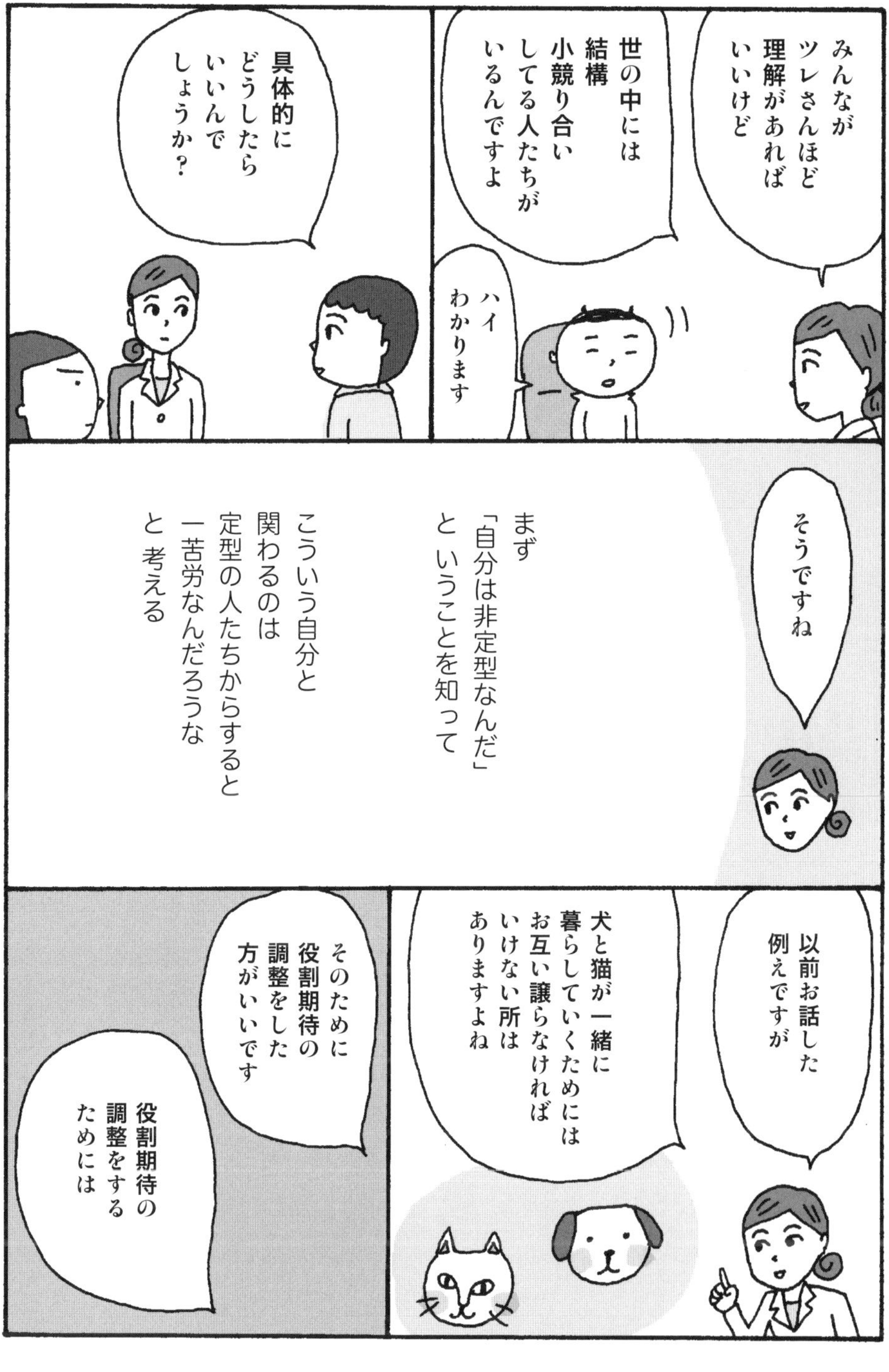
みんながツレさんほど理解があればいいけど
世の中には結構小競り合いしてる人たちがいるんですよ
ハイ わかります
具体的にどうしたらいいんでしょうか？
そうですね
まず「自分は非定型なんだ」と いうことを知って
こういう自分と関わるのは定型の人たちからすると一苦労なんだろうなと 考える
以前お話した例えですが
犬と猫が一緒に暮らしていくためにはお互い譲らなければいけない所はありますよね
そのために役割期待の調整をした方がいいです
役割期待の調整をするためには

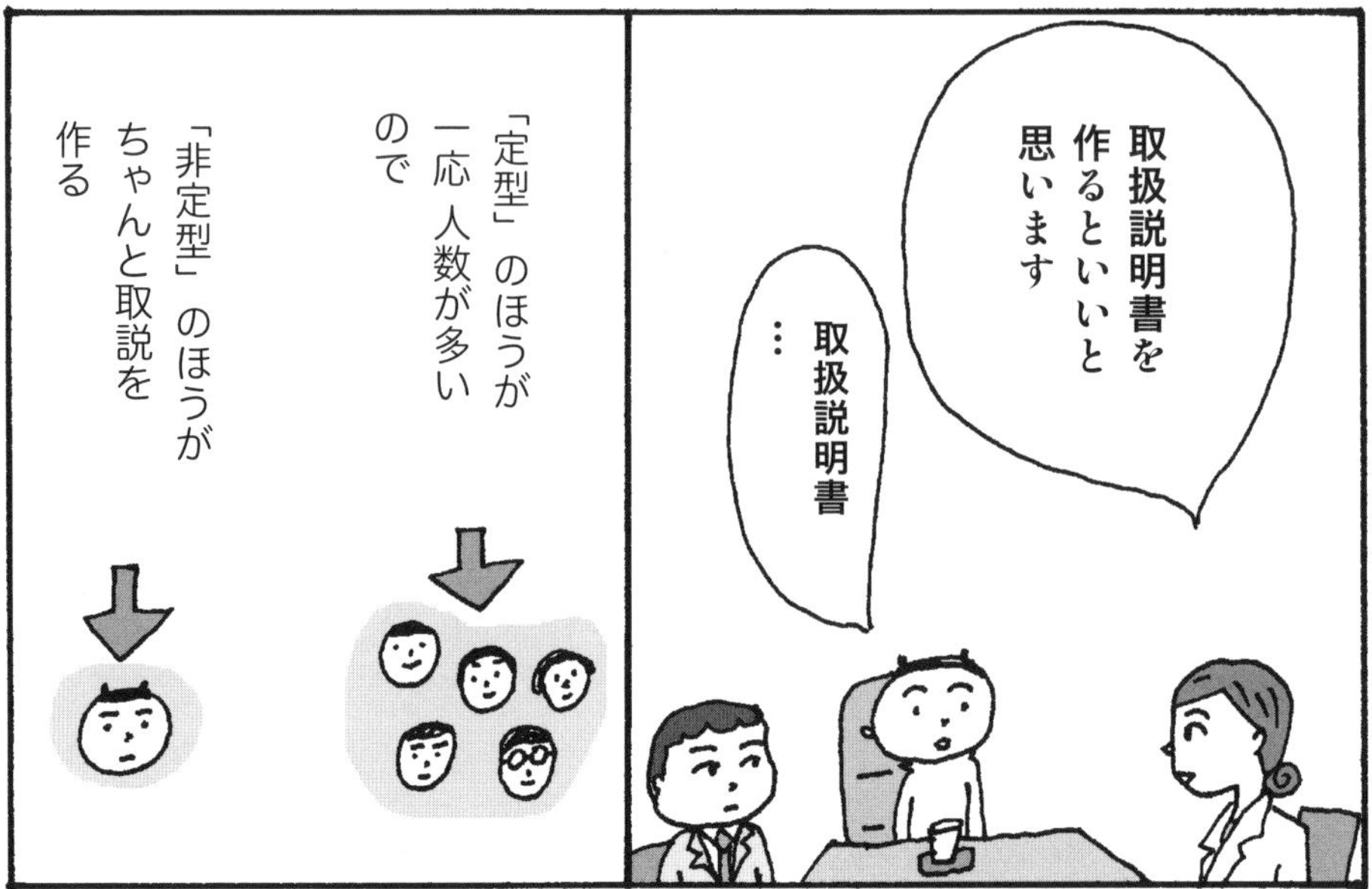
取扱説明書を
作るといいと
思います
取扱説明書
…
「定型」のほうが
一応 人数が多い
ので
「非定型」のほうが
ちゃんと取説を
作る

自分の取説を
相手に示して

「定型同士だったら
取説なしに関わるところを
取説を見た上で
関わらなければいけなくて
ご苦労様です」

という気持ちを持つ

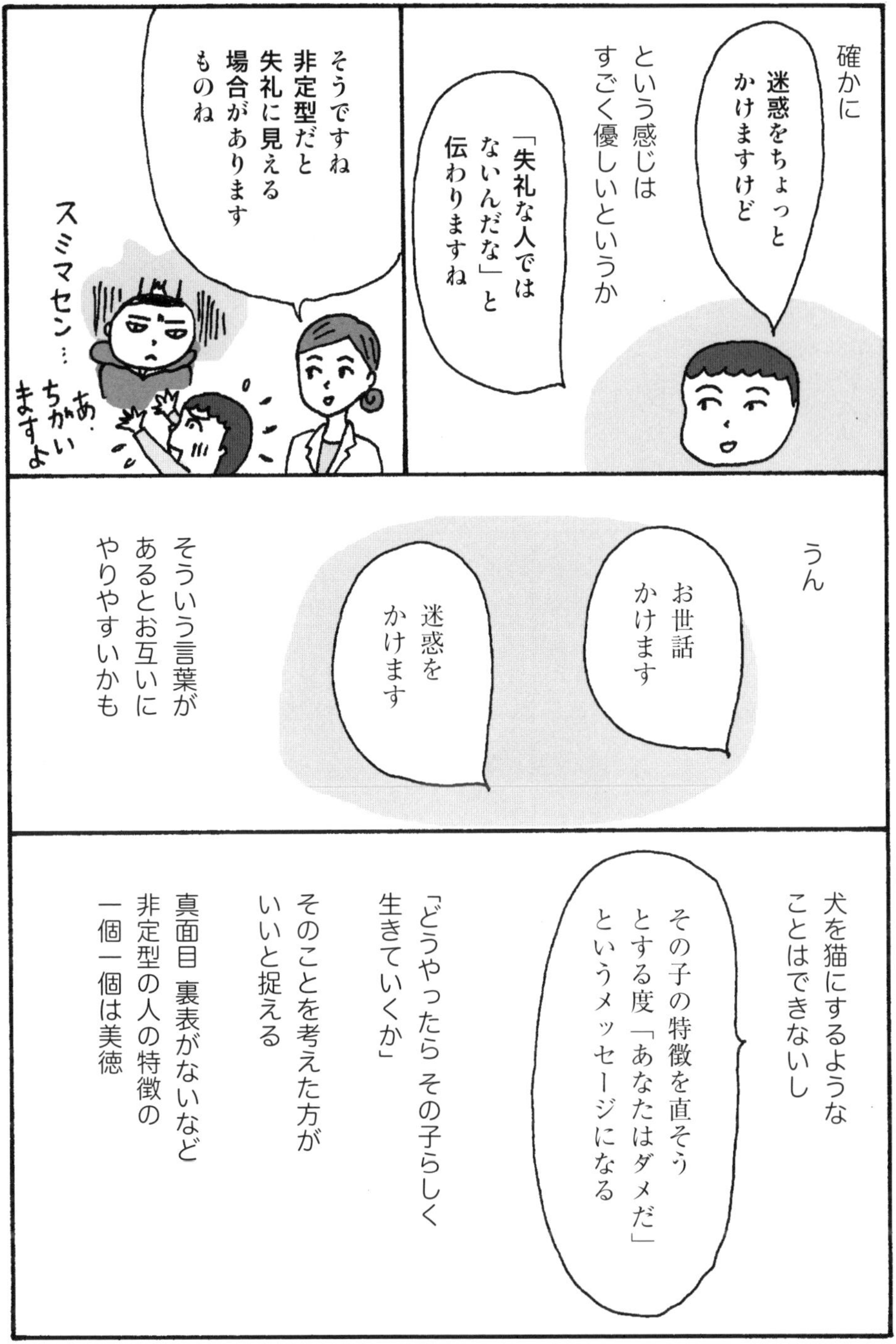
確かに
迷惑をちょっとかけますけど
という感じはすごく優しいというか
「失礼な人ではないんだな」と伝わりますね
そうですね非定型だと失礼に見える場合がありますものね
スミマセン…
あ、ちがいますよ
うん
お世話かけます
迷惑をかけます
そういう言葉があるとお互いにやりやすいかも
犬を猫にするようなことはできないし
その子の特徴を直そうとする度「あなたはダメだ」というメッセージになる
「どうやったら その子らしく生きていくか」
そのことを考えた方がいいと捉える
真面目 裏表がないなど非定型の人の特徴の一個一個は美徳

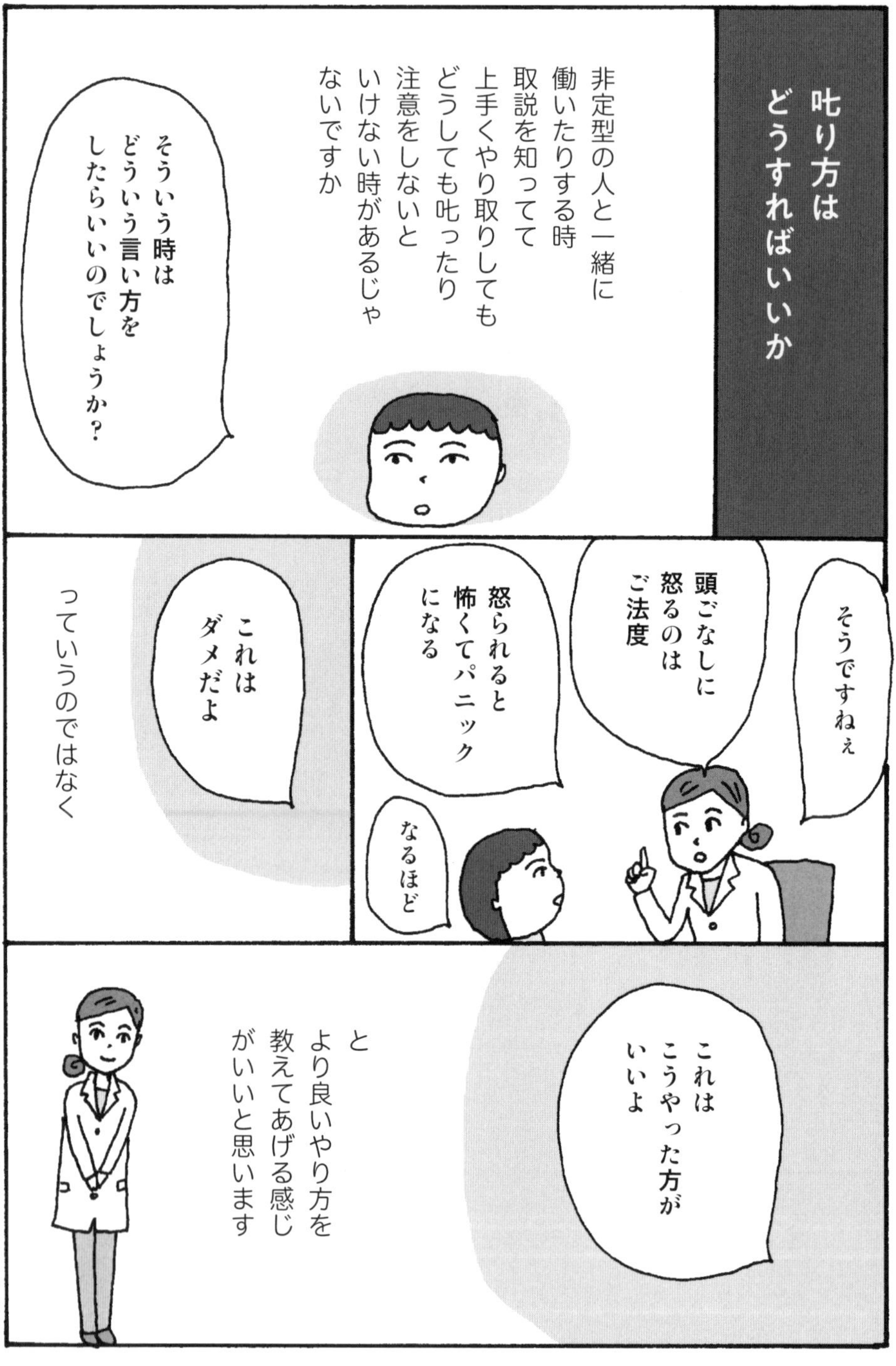
叱り方はどうすればいいか
非定型の人と一緒に働いたりする時取説を知ってて上手くやり取りしてもどうしても叱ったり注意をしないといけない時があるじゃないですか
そういう時はどういう言い方をしたらいいのでしょうか？
そうですねぇ
頭ごなしに怒るのはご法度
怒られると怖くてパニックになる
なるほど
これはダメだよ
っていうのではなく
これはこうやった方がいいよ
とより良いやり方を教えてあげる感じがいいと思います

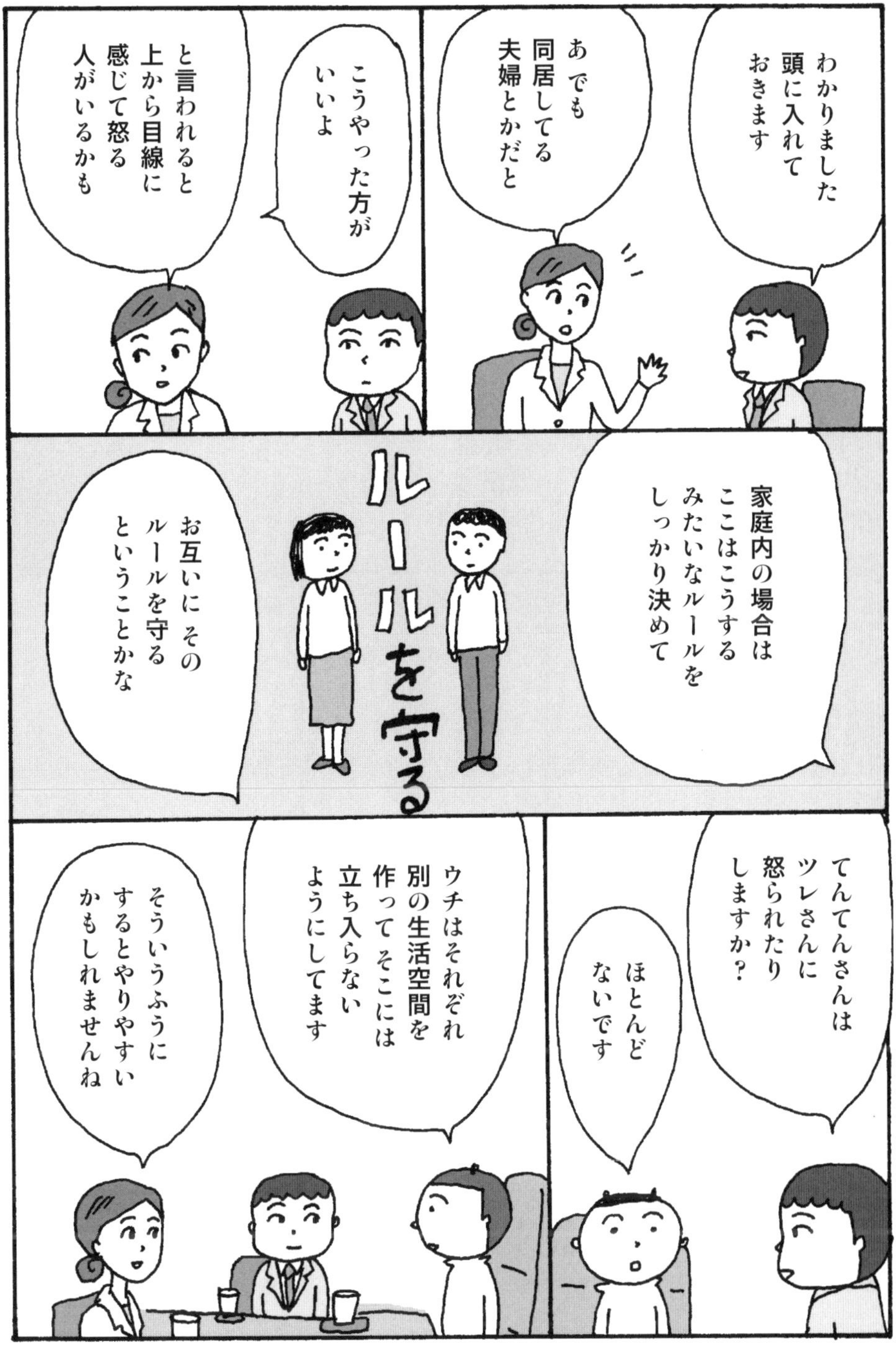
わかりました頭に入れておきます
あでも同居してる夫婦とかだと
こうやった方がいいよ
と言われると上から目線に感じて怒る人がいるかも
家庭内の場合はここはこうするみたいなルールをしっかり決めて
ルールを守る
お互いにそのルールを守るということかな
てんてんさんはツレさんに怒られたりしますか？
ほとんどないです
ウチはそれぞれ別の生活空間を作ってそこには立ち入らないようにしてます
そういうふうにするとやりやすいかもしれませんね

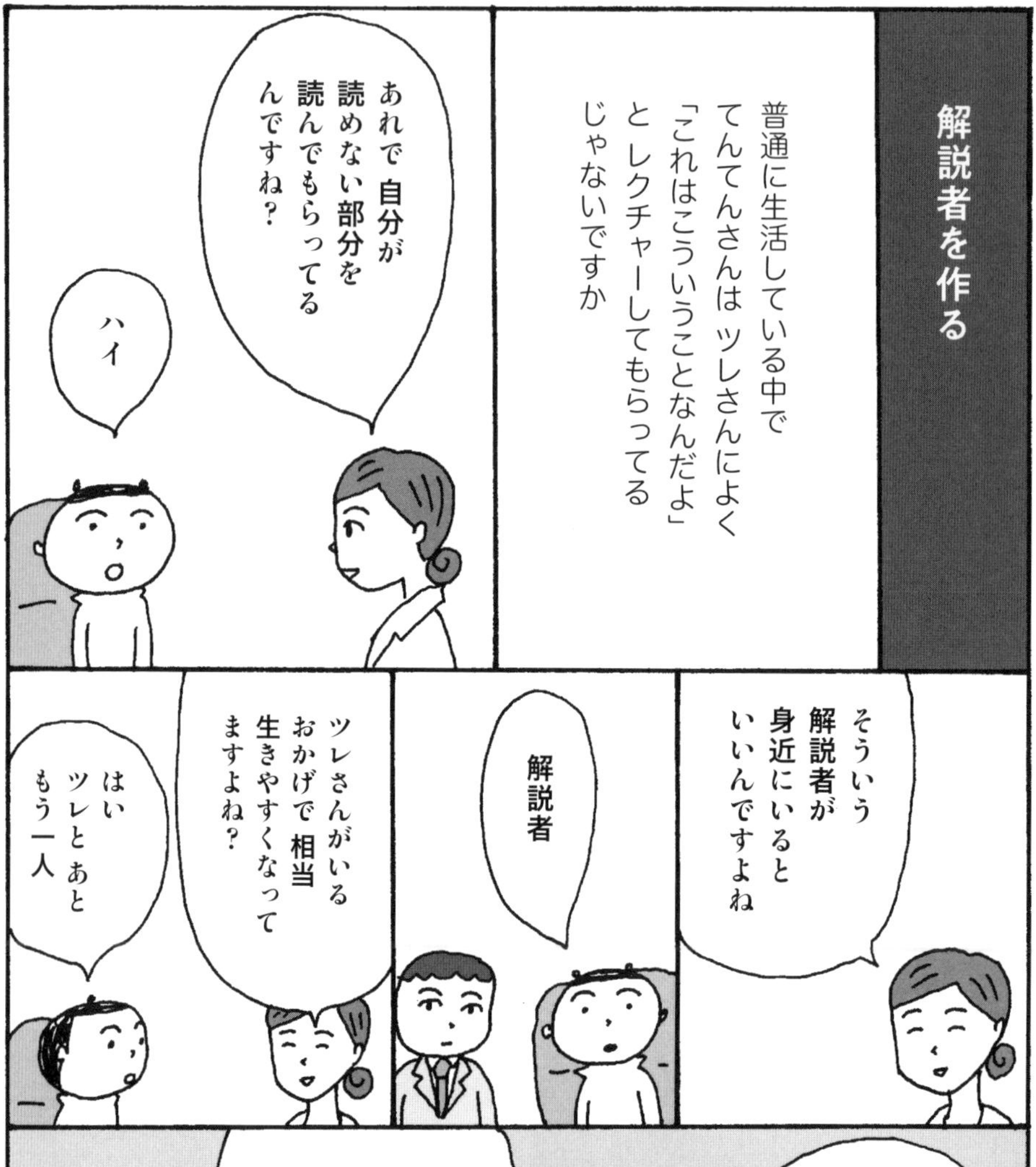
解説者を作る
普通に生活している中で てんてんさんは ツレさんによく「これはこういうことなんだよ」とレクチャーしてもらってるじゃないですか
あれで自分が読めない部分を読んでもらってるんですね？
ハイ
そういう解説者が身近にいるといいんですよね
解説者
ツレさんがいるおかげで相当生きやすくなってますよね？
はい ツレとあともう一人
お友だちで私のわからないことを説明してくれる人がいます
二人とも頭の回転が速くて私のことを受け入れてくれて私を面白がってくれてます
二人の存在は大きいです

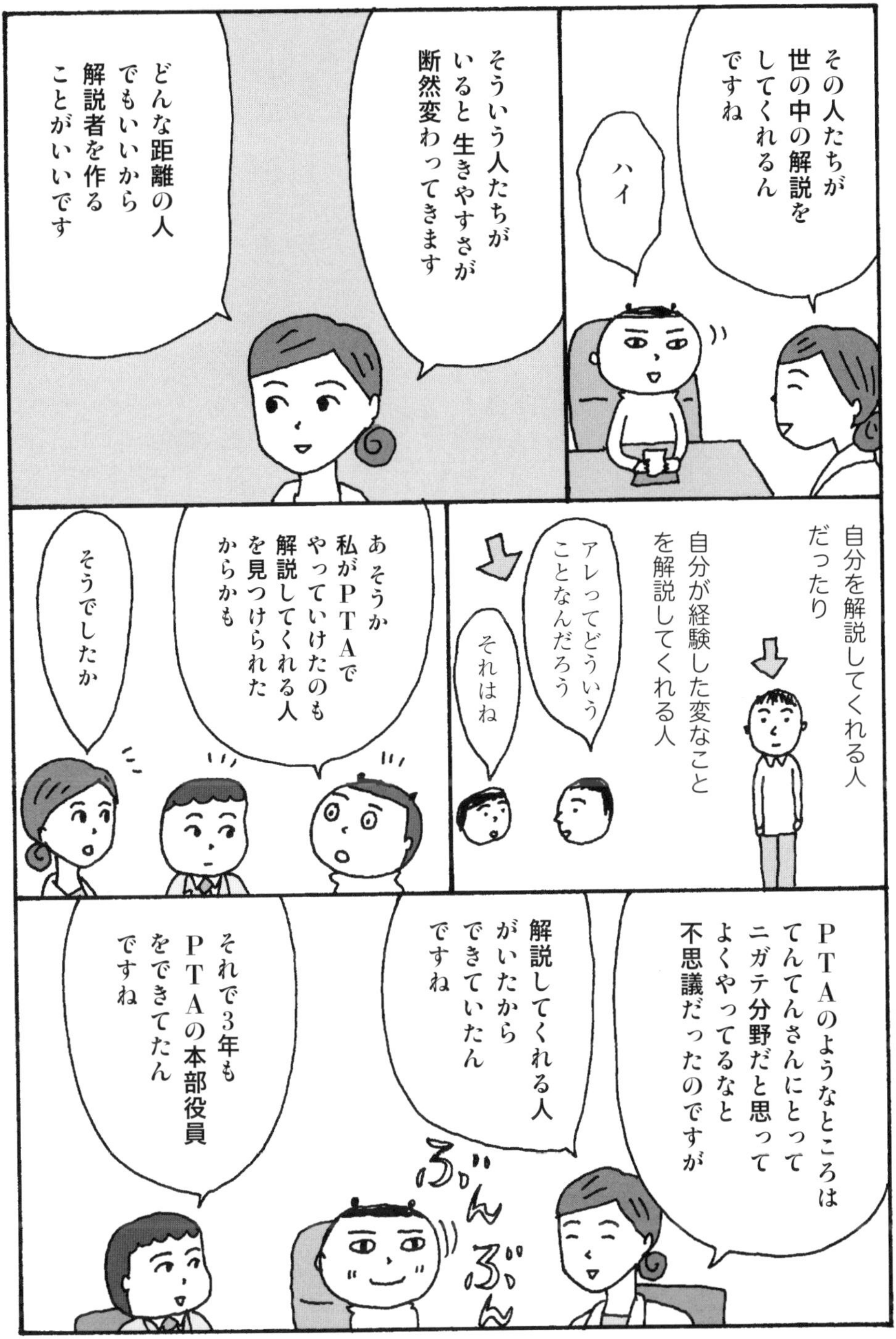
その人たちが世の中の解説をしてくれるんですね
ハイ
そういう人たちがいると 生きやすさが断然変わってきます
どんな距離の人でもいいから解説者を作ることがいいです
自分を解説してくれる人だったり
自分が経験した変なことを解説してくれる人
アレってどういうことなんだろう
それはね
あ そうか 私がPTAでやっていけたのも解説してくれる人を見つけられたからかも
そうでしたか
PTAのようなところはてんてんさんにとってニガテ分野だと思ってよくやってるなと不思議だったのですが
解説してくれる人がいたからできていたんですね
ぶんぶん
それで3年もPTAの本部役員をできてたんですね

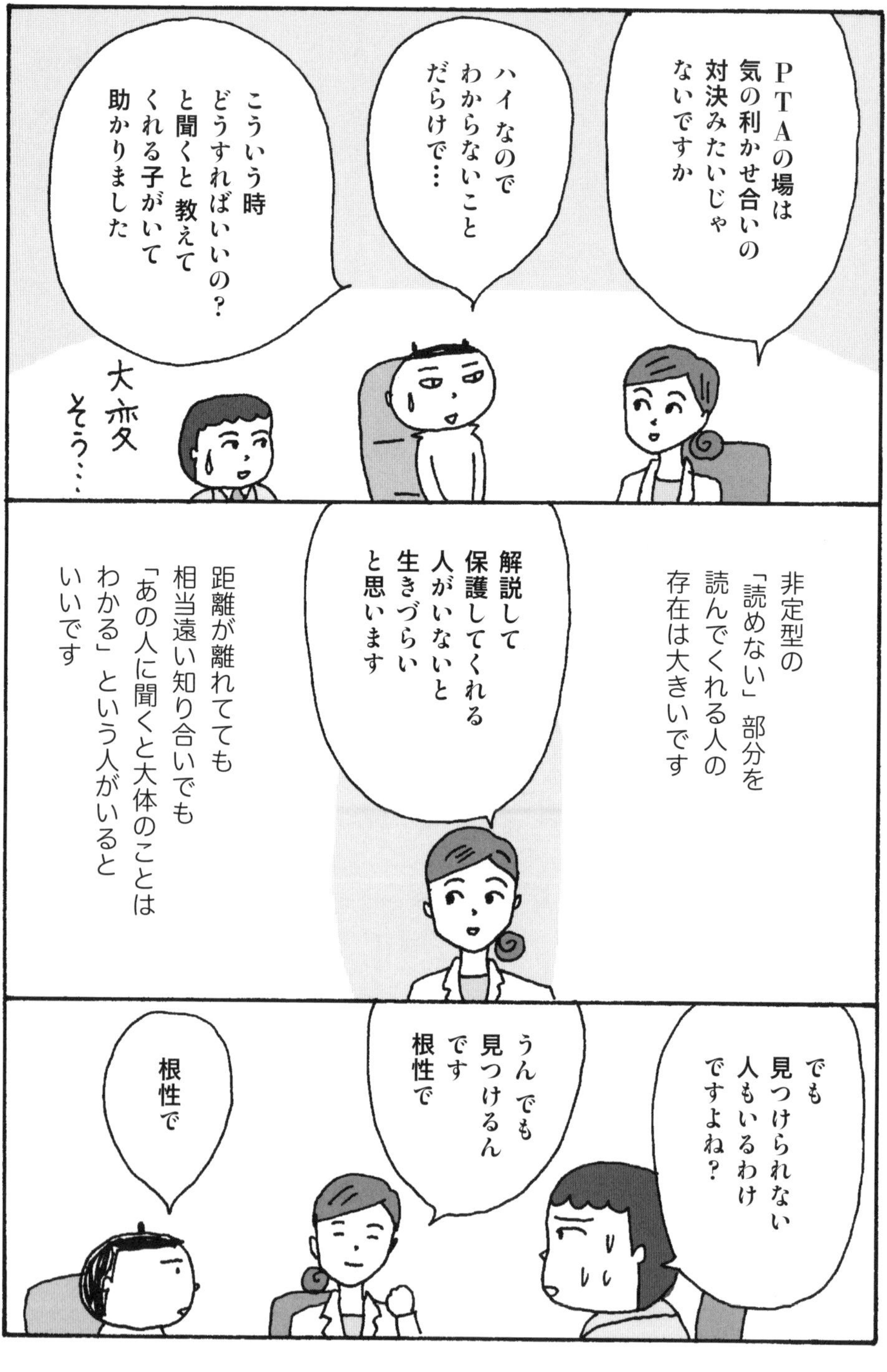
PTAの場は気の利かせ合いの対決みたいじゃないですか
ハイなのでわからないことだらけで…
こういう時どうすればいいの？と聞くと 教えてくれる子がいて助かりました
大変そう…
非定型の「読めない」部分を読んでくれる人の存在は大きいです
解説して保護してくれる人がいないと生きづらいと思います
距離が離れてても相当遠い知り合いでも「あの人に聞くと大体のことはわかる」という人がいるといいです
でも見つけられない人もいるわけですよね？
うん でも見つけるんです 根性で
根性で

時々立ち寄る
カフェの店員さん
飲み屋の店員さん
食事屋さん…

そういう人でも
いいんです
いつも一緒にいる
必要はないです

時々
そこに行って

「何かこんなことを
言われちゃったんだけど」
と言って 相談して

「ああ そういうことだったんだ」
と 納得できると
楽になりますよね

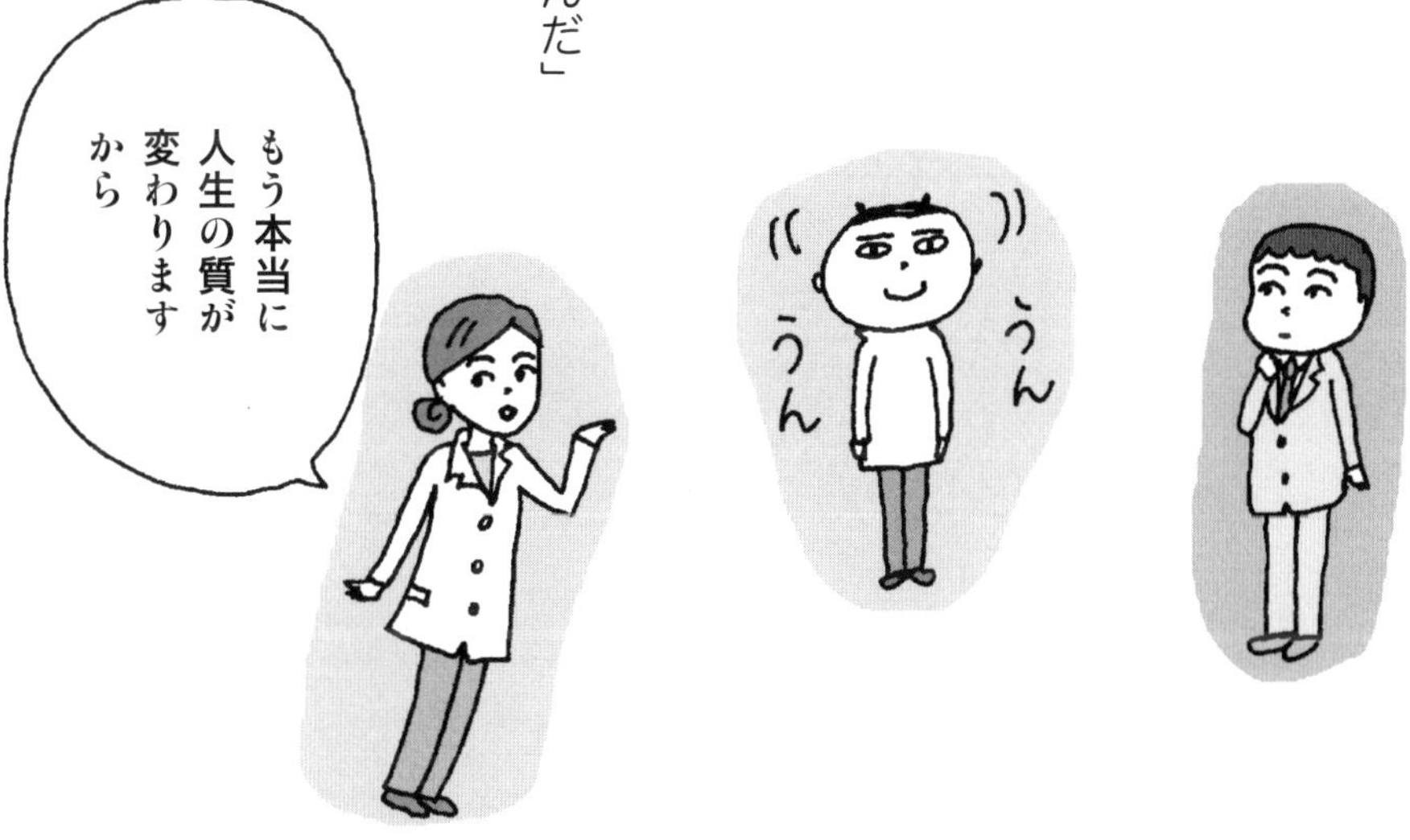
うん
うん
もう本当に
人生の質が
変わります
から

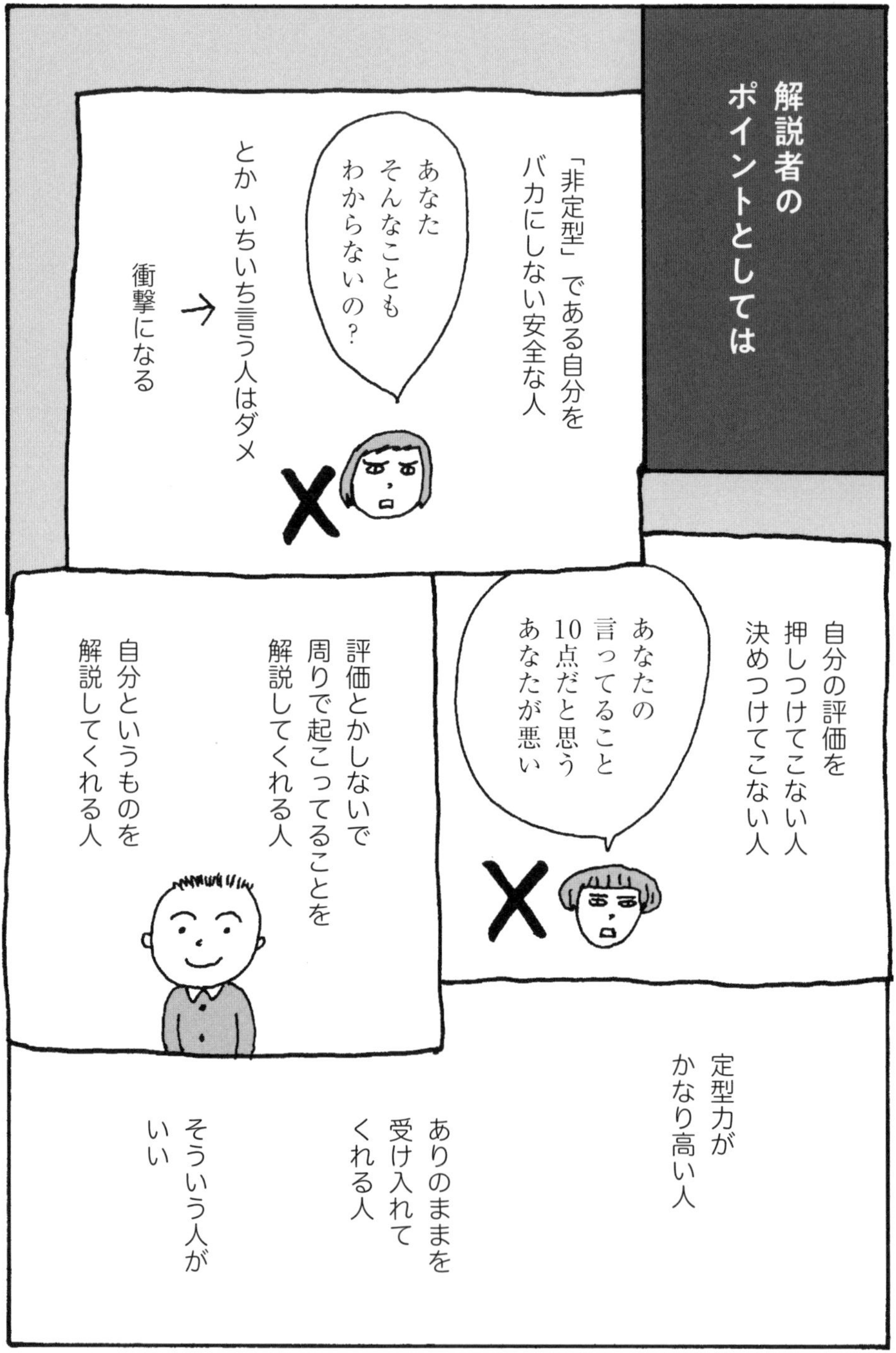
解説者のポイントとしては
「非定型」である自分をバカにしない安全な人
あなた そんなこともわからないの？
とか いちいち言う人はダメ
→衝撃になる
自分の評価を押しつけてこない人 決めつけてこない人
あなたの言ってること10点だと思う あなたが悪い
評価とかしないで周りで起こってることを解説してくれる人
自分というものを解説してくれる人
定型力がかなり高い人
ありのままを受け入れてくれる人
そういう人がいい

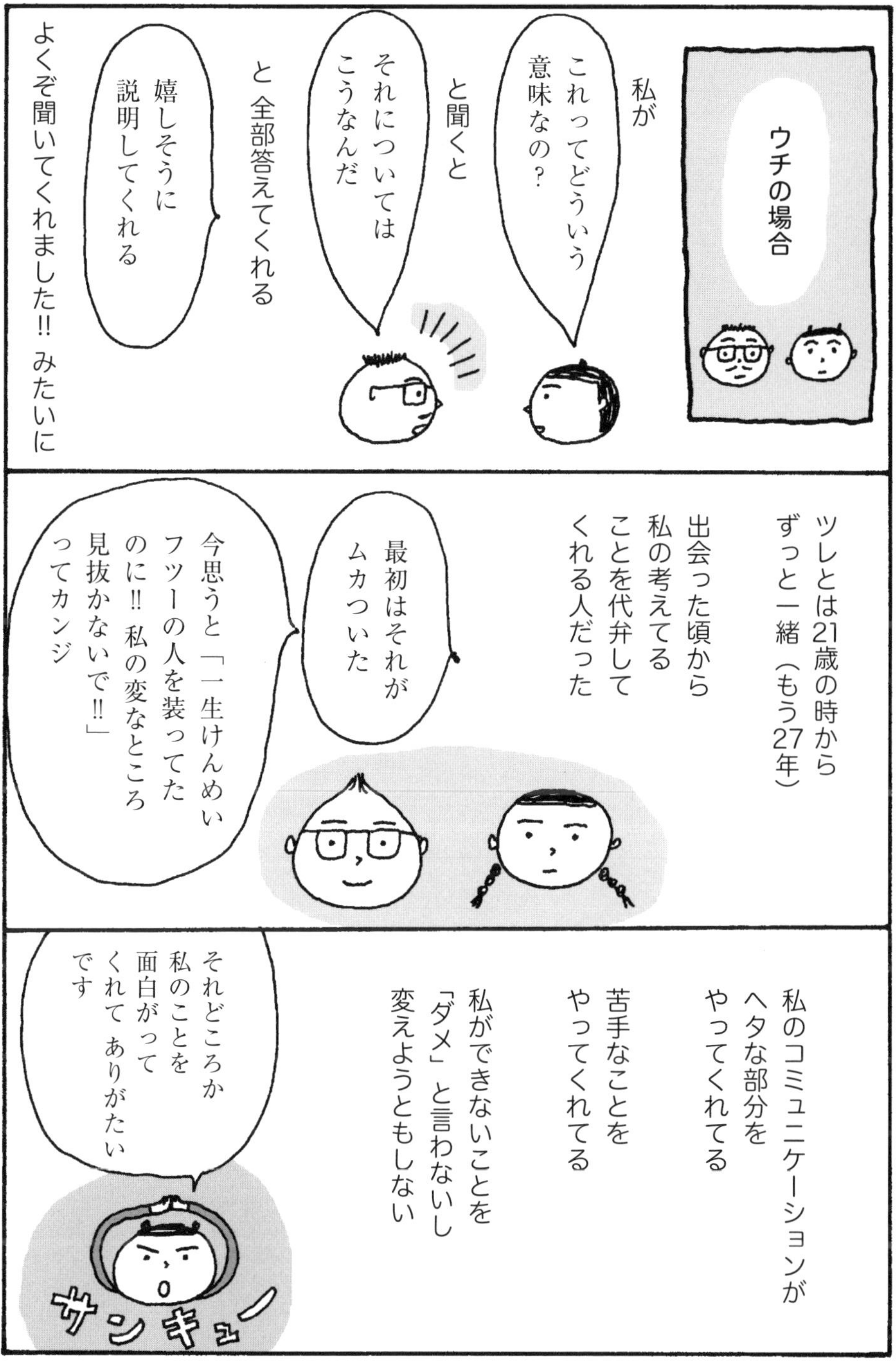
ウチの場合
私が
これってどういう意味なの？
と聞くと
それについてはこうなんだ
と 全部答えてくれる
嬉しそうに説明してくれる
よくぞ聞いてくれました!! みたいに
ツレとは21歳の時からずっと一緒（もう27年）
出会った頃から私の考えてることを代弁してくれる人だった
最初はそれがムカついた
今思うと「一生けんめいフツーの人を装ってたのに!! 私の変なところ見抜かないで!!」ってカンジ
私のコミュニケーションがヘタな部分をやってくれてる
苦手なことをやってくれてる
私ができないことを「ダメ」と言わないし変えようともしない
それどころか私のことを面白がってくれて ありがたいです
サンキュー

column 8

家族と子育て

細川貂々さんは、立派な自閉スペクトラムです。『それでいい。』シリーズが始まって以来のお付き合いですので、そこそこ何年も、しかも深く、話してきました。そのうえでも、貂々さんがＡＳＤタイプの非定型発達（自閉スペクトラム）であることには確信を持っていますし、その確定診断に貂々さんも大変喜んでくださっています、と申しますか、それに喜びを感じられるようになる過程が本書の内容になっています。

　細川貂々さんという方は、精神科で何度教材になってもよいくらいに、いろいろな因子に恵まれています。なんと言っても最大のものは、「ツレさん」による大きなサポートでしょう。

非定型発達者にとって、育児は実は大変な作業です。というのは、子どもは、とても不規則な存在だからです。「予定狂い」だらけですから、ＡＳＤとしてはとても不快な相手です。ＡＳＤの人が主たる保育者になってしまうと、どうしても、「予定狂い」のストレスを、「小さな大人」程度にしか思っていない子どもにぶつけてしまいますので、子どもの育ちに影響が出てきます。

　私は『「毒親」の正体』という本を出しており（「毒親」みたいなレッテルの貼り方は個人的には好きではないのですが、内容をよく読んでいただければ決して煽情的な本ではないとわかっていただけると思います）、その中で、よかれと思い、頑張って育児している非定型発達の親（ＡＳＤだけでなくＡＤＨＤも）が、どのように子どもを損ねてしまうか、という部分を理解していただけると思います。

非定型の人たちは、基本的に誠実ですから、子どもをちゃんと育てなければ、という気持ちは十分に持っています。しかし、実際には、その特性のためにかえって子どもにストレスを与えてしまうことにもなりかねません。

両親のどちらかが定型であれば、主たる保育者は性別関係なく、「定型」が担当した方がよいでしょう。非定型のパートナーは、人を傷つけずに自分でこなせる家事などを黙々と担当し、子どもに対してはネガティブなイメージを遺さない方がよいと思います。すでにお話ししましたが、ＡＳＤの人は、不快なシーンを烙印のように自分の心に残してしまい、あとで修正するのが難しいので、「お母さん＝怖い」みたいにしない方がよいと思うのです。

私が見ている限りで、細川家はとても愛情深く思いやり合いながら暮らしているようです。

両親ともに非定型だったらどうしましょう、というご相談をいただいたこともあります。これはほぼ１００％、専門家を頼った方がよいです。とにかくお子さんに「自分がだめだ」と思わせないことです。

（水島）

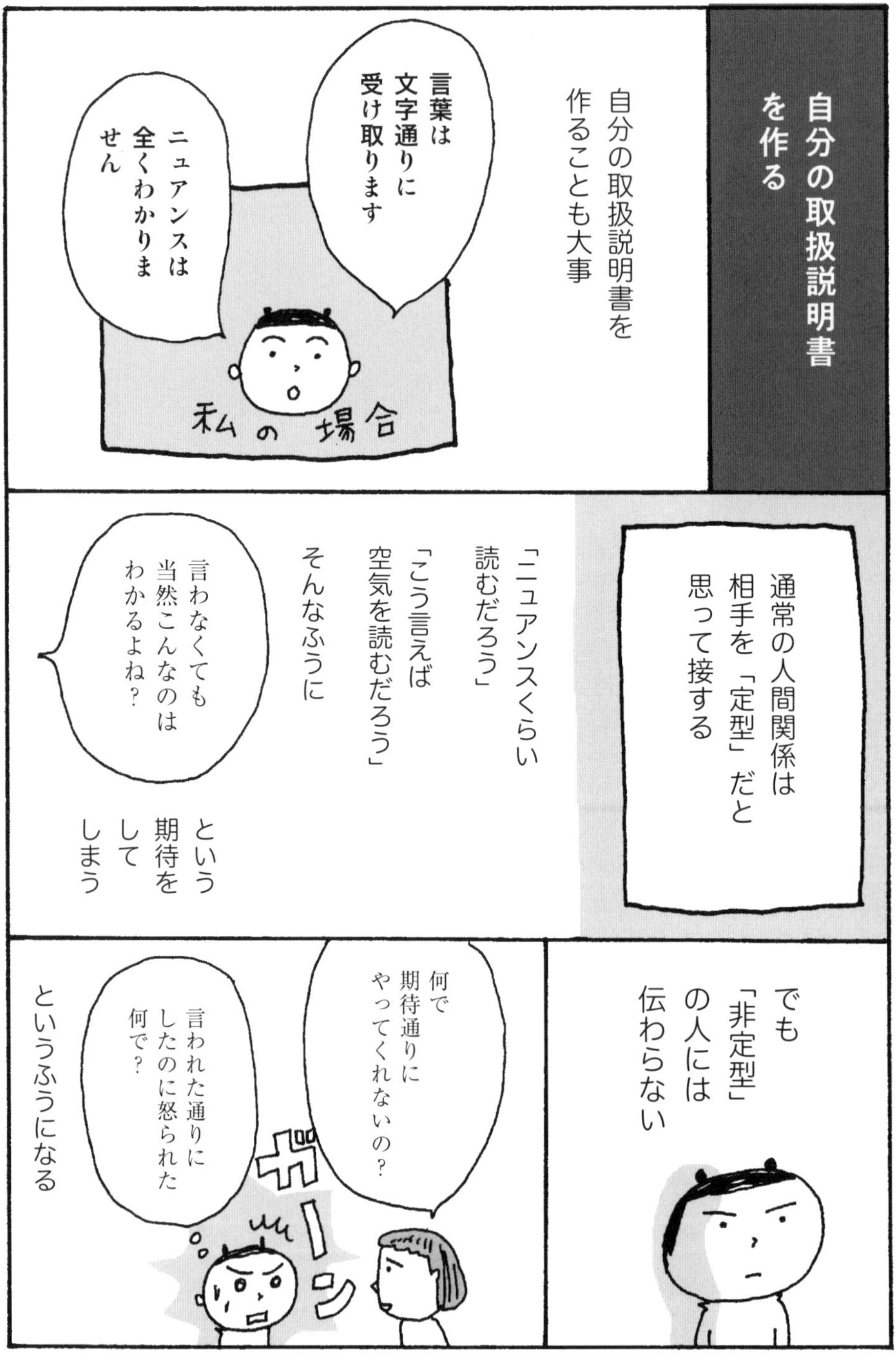

自分の取扱説明書を作る
自分の取扱説明書を作ることも大事
言葉は文字通りに受け取ります
ニュアンスは全くわかりません
私の場合
通常の人間関係は相手を「定型」だと思って接する
「ニュアンスくらい読むだろう」「こう言えば空気を読むだろう」そんなふうに
言わなくても当然こんなのはわかるよね？
という期待をしてしまう
でも「非定型」の人には伝わらない
何で期待通りにやってくれないの？
言われた通りにしたのに怒られた何で？
ガーン
というふうになる

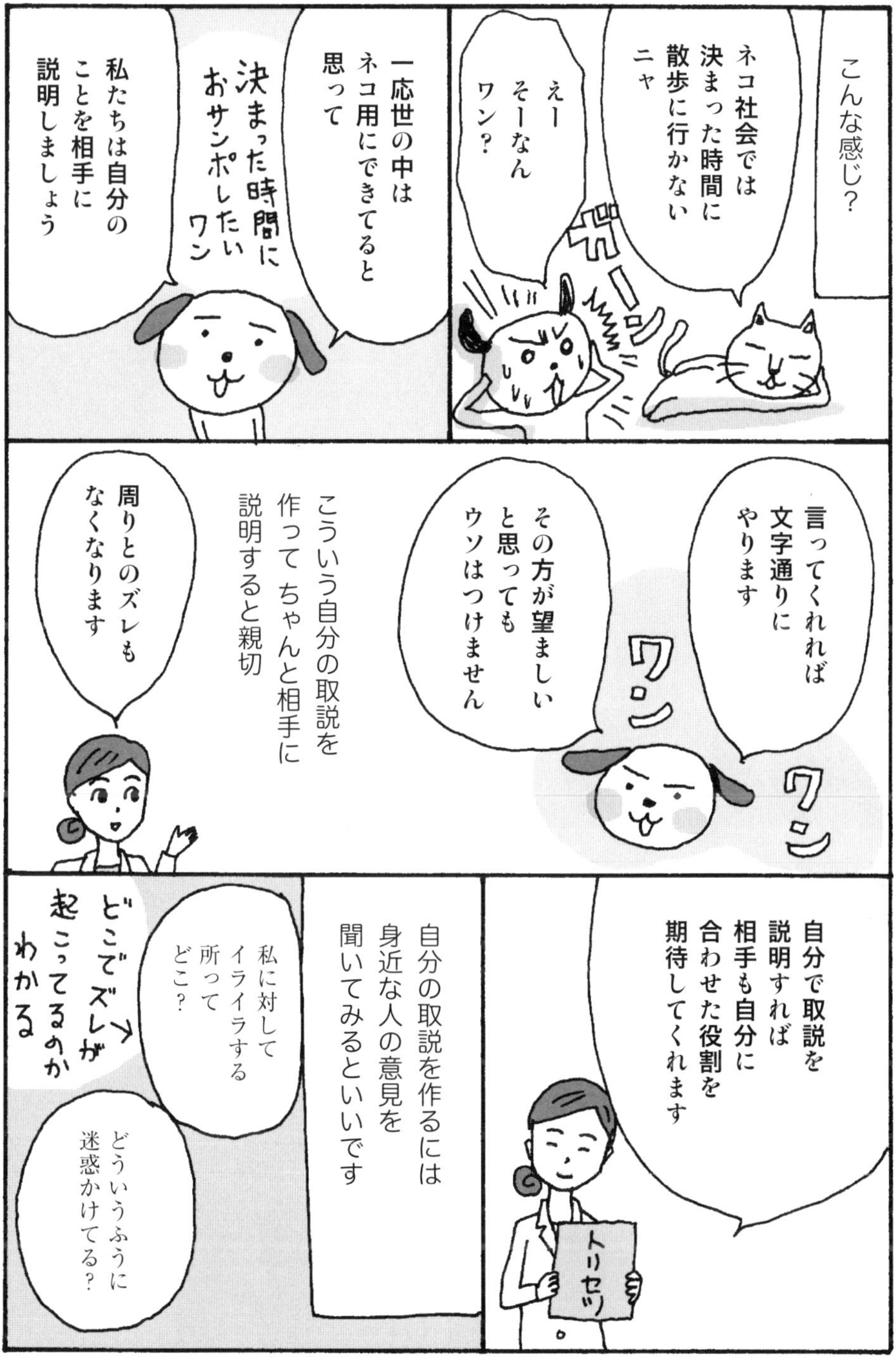
こんな感じ？
ネコ社会では決まった時間に散歩に行かないニャ
えーそーなんワン？
ガーン
一応世の中はネコ用にできてると思って
決まった時間におサンポしたいワン
私たちは自分のことを相手に説明しましょう
言ってくれれば文字通りにやります
その方が望ましいと思ってもウソはつけません
ワン
ワン
こういう自分の取説を作って ちゃんと相手に説明すると親切
周りとのズレもなくなります
自分で取説を説明すれば相手も自分に合わせた役割を期待してくれます
トリセツ
自分の取説を作るには身近な人の意見を聞いてみるといいです
私に対してイライラする所ってどこ？
どういうふうに迷惑かけてる？
どこでズレが起こってるのかわかる

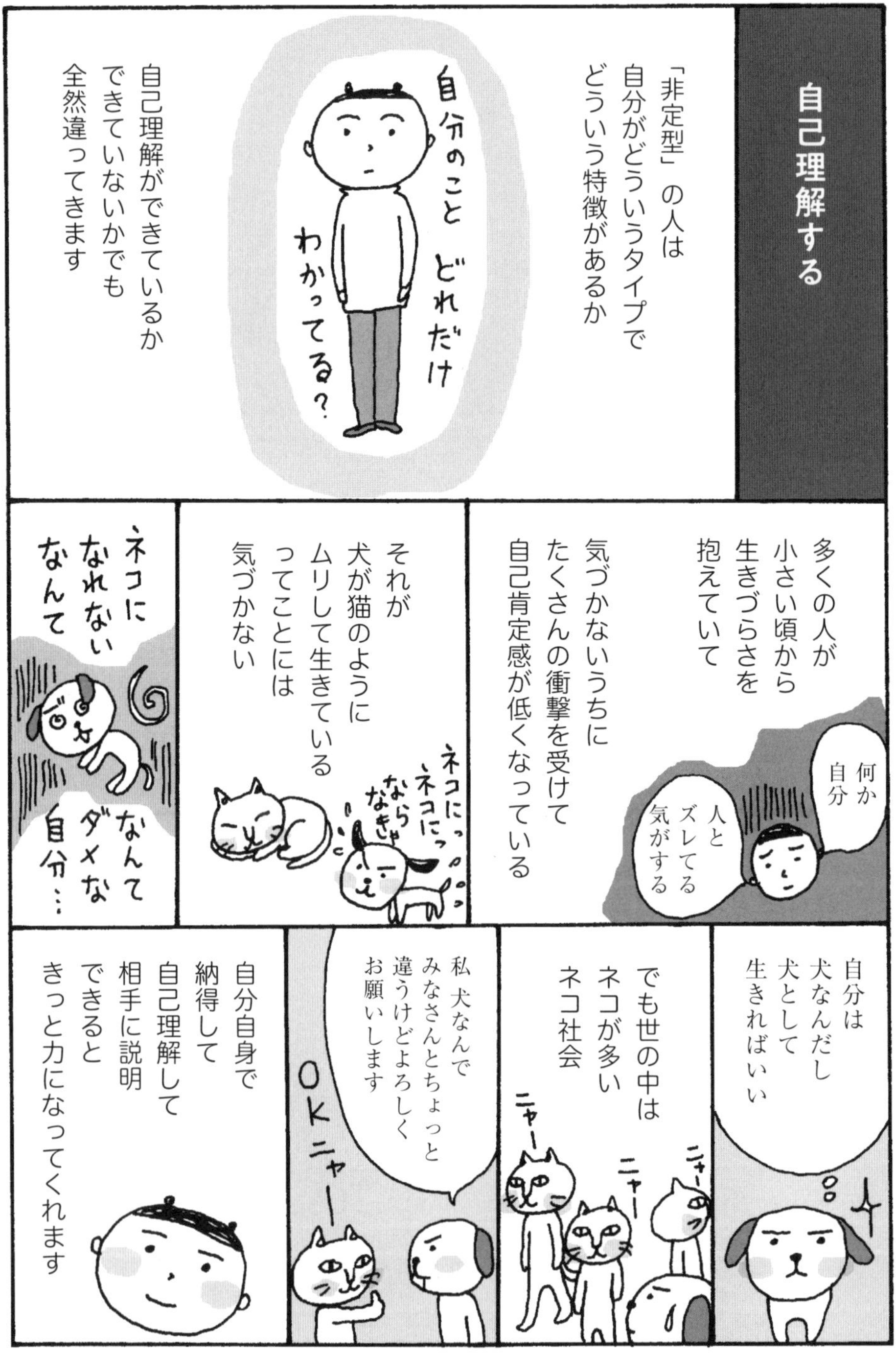
自己理解する
「非定型」の人は
自分がどういうタイプで
どういう特徴があるか
自分のこと どれだけ わかってる？
自己理解ができているか
できていないかでも
全然違ってきます
多くの人が
小さい頃から
生きづらさを
抱えていて
気づかないうちに
たくさんの衝撃を受けて
自己肯定感が低くなっている
何か
自分
人と
ズレてる
気がする
それが
犬が猫のように
ムリして生きている
ってことには
気づかない
ネコにっ
ネコにっ
ならなきゃ
ネコに
なれない
なんて
なんて
ダメな
自分…
自分は
犬なんだし
犬として
生きればいい
でも世の中は
ネコが多い
ネコ社会
ニャー
ニャー
ニャー
私 犬なんで
みなさんとちょっと
違うけどよろしく
お願いします
OK
ニャー
自分自身で
納得して
自己理解して
相手に説明
できると
きっと力になってくれます

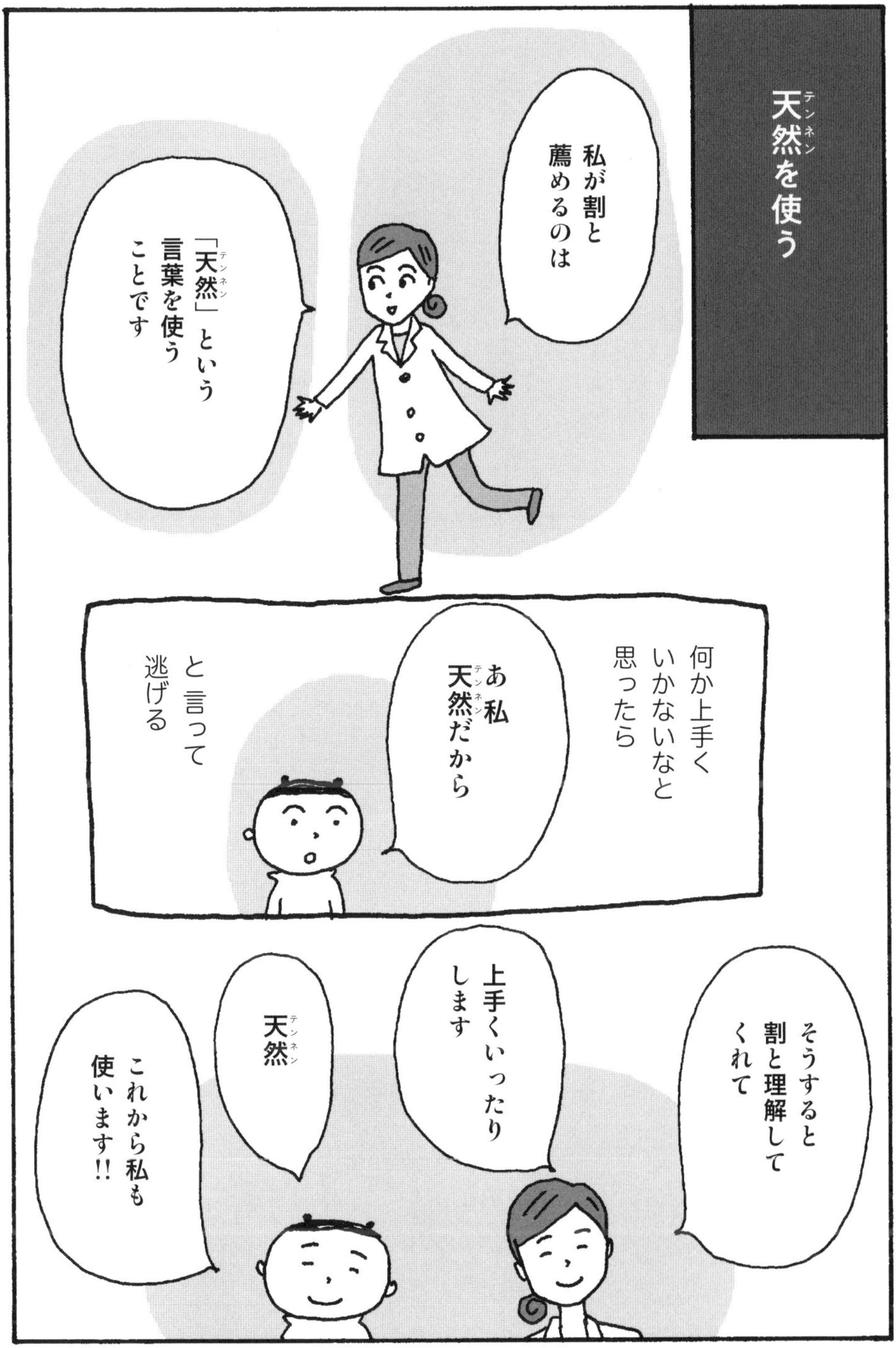
天然《テンネン》を使う
私が割と薦めるのは
「天然《テンネン》」という言葉を使うことです
何か上手くいかないなと思ったら
あ私天然《テンネン》だから
と言って逃げる
そうすると割と理解してくれて
上手くいったりします
天然《テンネン》
これから私も使います!!

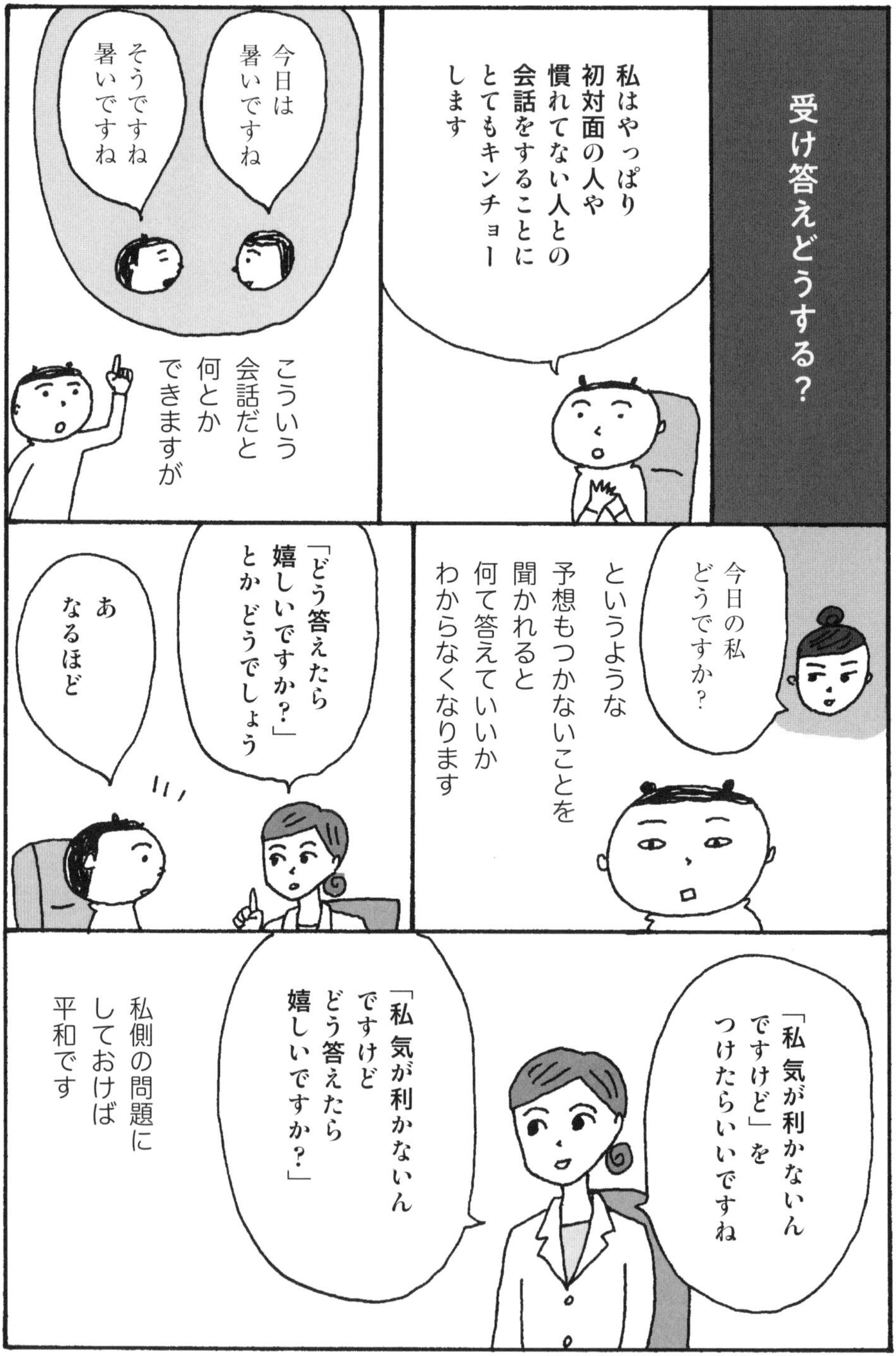
受け答えどうする？
私はやっぱり初対面の人や慣れてない人との会話をすることにとてもキンチョーします
今日は暑いですね
そうですね暑いですね
こういう会話だと何とかできますが
今日の私どうですか？
というような予想もつかないことを聞かれると何て答えていいかわからなくなります
「どう答えたら嬉しいですか？」とか どうでしょう
あ なるほど
「私 気が利かないんですけど」をつけたらいいですね
「私 気が利かないんですけど どう答えたら嬉しいですか？」
私側の問題にしておけば平和です

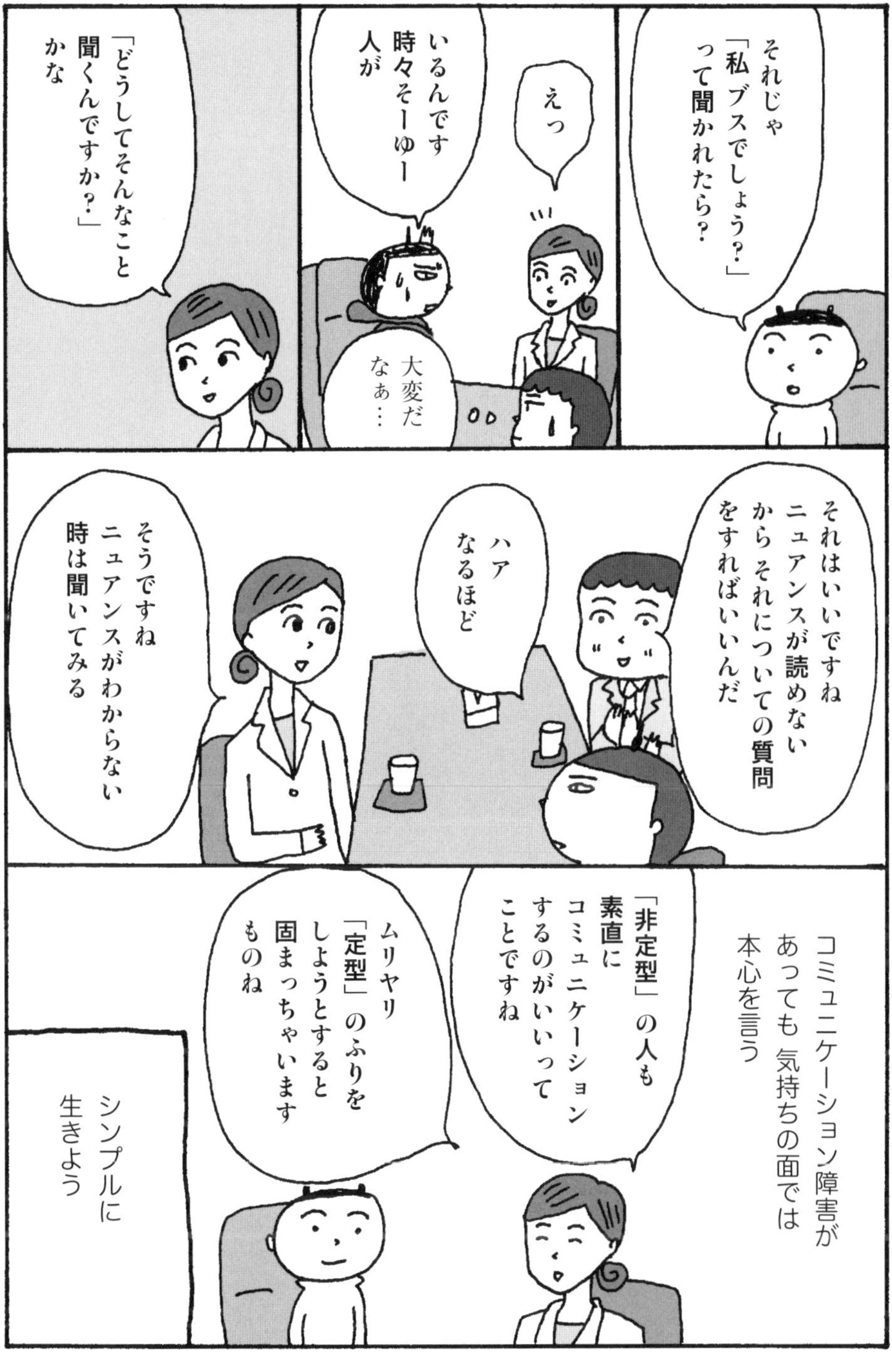
それじゃ「私ブスでしょう？」って聞かれたら？
えっ
いるんです時々そーゆー人が
大変だなぁ…
「どうしてそんなこと聞くんですか？」かな
それはいいですね ニュアンスが読めないからそれについての質問をすればいいんだ
ハア なるほど
そうですね ニュアンスがわからない時は聞いてみる
コミュニケーション障害があっても 気持ちの面では本心を言う
「非定型」の人も素直にコミュニケーションするのがいいってことですね
ムリヤリ「定型」のふりをしようとすると固まっちゃいますものね
シンプルに生きよう

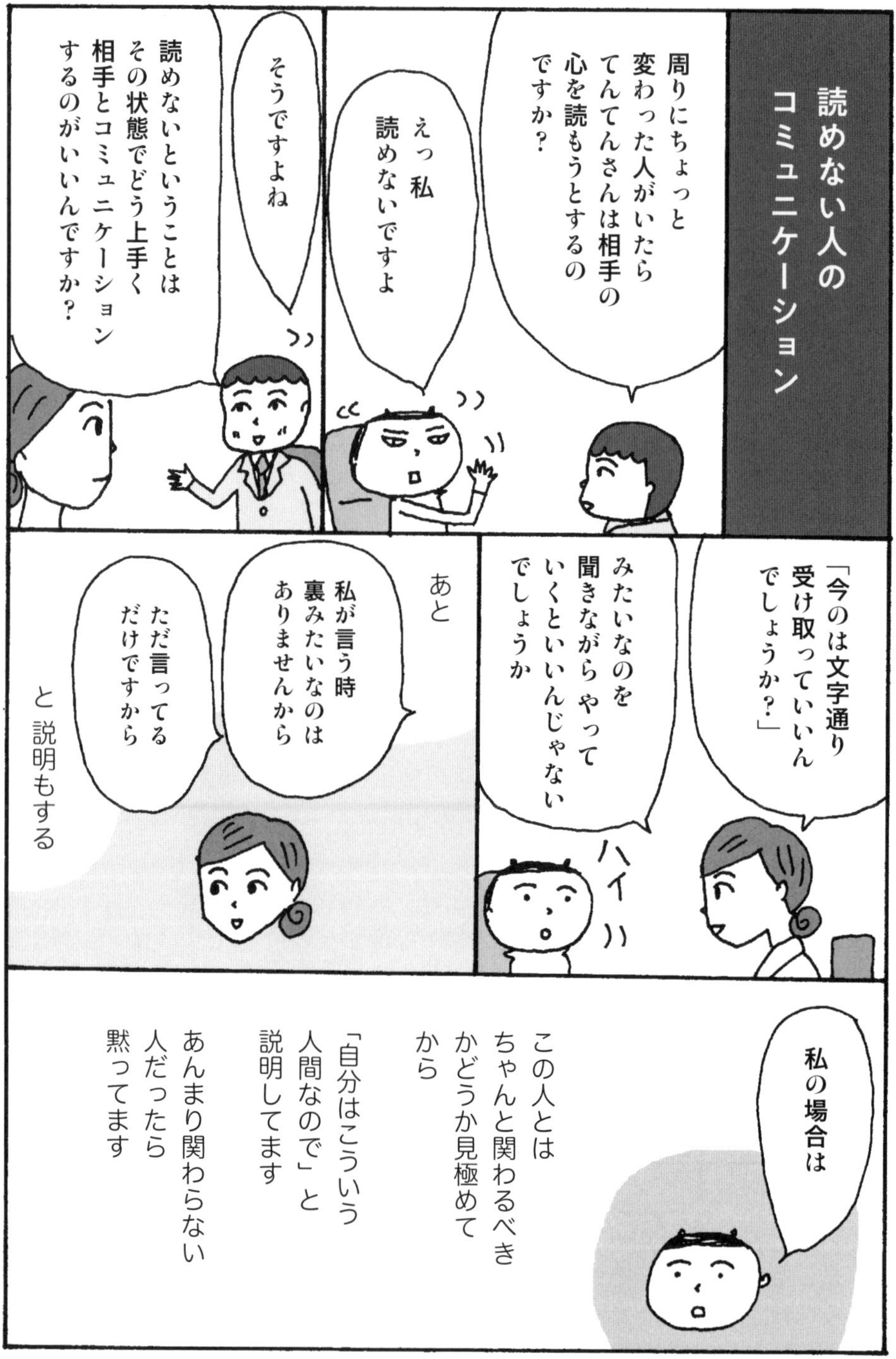
読めない人のコミュニケーション
周りにちょっと変わった人がいたらてんてんさんは相手の心を読もうとするのですか？
えっ私読めないですよ
そうですよね
読めないということはその状態でどう上手く相手とコミュニケーションするのがいいんですか？
「今のは文字通り受け取っていいんでしょうか？」
みたいなのを聞きながらやっていくといいんじゃないでしょうか
ハイ
あと
私が言う時裏みたいなのはありませんから
ただ言ってるだけですから
と説明もする
私の場合は
この人とはちゃんと関わるべきかどうか見極めてから
「自分はこういう人間なので」と説明してます
あんまり関わらない人だったら黙ってます

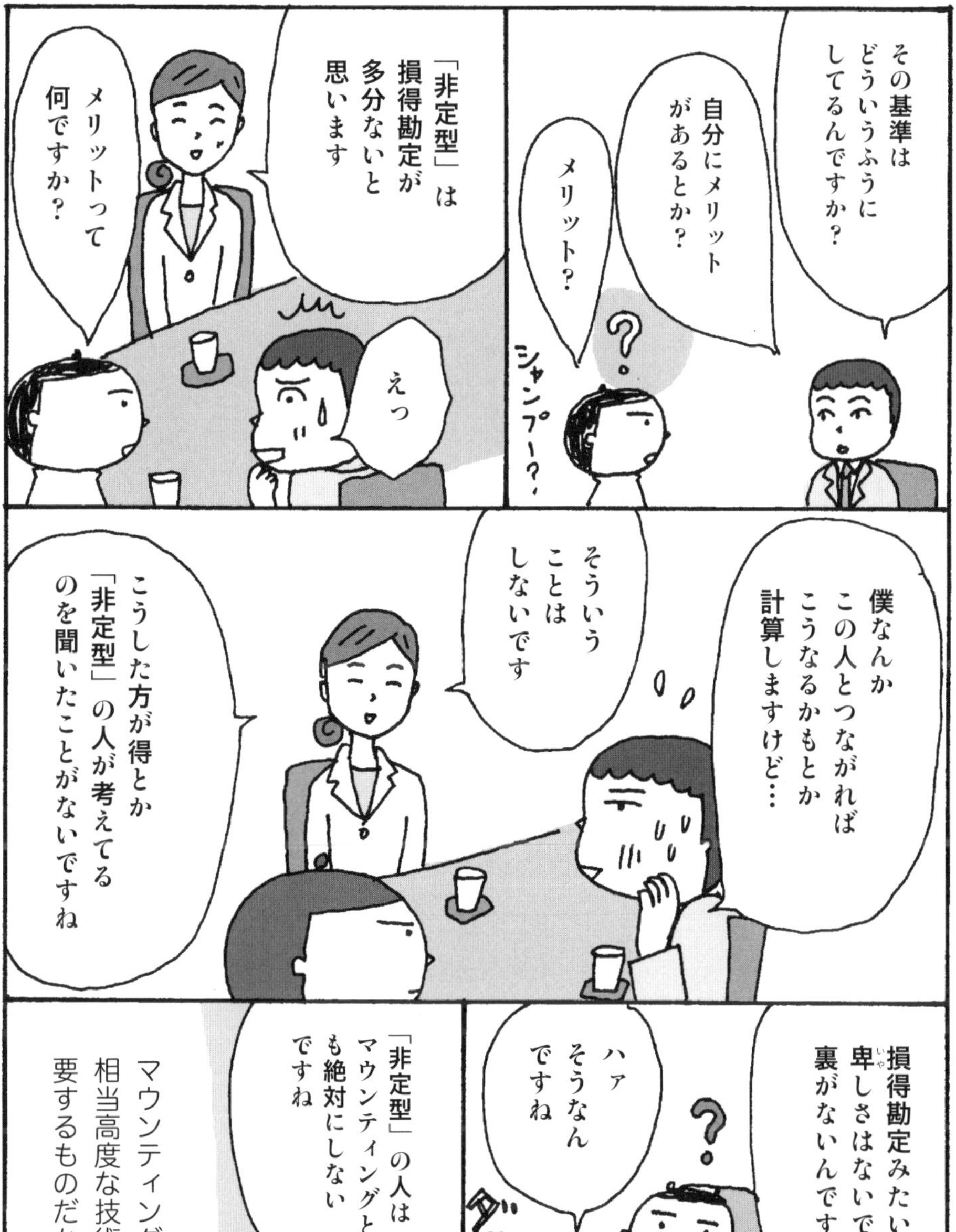
その基準はどういうふうにしてるんですか？
自分にメリットがあるとか？
メリット？
シャンプー？
「非定型」は損得勘定が多分ないと思います
えっ
メリットって何ですか？
僕なんかこの人とつながればこうなるかもとか計算しますけど…
そういうことはしないです
こうした方が得とか「非定型」の人が考えてるのを聞いたことがないですね
損得勘定みたいな卑《いや》しさはないですね裏がないんです
ハァそうなんですね
ダラ
ダラ
「非定型」の人はマウンティングとかも絶対にしないですね
マウンティングは相当高度な技術を要するものだから

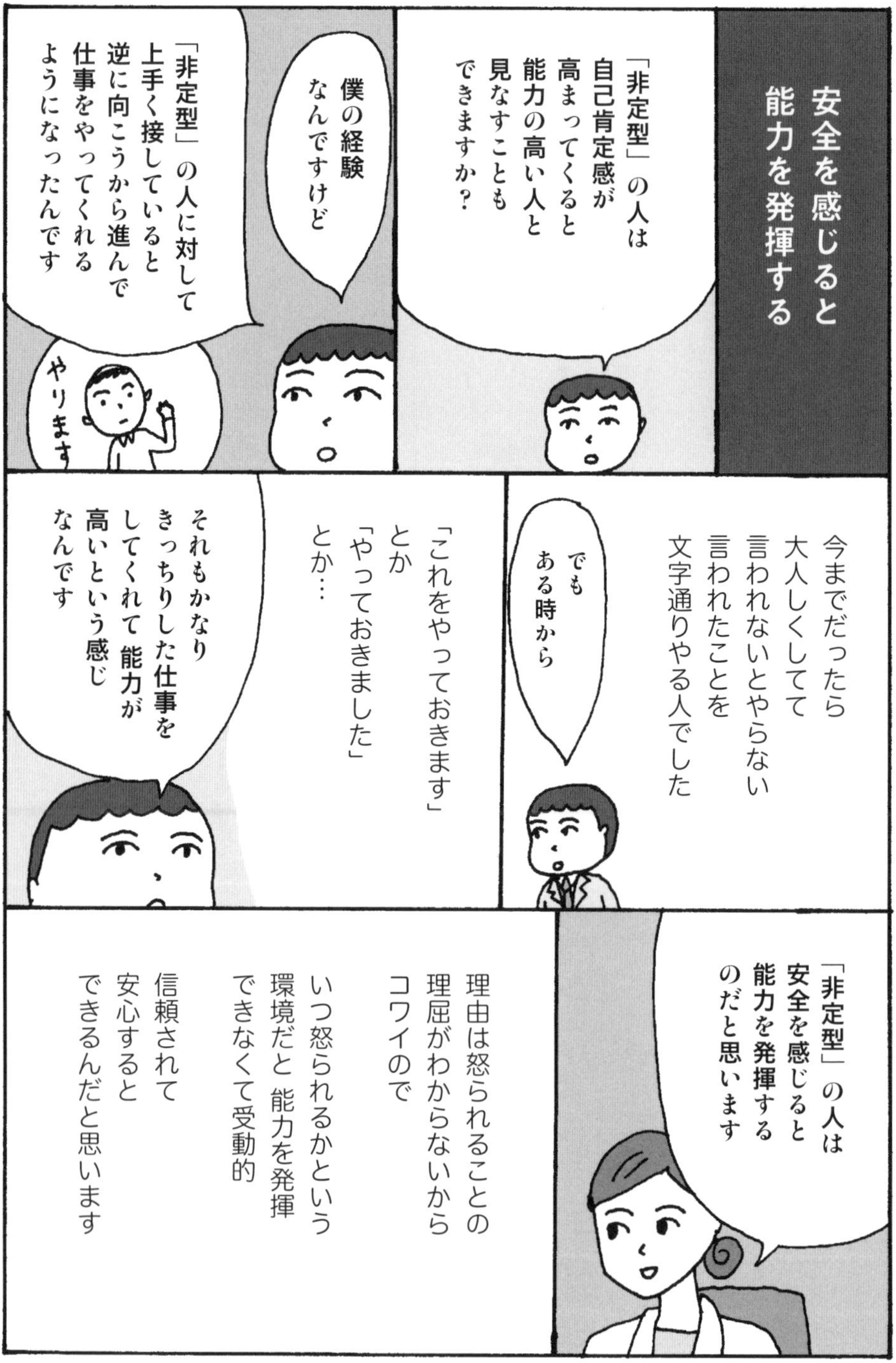
安全を感じると能力を発揮する
「非定型」の人は自己肯定感が高まってくると能力の高い人と見なすこともできますか？
僕の経験なんですけど
「非定型」の人に対して上手く接していると逆に向こうから進んで仕事をやってくれるようになったんです
やります
今までだったら大人しくしてて言われないとやらない言われたことを文字通りやる人でした
でもある時から
「これをやっておきます」とか「やっておきました」とか…
それもかなりきっちりした仕事をしてくれて 能力が高いという感じなんです
「非定型」の人は安全を感じると能力を発揮するのだと思います
理由は怒られることの理屈がわからないからコワイので
いつ怒られるかという環境だと 能力を発揮できなくて受動的
信頼されて安心するとできるんだと思います

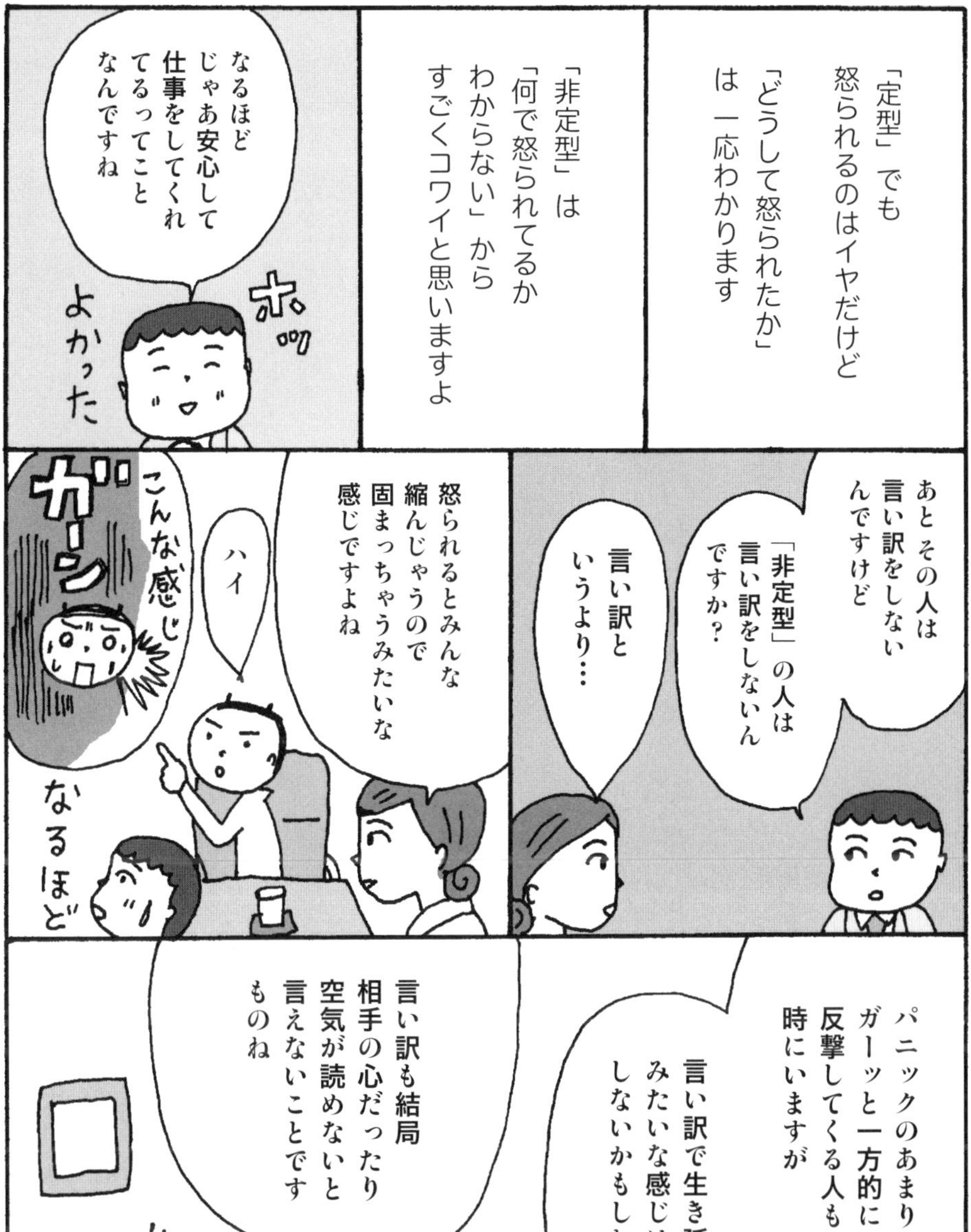
「定型」でも怒られるのはイヤだけど「どうして怒られたか」は一応わかります
「非定型」は「何で怒られてるかわからない」からすごくコワイと思いますよ
なるほどじゃあ安心して仕事をしてくれてるってことなんですね
ホッ
よかった
あとその人は言い訳をしないんですけど
「非定型」の人は言い訳をしないんですか？
言い訳というより…
怒られるとみんな縮んじゃうので固まっちゃうみたいな感じですよね
ハイ
こんな感じ
ガーン
なるほど
パニックのあまりガーッと一方的に反撃してくる人も時にいますが
言い訳で生き延びるみたいな感じはあんまりしないかもしれない
言い訳も結局相手の心だったり空気が読めないと言えないことですものね
ハイ

一人の時間が必要

「非定型」で生きていくのは大変
基本的に脳を休める時間が
必要

脳が「定型」の人より
疲れやすい

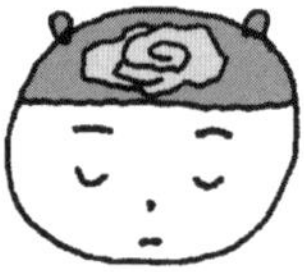

一人の時間が好き

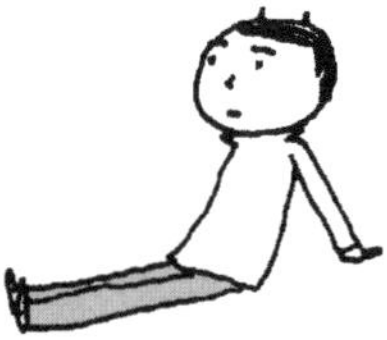

なので
一人部屋を
欲しがる人は多い

自分の部屋を
持って

自分の世界で
静かにする

意味もなく ぼーっとする時間

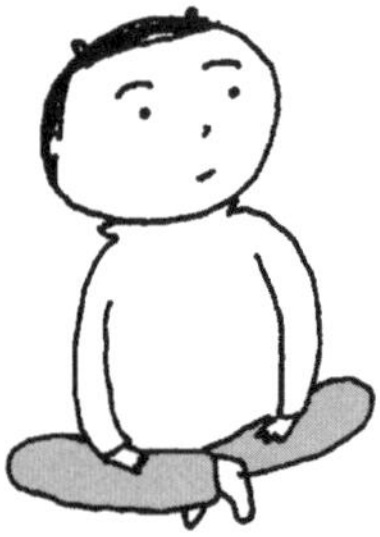

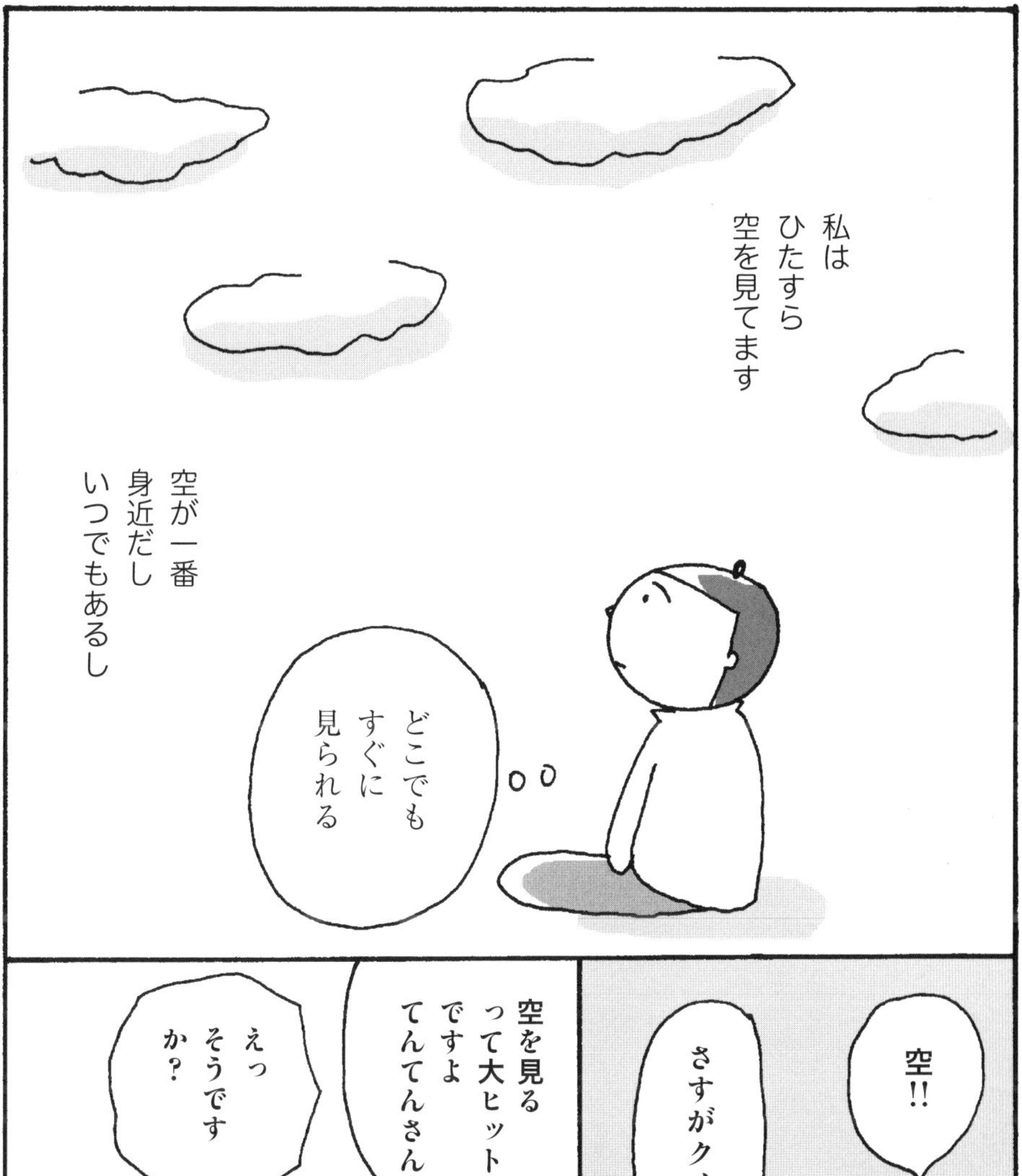
私はひたすら空を見てます
どこでもすぐに見られる
空が一番身近だしいつでもあるし
空!!
さすがクイーン
空を見るって大ヒットですよてんてんさん
えっそうですか?
なかなか思いつかない

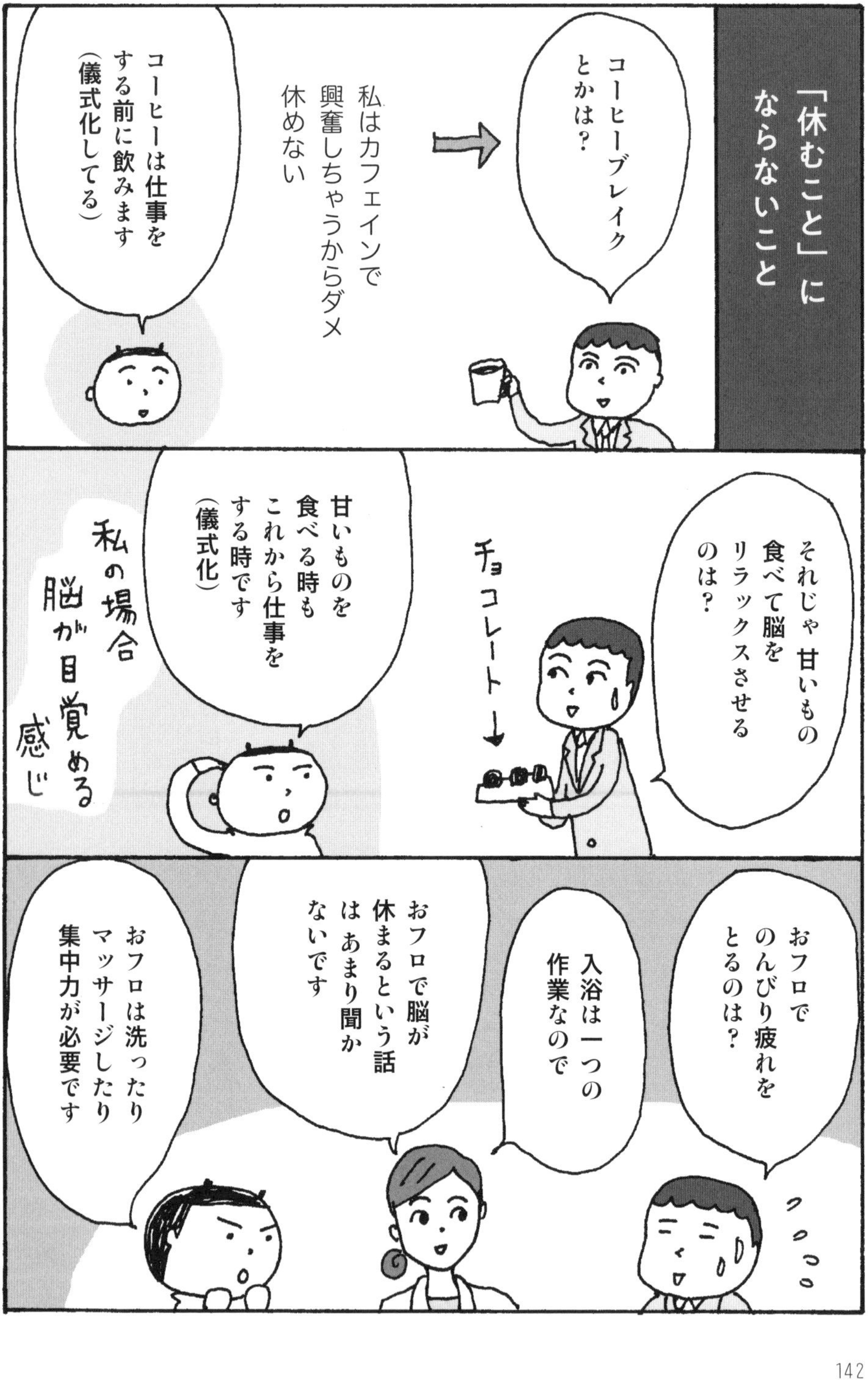
「休むこと」にならないこと
コーヒーブレイクとかは？
私はカフェインで興奮しちゃうからダメ休めない
コーヒーは仕事をする前に飲みます（儀式化してる）
それじゃ甘いもの食べて脳をリラックスさせるのは？
チョコレート
甘いものを食べる時もこれから仕事をする時です（儀式化）
私の場合脳が目覚める感じ
おフロでのんびり疲れをとるのは？
入浴は一つの作業なので
おフロで脳が休まるという話はあまり聞かないです
おフロは洗ったりマッサージしたり集中力が必要です

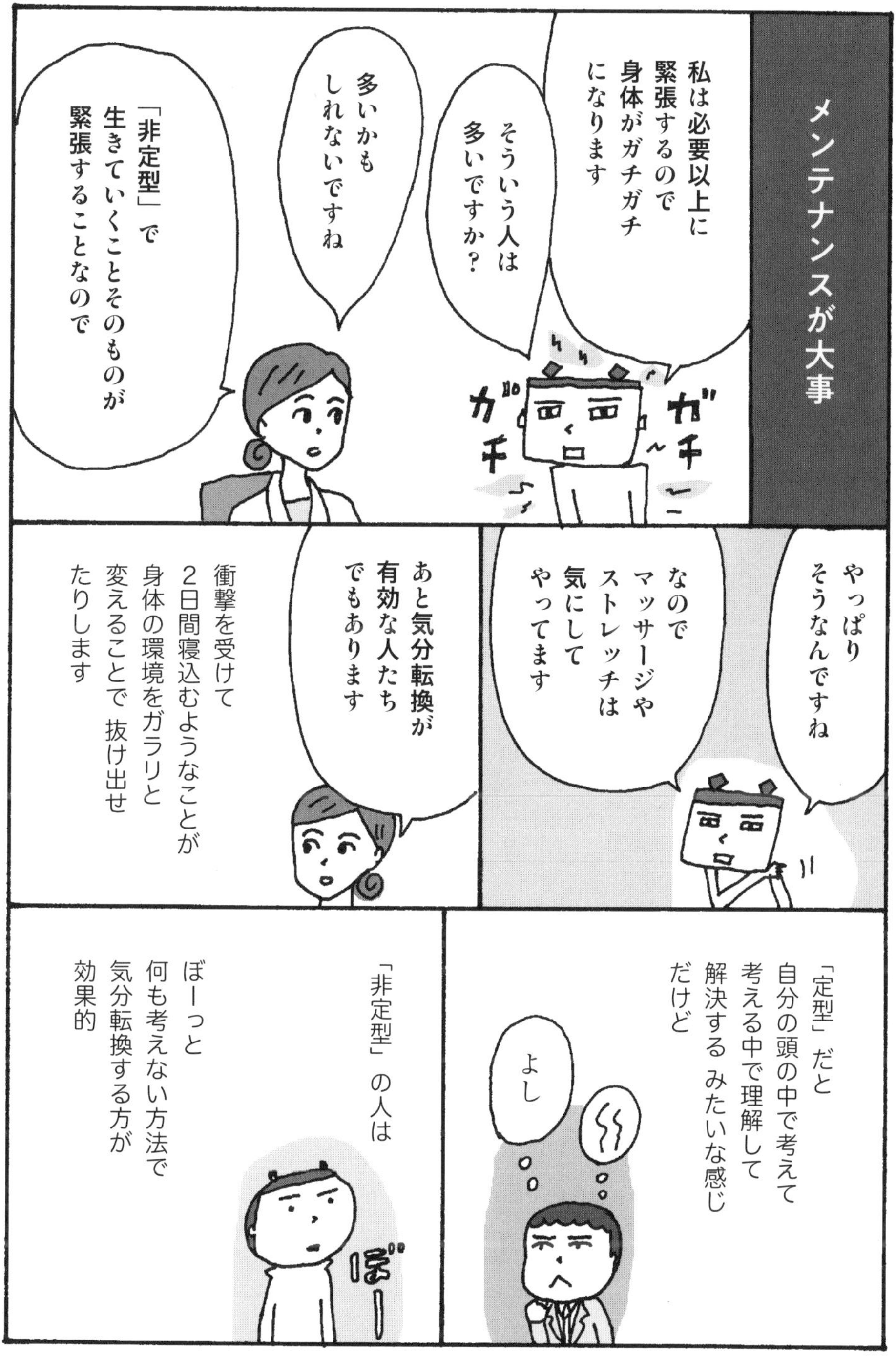

メンテナンスが大事
私は必要以上に緊張するので身体がガチガチになります
そういう人は多いですか？
多いかもしれないですね
「非定型」で生きていくことそのものが緊張することなので
ガチ
ガチ
やっぱりそうなんですね
なのでマッサージやストレッチは気にしてやってます
あと気分転換が有効な人たちでもあります
衝撃を受けて2日間寝込むようなことが身体の環境をガラリと変えることで抜け出せたりします
「定型」だと自分の頭の中で考えて考える中で理解して解決する みたいな感じだけど
よし
「非定型」の人は
ぼーっと何も考えない方法で気分転換する方が効果的
ぼー

column 9

非定型でも、それでいい。

本書の最初の頃に貂々さんが描かれていましたが、多くの非定型発達の人たちが、「なんで自分は普通にできないんだろう」という生きづらさを抱えています。

「非定型発達」という診断を受けることは、その生きづらさからかなり解放してくれます。何が「頑張ればうまくいくこと」で何が「頑張ってもできるようにはならないこと」であるかが明確になると、力の使い方がうまくなります。

非定型の人は他人にあまり関心がないということをすでにお話ししましたが、関心のある「もの」や「やり方」へのこだわりは強いものです。

ですから、「なんで自分は普通にできないんだろう?」という劣等感の世界から一歩踏み出してみれば、一人でできる楽しみをたくさん持っている人たちです。定型発達の人は、人との関係性の中に幸せを見出す場合も多いですが、非定型の人は、こだわっていることができる、つまり、課題達成に喜びを感じる人が多いです。

非定型の男性に診断を伝えると「風景が変わった」というくらいに、新たに発見した自分に満足する人もいます。

一方、私の体験では、非定型の女性に診断を告げると、「なるほど、そういうことか」と納得はするけれど、「でもそれでは寂しい人生ですね」と言う人もいます。しかし、自分が快を感じること（温泉とか庭いじりが好きな人も多い）をしているときには、非定型の人であれば「寂しい」とリアルに感じたりはしないはずです。「パートナーがいて……」という、「普通の女性の生き方」からいったん離れて、自分の幸せを作っていった方がよいでしょう。もちろん、そんな中で出会いがあればパートナーはできますが、「違い」をよく理解し合わないとうまくいかない、ということにもなります。

ＡＳＤの特徴を１０２ページに書いていますが、これらは全部「善良」な特質です。つまり、パーツパーツで見るとＡＳＤはとても善良な人なのですが、変化球への対応が難しかったり、「人間として、知っていて当たり前」のことの応用力が効かないので、結果として「やっかい」な存在になってしまうこともあります。

これは対人関係療法の考え方ですが、人は、相手に期待した役割を果たしてもらえないと不満を感じます。非定型発達の人を、そうとは知らず、定型発達の人がやってくれそうなことを期待しても、ストレスフルな関係になるだけです。

そういう意味でも、「非定型でも、それでいい。」と自他ともに受け入れることが、違うお互いに対する優しさにつながるのではないかと思います。

（水島）

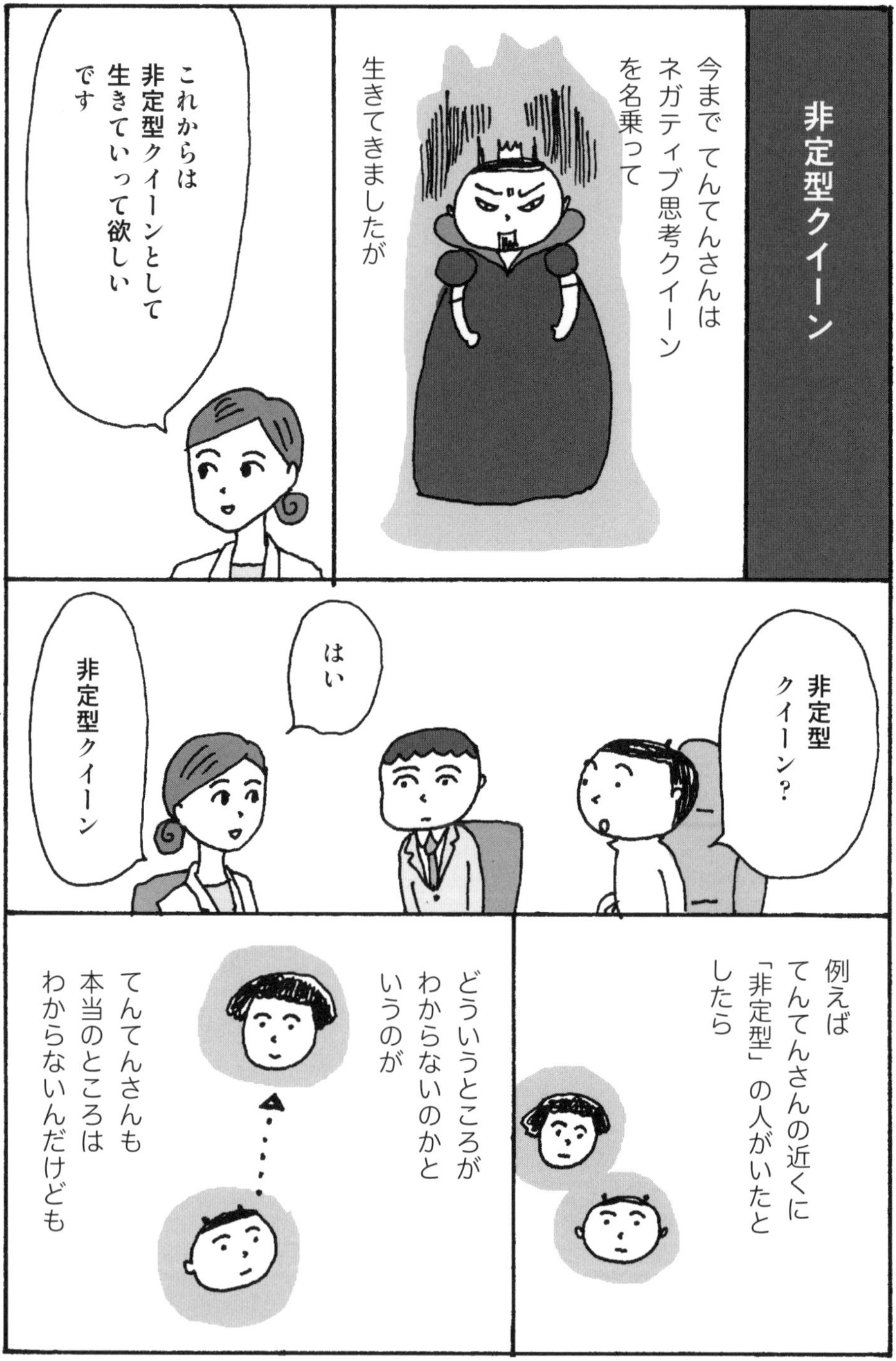
非定型クイーン
今まで てんてんさんは ネガティブ思考クイーン を名乗って 生きてきましたが
これからは 非定型クイーンとして 生きていって欲しい です
非定型 クイーン？
はい
非定型クイーン
例えば てんてんさんの近くに 「非定型」の人がいたと したら
どういうところが わからないのかと いうのが
てんてんさんも 本当のところは わからないんだけども

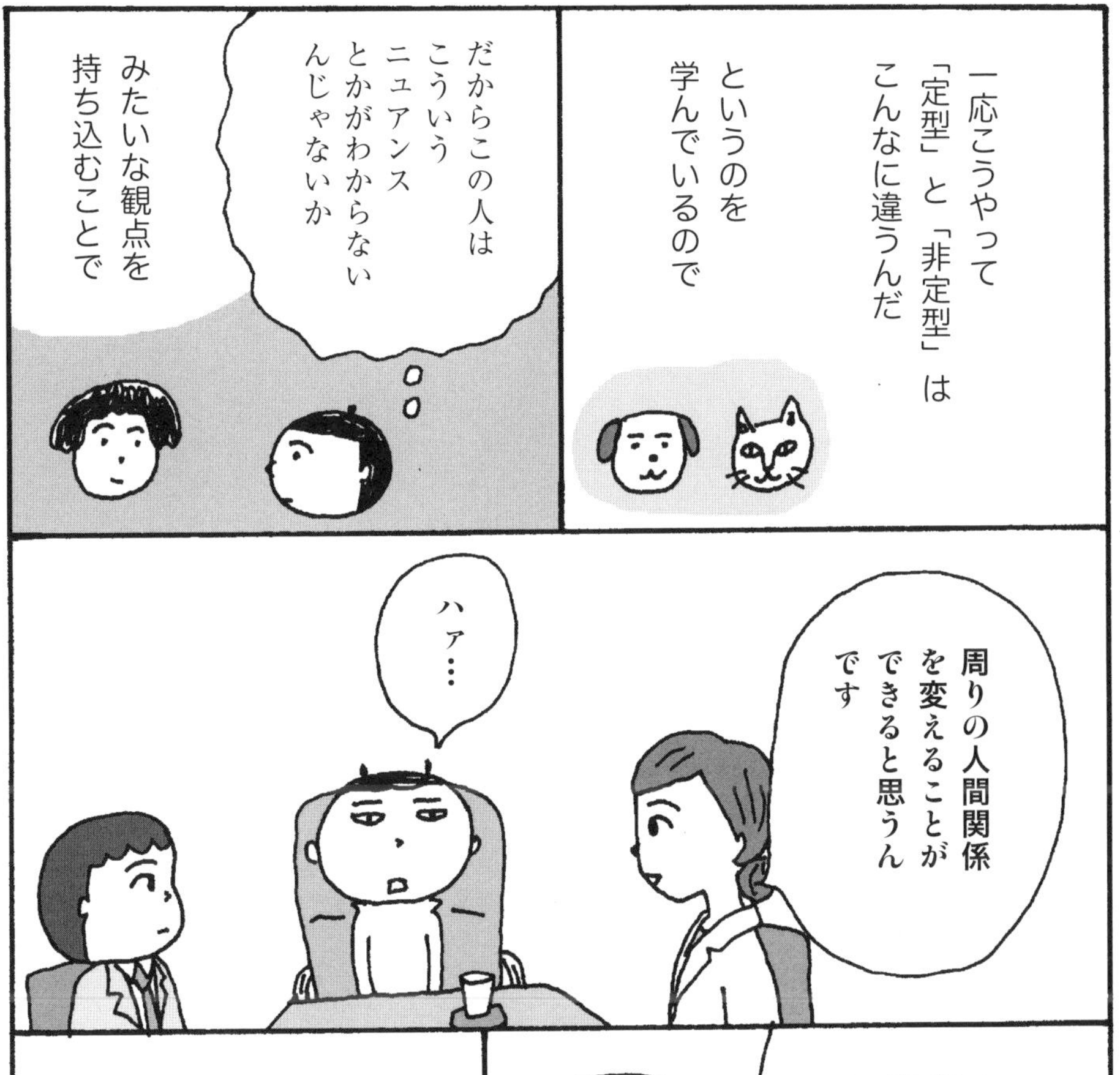
一応こうやって「定型」と「非定型」はこんなに違うんだというのを学んでいるので
だからこの人はこういうニュアンスとかがわからないんじゃないか
みたいな観点を持ち込むことで
周りの人間関係を変えることができると思うんです
ハァ…
ニュアンスがわからないって普通はあまり出てこない発想じゃないですか
そうですね当たり前だと思われてますよね
「非定型」の人はこういうことがニガテなんだよだからズレるんだよということを知らせていって欲しいです

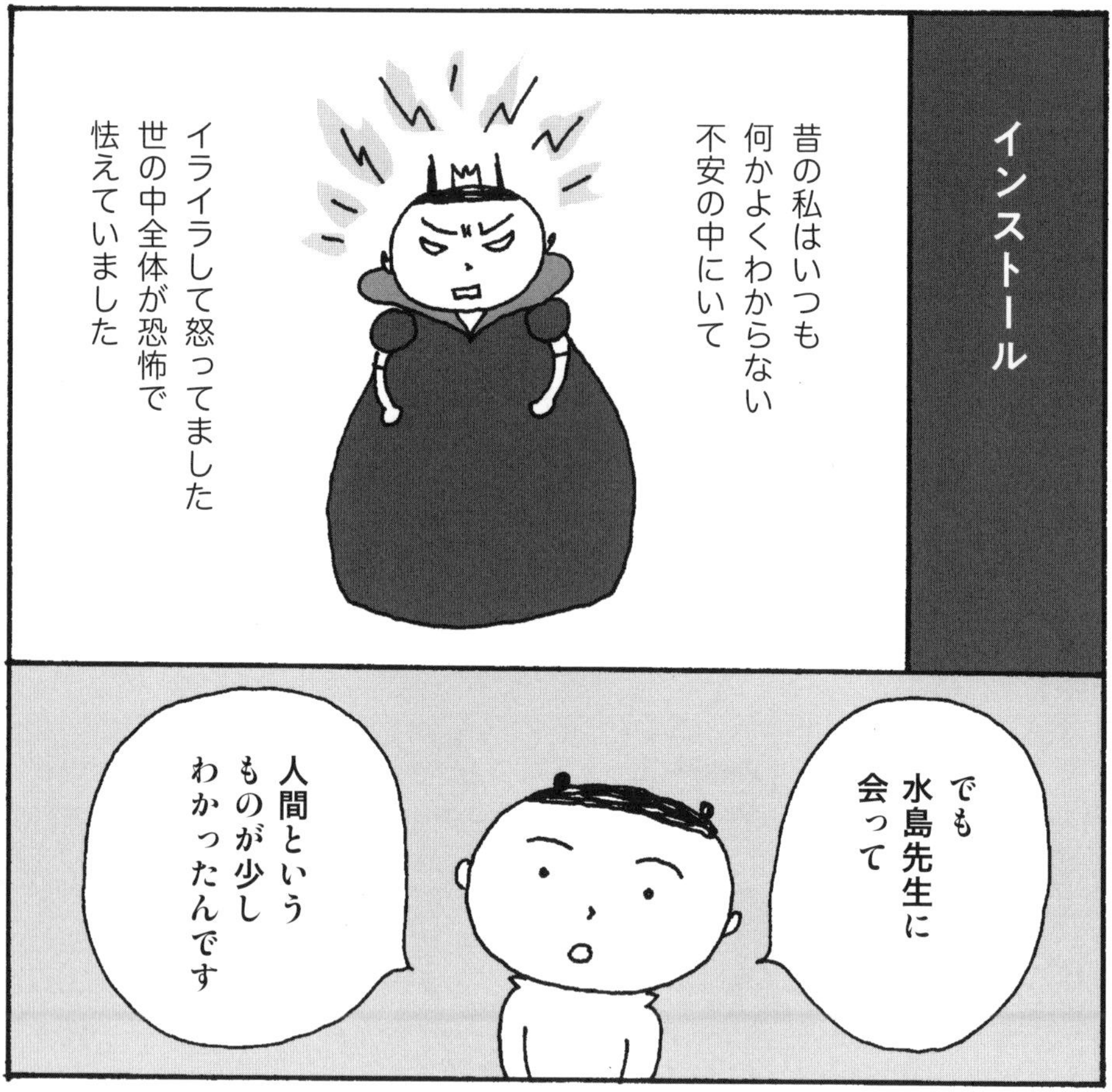
インストール
昔の私はいつも
何かよくわからない
不安の中にいて
イライラして怒ってました
世の中全体が恐怖で
怯えていました
でも
水島先生に
会って
人間という
ものが少し
わかったんです

人は誰でも
感情の仕組みは同じで

熱いヤカンに触ったら
「熱い!!」ってヤケドする
ように

人の心も衝撃を
受ければ誰でも
傷つく

どんなに天才でも
偉い人でも
それは同じ

立派な人は
強くて
傷つかない
と思ってた

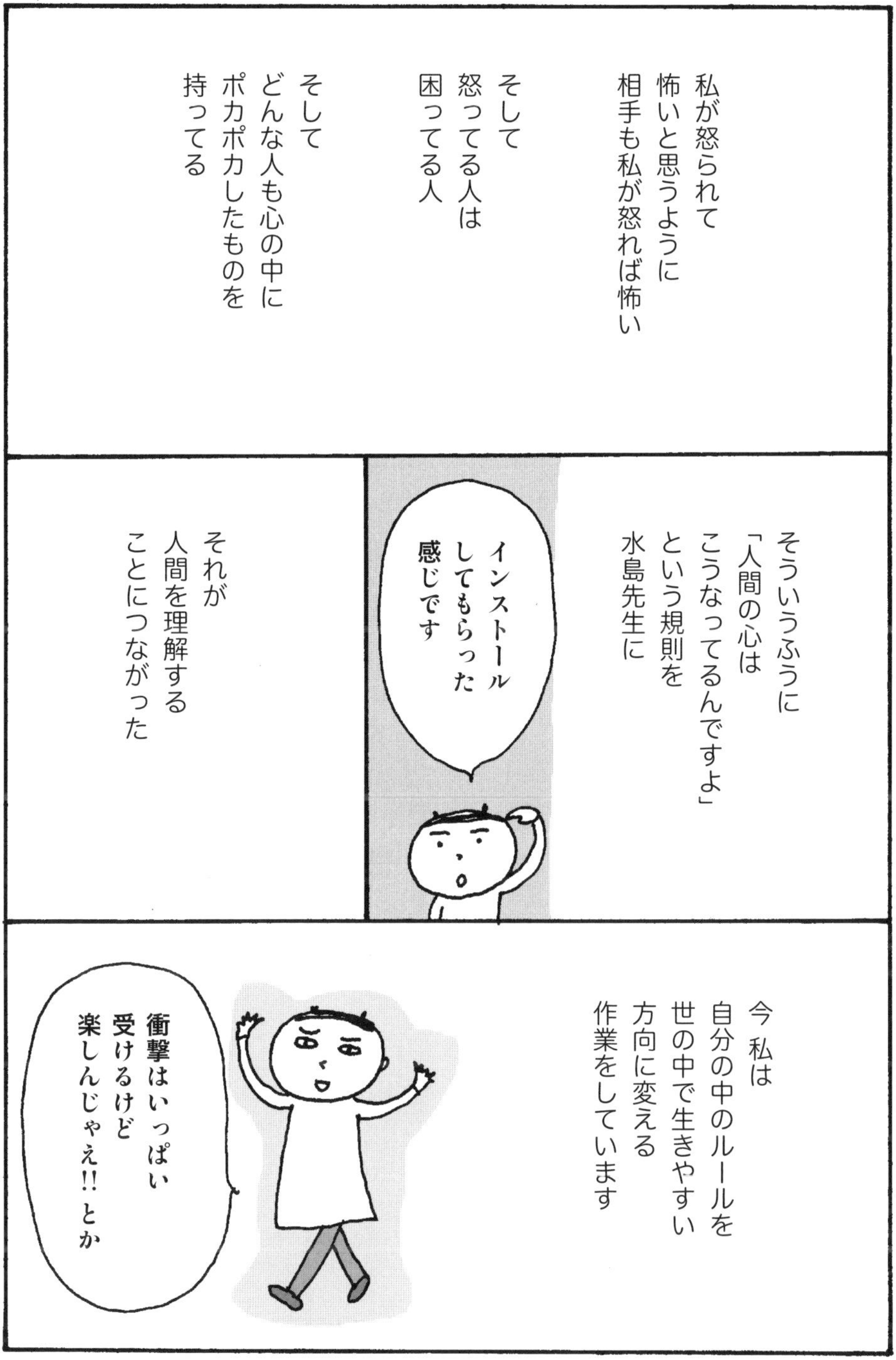
私が怒られて怖いと思うように相手も私が怒れば怖い
そして怒ってる人は困ってる人
そしてどんな人も心の中にポカポカしたものを持ってる
そういうふうに「人間の心はこうなってるんですよ」という規則を水島先生に
インストールしてもらった感じです
それが人間を理解することにつながった
今 私は自分の中のルールを世の中で生きやすい方向に変える作業をしています
衝撃はいっぱい受けるけど楽しんじゃえ!! とか

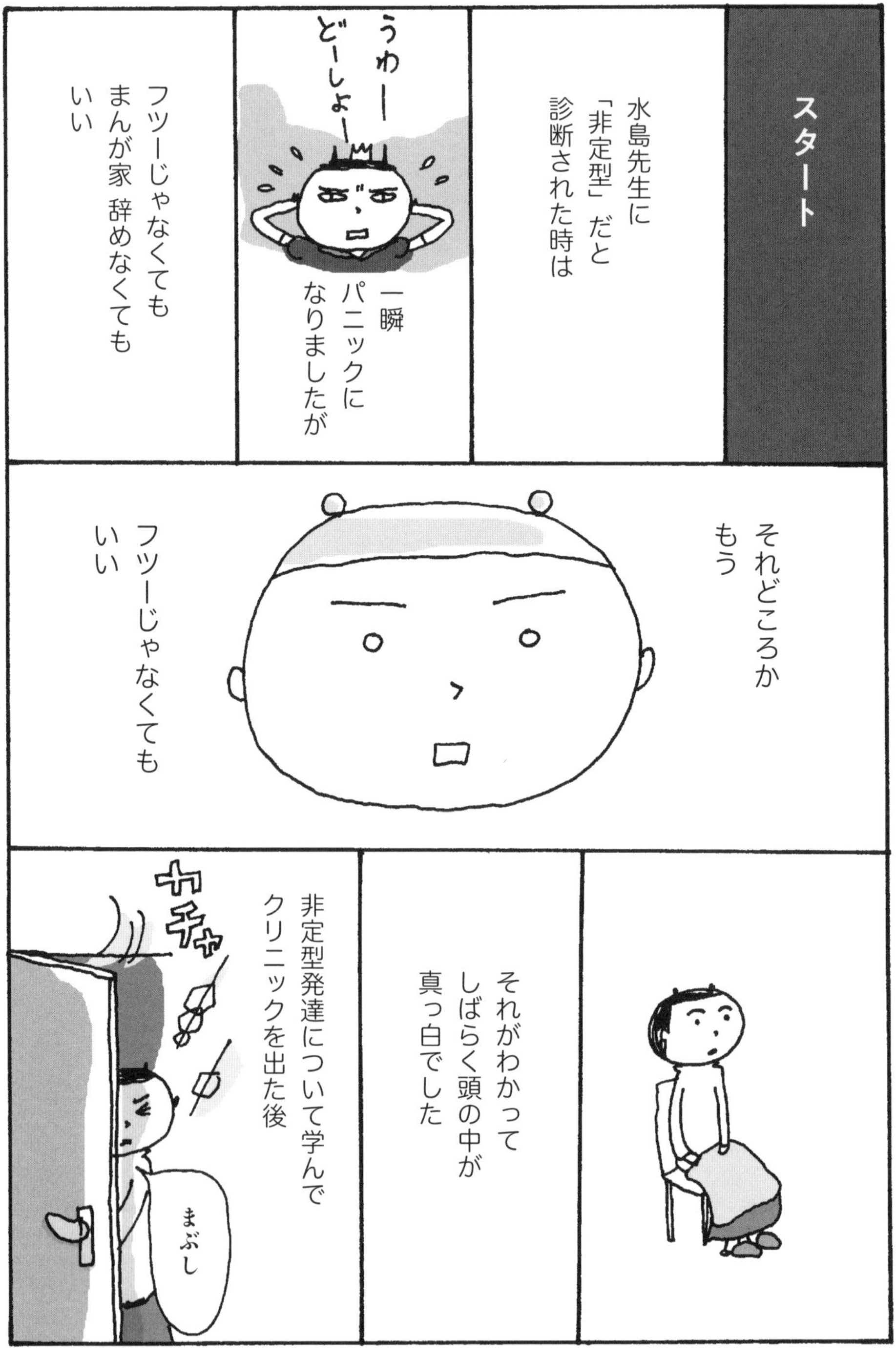
スタート
水島先生に「非定型」だと診断された時は
うわーどーしよー
一瞬パニックになりましたが
フツーじゃなくてもまんが家 辞めなくてもいい
それどころかもう
フツーじゃなくてもいい
それがわかってしばらく頭の中が真っ白でした
非定型発達について学んでクリニックを出た後
カチャ
まぶし

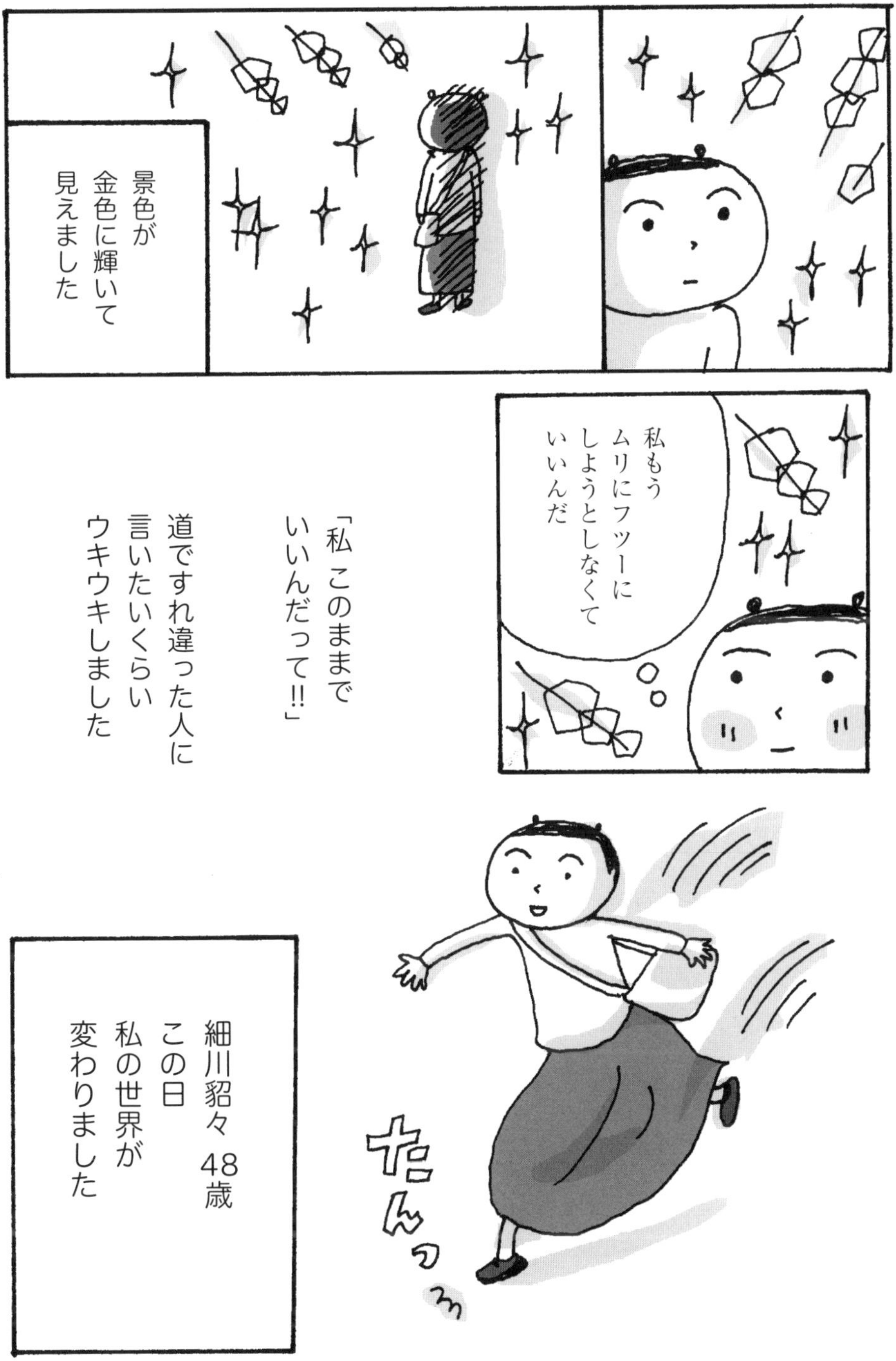
景色が金色に輝いて見えました
私もうムリにフツーにしようとしなくていいんだ
「私 このままでいいんだって!!」
道ですれ違った人に言いたいくらいウキウキしました
たんっ
細川貂々 48歳
この日私の世界が変わりました

あとがき

細川貂々

自分が普通じゃないってわかってから

48歳の時に水島先生に「てんてんさんは非定型発達です。自閉スペクトラムです」と診断されてから3年たちました。私は今は51歳になりました。「非定型発達です」と言われた時に「もう普通に縛られなくていい。どうすれば普通に生きられるか悩まなくていいんだ」と長年縛られてきた何かから開放されたようにホッとしました。

そして私はいつもそうするんですけど、周りの友だちに「私、非定型発達なんだって。普通じゃないんだって」と連絡をしました。とってもとっても「うれしい」という衝撃だったんで報告したかったんです。その時、周りの子たちは「普通の人なんていないよ、誰でもそういうところを持ってるよ」と言ってくれましたが、今思うと私に急にそんなことを言われて返事に困ったんだろうなと思いました。

だけども急に「自閉スペクトラムです」と言われても自分ではどこが他人と違うのかは全くわかってませんでした。

なんとなく人と違う気がする。

人から変わってると言われる。

そういうことは認識してましたが「それじゃ具体的にどこが違ってて変わってるのか?」はさっぱりわかりませんでした。

それで今度は「私は非定型発達らしい。自閉スペクトラムらしい。でもよくわかんない」という時期が続きました。ネットや本で調べてみても全然ピンと来なくてどういうことなのかは謎になっていました。人にもうまく説明が出来ませんでした。

だから「非定型発達の本を作りたい」とずっと思っていました。自分のことを明確にわかりたいし知りたかったのです。

今回、こういう形で水島先生と『それでいい。』シリーズで非定型発達の本を作ることが出来て本当にうれしいです。私はこの本を作っていく過程で新たに「自分という人間はこういうものなのだ」と把握することが出来ました。そしてそれをインストールすることが出来ました。それでまた生きるのが楽になってます。最初の『それでいい。』から4冊目、新たに私は自分を再確認して生きていくことが出来ています。

この本を読んで「あ、自分も似てる」とか「私の周りのあの人に似てる」とか思う人がいたら、慌てないで一度冷静になって、どこがどう似てるのかをゆっくり考えてみてください。

もしも「自分も似てるかも」と思った方は衝撃を受けてると思うので、今は何も考えずに少し時間を置いてから「それじゃどこが似てるかな」と考えるのが良いと思います。衝撃を受けた時は焦った行動をしてしまうので自分を見失いがちだからです。

そして出来るなら自分の周りにいる人にこの本を読んでもらってください。それで「ここに書かれてる人と自分は似てる？」と相手に聞いてみてください。そうすると客観的な判断が出来ると思います。

自分が「非定型発達かも」と思っても全然慌てることはないし、動揺することもないです。逆にこれからは「自分が生きやすくなるチャンスかも！」と思った方が良いです。

自分の弱いところを知っておくことは緊急事態に出会っても「私は衝撃を人より強く受ける。でも時間がたてば衝撃は薄れる」と冷静に受け止めることが出来るので強いです。

自分が定型の人とどこが違うかを理解して、どこを気をつけるようにすればいいか？　ということがわかってることは強さになります。

少しずつそういう強さを身に着けていくと、とっても生活が豊かになっていきます。

そしてだんだん「自分は人よりここが優れてるかも」というような面も見えてくると思います。自分で気づけなかったら周りの人に聞いてみてください。きっと「これは得意」ということがあると思います。その得意なところを中心に生活していけたらもっと楽しくなります。

もしも「自分の周りにいる人に

似てる」と思った人は、その人をよく観察してどうしたら衝撃を与えないように接することが出来るか、その人のどこがシンドそうでどこが得意そうか、を確認してみてください。そしてその人が楽にいられるように接してみてください。でも自分を我慢してまでそういうことをする必要はないと思います。自分が出来る範囲で対応をしてみてください。うまくすり合わせが出来るコミュニケーションのとり方が見つかればその人との関係性は楽になると思います。

　注意してほしいのはその人にいきなり「あなたこの本に書かれてる人に似てるよ」とかは言わないでください。相当な衝撃を受けると思います。もし相手の人が「自分は普通じゃないような気がして悩んでいる」とあなたに打ち明けたりしていたら「こういう本があるけど読んでみる？」と渡すのは良いと思います。ですが、私もそうでしたが多くの非定型発達の人は「自分は普通」と思いこんで必死に「普通にしなきゃ」ともがいてがんばってるので、そういう人に本を渡すと逆効果になると思います。

　私はこれからは非定型発達クイーンとして、同じように生きにくさを感じている人たちの役に立つような生き方が出来たら良いなあと思っています。そのためにももっとたくさん人間関係のこと、発達障害のこと、心の問題のことを勉強していきたいと思います。

　最後になりましたが、いつも私に人間関係のことをインストールしてくださる水島広子先生、ありがとうございました。

　そして編集者の坂上祐介さん、本当にいつもありがとうございます。坂上さんの腹はきっともう引き締まってると思います。

　それから『それでいい。』の世界観をデザインしてくれている、いわながさとこさん、ありがとうございます。

　そしてそして、『それでいい。』を手にとってくださった全てのみなさまに、本当にありがとうございました。

令和2年10月吉日　細川貂々

あとがき

貂々さんが非定型だとわかってから
～すべての非定型発達の方に

水島広子

実は、細川貂々さんと最初にお会いした時から、「この方は非定型発達では?」と思っていました。

打ち合わせ場所であった私のクリニックで、トイレに行った後、そのままトイレのスリッパをはいたまま帰ってきてしまう。トークライブで、質問を求められるたびに、心細そうに私を見る。そして私は「こういうふうに答えて」と言ったり、代わりに私が答えたり(こういうの、でしゃばりっぽくて本当は嫌いなのですが)。

そういう抜けたところがたくさんあるのに、出来上がる作品は惚れ惚れするほど完璧なのです。

仕事以外でも、「こんなことがあったんですけど、どうしたらいいんでしょう」という質問メールをよく下さる。私が「こうしたらどうでしょう」と返すと、「ああ、そう言えばいいんですね」ととにかく素直に答えられる。

もちろん嘘などつかないし、「私の気持ちを読んでよ」みたいな面倒な要素が全くない。

というわけで、貂々さんは非定型だと思って今までお付き合いしてきました。今でも、と言うか、ますます、貂々さんとは信頼関係が構築されて、大好きな仕事仲間(友人?)です。

日々の臨床で、あるいはそれ以外の人間関係で、「この人は非定型では?」と思う人は案外たくさんいるものです。私はいろいろな本を出しているので、患者さんから「非定型で読んだ方がよい先生の本はないのですか?」としばしば尋ねられてきました。

ですから、当事者である貂々さんとの共著で「非定型」の『それでいい。』をこの度刊行できたことはとても嬉しいです。

「生きづらい」と思っている人の多くが、実は非定型発達なのではないか、と私は思っていますし、受診される方に関しては、非定型の取りこぼしがないようにしています。

非定型度が強い、つまり、発達障害と診断できる方には、「あなたは酸素の薄いところで頑張って生きているのだから」と言うこともあります。非定型の方が定型社会に合わせて生きるのは、それほど大変なことなのです。ですから、静かに頭を休めたり、一人の時間を持ったりすることは、必要不可欠だと私は思っていますし、本文で述べたように、職種を選ぶ必要もあると思います。

貂々さんには、「非定型クイーン」として生きてほしい、とお願いしました。社会的影響力のある人、それも日常を頑張って生きている人の存在は、とても励みになると思うのです。また、非定型であることに劣等感を持つ必要はない、ということも言いたいです。同時に、非定型に詳しくない定型発達の人を戸惑わせることもあるので、「私は非定型なので、変わっています」「私は天然です」という社交辞令も、ぜひ身に着けていただきたいのです。非定型の人もそれでいい、そして、定型の人もそれでいい、という意味合いです。

コラムでも書きましたが、私が精神科医として非定型発達の方と出会うのは、二次障害が起こったから、という場合がほとんどです。適応障害、うつ病、摂食障害など様々です。非定型発達は先天的なものですから、私にできるのは、せいぜい、二次障害を治すことです。しかしその際に必要なのは、自分が非定型であるという理解です。その理解がないと「私、どうして普通の人みたいにできないの？」とどんどん自己肯定感が下がってしまいますし、二次障害の治療にも悪影響を及ぼします。

しかし、非定型をよく理解してくださった患者さんは、「風景の色が変わった」「自分はこれでよいのだと安心した」と言ってくださいます。そう言えるようになるためには、ご本人の気づきだけでなく、周りの理解も必要です。「どうしてあなたはこんなこともできないの？」「どうしてあなたはこんなこだわりを捨てられないの？」と言われるたびに自己肯定感が下がるからです。

ですから、本書を読んで「なるほど」と思われた方は、身近な人にも読んでもらってください。あるいは、「どうしてあの人は……」というところから本書にたどりついた人は、ご本人にも読んでいただいて、「あなたはそれでいいのよ」と言ってあげてください。

周りの人が変えたいと思っているこだわりほど、変えることができない、ということはどうやら事実のようです。「変えようとされること」は多くの非定型の人にとって、恐怖を感じるものだからかもしれません。

本来、他人を変えることはできません。定型発達同士でも、それを知ったほうがスムーズな人間関係、ストレスのない生活につながります。さらに相手が先天的な非定型発達となれば、「変えようとすること」＝「自分にとってものすごいストレスになり、非定型の人の自己肯定感を下げる」ということになってしまいます。ここはきちんとわきまえておきたいところです。

非定型について診療で説明する際、私はまず「発達障害という言葉を聞いたことがありますか？」から始めます。多くの方が、「知的障害みたいな？」と答えられます。本書を読んでいただければおわかりだと思いますが、全然違います（ＡＳＤ＋知的障害＝自閉症、ではありますが、ＡＳＤと知的障害には直接の関係はありません）。

「発達障害の傾向があるもの、知的障害も伴わず、こだわり（とらわれ）が強いものが、非定型発達なんですよ」と説明し、本書の16ページにあるような図を書いて説明することがほとんどです（貂々さんほど上手に描けなくてごめんなさい！）。この説明で理解してくださらなかった方は、実はいません。

私の下手くそな図の代わりに、本書が皆さまのお役に立つことを祈っております。当事者として存分に力を発揮してくださった貂々さんには心から感謝しております。

水島広子

空気が読めなくても

それでいい。

非定型発達のトリセツ

2020年12月10日　第1版第1刷発行

著　者　細川貂々（てんてん企画）&水島広子
発行者　矢部敬一
発行所　株式会社 創元社
https://www.sogensha.co.jp/
本社　〒541-0047
大阪市中央区淡路町4-3-6
Tel. 06-6231-9010
Fax. 06-6233-3111
東京支店　〒101-0051
東京都千代田区神田神保町
1-2　田辺ビル
Tel. 03-6811-0662
印刷所　図書印刷 株式会社

ISBN978-4-422-93088-6　C0095

細川貂々
ほそかわ・てんてん

1969年生まれ。セツ・モードセミナー出身。漫画家・イラストレーター。1996年、集英社『ぶ～けDX』にてデビュー。パートナーの闘病を描いたコミックエッセイ『ツレがうつになりまして。』『イグアナの嫁』シリーズ（幻冬舎）は映画化、ドラマ化もされた著作。男親中心の育児を描いた『ツレパパ』シリーズ（朝日新聞出版）、自身の職業遍歴を描いた『どーすんの？私』シリーズ（小学館）なども出版。自身の生きづらさとべてるの家などの取材を取り上げた『生きづらいでしたか？ 私の苦労と付き合う当事者研究入門』（平凡社）、本当の自分について考えてみる『もろくて、不確かな、「素の自分」の扱い方』（幻冬舎）を上梓している。

水島広子
みずしま・ひろこ

慶應義塾大学医学部卒業・同大学院修了（医学博士）。慶應義塾大学医学部精神神経科勤務を経て、2000年6月～2005年8月、衆議院議員として児童虐待防止法の抜本改正などに取り組む。1997年に共訳『うつ病の対人関係療法』を出版して以来、日本における対人関係療法の第一人者として臨床に応用するとともに、その普及啓発に努めている。現在は対人関係療法専門クリニック院長、慶應義塾大学医学部非常勤講師（精神神経科）、対人関係療法研究会代表世話人。主な著書に『自分でできる対人関係療法』『トラウマの現実に向き合う』『拒食症・過食症を対人関係療法で治す』『怖れを手放す』『女子の人間関係』『自己肯定感、持っていますか？』『「毒親」の正体』などがある。

ホームページ
http://www.hirokom.org

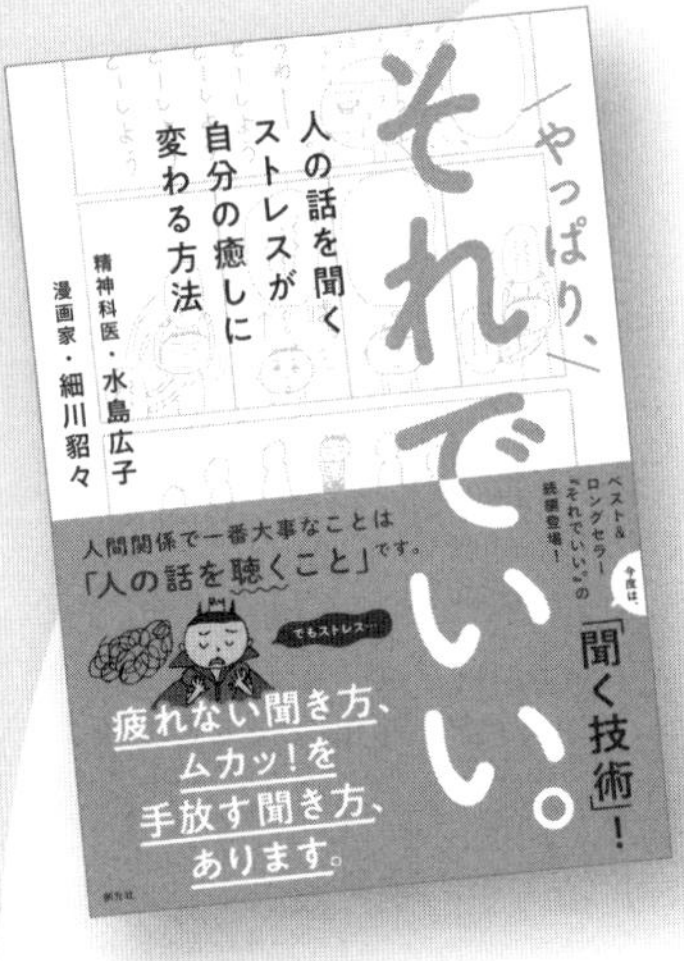
やっぱり、
それでいい。
人の話を聞くストレスが自分の癒しに変わる方法
精神科医・水島広子
漫画家・細川貂々
ベスト&ロングセラー『それでいい。』の続編登場！
今度は、
「聞く技術」！
人間関係で一番大事なことは
「人の話を聴くこと」です。
でもストレス…
疲れない聞き方、
ムカッ！を
手放す聞き方、
あります。

やっぱり、それでいい。

人の話を聞くストレスが自分の癒しに変わる方法

ISBN978-4-422-93082-4

第１章　水島先生、人と関わることで一番大事なことは何ですか？

第２章　てんてん、「話の聴き方ワークショップ」に参加する

第３章　もっと知りたい聴く技術

夫婦・パートナー関係もそれでいい。

ISBN978-4-422-93083-1

第１章　夫婦って、実は……。

第２章　対人関係療法で改善する夫婦・パートナー関係

第３章　結婚に意味ってあるの？

第４章　パートナーがいなくても。

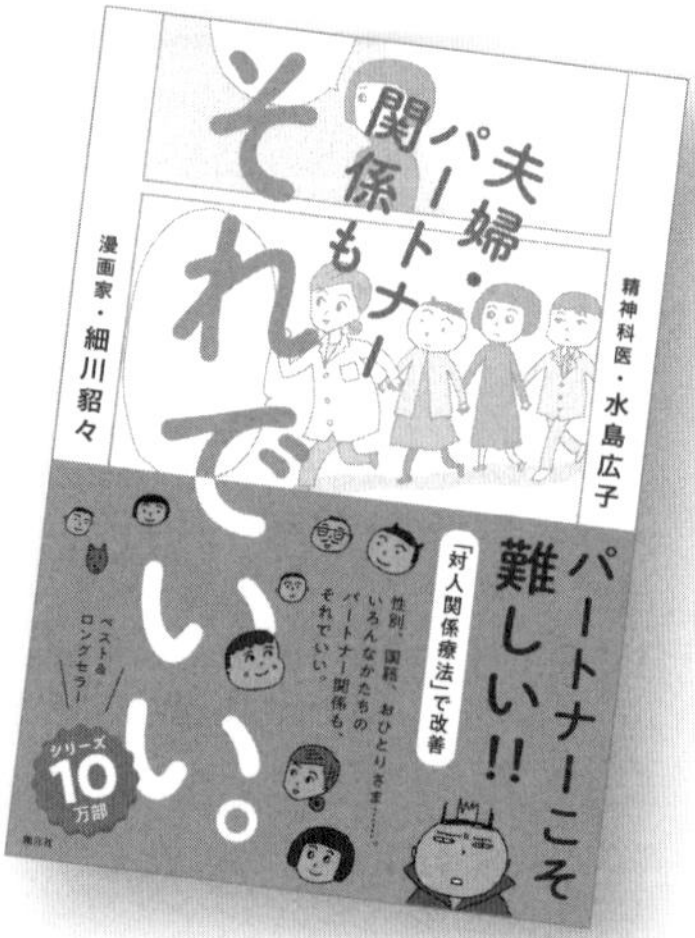
夫婦・パートナー関係も
それでいい。
精神科医・水島広子
漫画家・細川貂々
パートナーこそ
難しい!!
「対人関係療法」で改善
性別、国籍、おひとりさま……、いろんなかたちのパートナー関係も、それでいい。
ベスト&ロングセラー
シリーズ10万部